全国中医药行业高等教育“十三五”规划教材

全国高等中医药院校规划教材（第十版）

金匮要略

（新世纪第四版）

（供中医学、针灸推拿学、中西医临床医学等专业用）

主　编

范永升（浙江中医药大学）

副主编

姜德友（黑龙江中医药大学）　张　琦（成都中医药大学）
刘宏岩（长春中医药大学）　马晓峰（天津中医药大学）
贾春华（北京中医药大学）　叶　进（上海中医药大学）

编　委（以姓氏笔画为序）

丁跃玲（河北中医学院）　王庆胜（甘肃中医药大学）
卞　华（南阳理工学院）　曲道炜（辽宁中医药大学）
吕翠霞（山东中医药大学）　李云海（湖北中医药大学）
吴　洁（南京中医药大学）　吴晋英（山西中医学院）
张　静（广西中医药大学）　张建伟（福建中医药大学）
钱俊华（浙江中医药大学）　黄菊芳（安徽中医药大学）
喻　嵘（湖南中医药大学）

学术秘书

曹灵勇（浙江中医药大学）

中国中医药出版社

·北　京·

图书在版编目（CIP）数据

金匮要略 / 范永升主编 . —4 版 . —北京：中国中医药出版社，2016.8（2018.11重印）

全国中医药行业高等教育“十三五”规划教材

ISBN 978－7－5132－3329－3

Ⅰ . ①金…　Ⅱ . ①范…　Ⅲ . ①《金匮要略》－中医药院校－教材
Ⅳ . ① R222.3

中国版本图书馆 CIP 数据核字（2016）第 095553 号

请到“医开讲 & 医教在线”（网址：www.e-lesson.cn）注册登录后，刮开封底“序列号”激活本教材数字化内容。

中国中医药出版社出版
北京市朝阳区北三环东路 28 号易亨大厦 16 层
邮政编码　100013
传真　010 64405750
赵县文教彩印厂印刷
各地新华书店经销

开本 850×1168　1/16　印张 19　字数 456 千字
2016 年 8 月第 4 版　2018 年 11 月第 4 次印刷
书号　ISBN 978－7－5132－3329－3

定价 55.00 元
网址　www.cptcm.com

社长热线　010 64405720
购书热线　010 64065415　010 64065413
微信服务号　zgzyycbs

书店网址　csln.net/qksd/
官方微博　http：//e.weibo.com/cptcm

淘宝天猫网址　http：//zgzyycbs.tmall.com

全国中医药行业高等教育“十三五”规划教材

全国高等中医药院校规划教材（第十版）

专家指导委员会

编审专家组

组　长

王国强（国家卫生计生委副主任　国家中医药管理局局长）

副组长

张伯礼（中国工程院院士　天津中医药大学教授）

王志勇（国家中医药管理局副局长）

组　员

卢国慧（国家中医药管理局人事教育司司长）

严世芸（上海中医药大学教授）

吴勉华（南京中医药大学教授）

王之虹（长春中医药大学教授）

匡海学（黑龙江中医药大学教授）

王　键（安徽中医药大学教授）

刘红宁（江西中医药大学教授）

翟双庆（北京中医药大学教授）

胡鸿毅（上海中医药大学教授）

余曙光（成都中医药大学教授）

周桂桐（天津中医药大学教授）

石　岩（辽宁中医药大学教授）

黄必胜（湖北中医药大学教授）

前言

为落实《国家中长期教育改革和发展规划纲要（2010–2020 年）》《关于医教协同深化临床医学人才培养改革的意见》，适应新形势下我国中医药行业高等教育教学改革和中医药人才培养的需要，国家中医药管理局教材建设工作委员会办公室（以下简称“教材办”）、中国中医药出版社在国家中医药管理局领导下，在全国中医药行业高等教育规划教材专家指导委员会指导下，总结全国中医药行业历版教材特别是新世纪以来全国高等中医药院校规划教材建设的经验，制定了“‘十三五’中医药教材改革工作方案”和“‘十三五’中医药行业本科规划教材建设工作总体方案”，全面组织和规划了全国中医药行业高等教育“十三五”规划教材。鉴于由全国中医药行业主管部门主持编写的全国高等中医药院校规划教材目前已出版九版，为体现其系统性和传承性，本套教材在中国中医药教育史上称为第十版。

本套教材规划过程中，教材办认真听取了教育部中医学、中药学等专业教学指导委员会相关专家的意见，结合中医药教育教学一线教师的反馈意见，加强顶层设计和组织管理，在新世纪以来三版优秀教材的基础上，进一步明确了“正本清源，突出中医药特色，弘扬中医药优势，优化知识结构，做好基础课程和专业核心课程衔接”的建设目标，旨在适应新时期中医药教育事业发展和教学手段变革的需要，彰显现代中医药教育理念，在继承中创新，在发展中提高，打造符合中医药教育教学规律的经典教材。

本套教材建设过程中，教材办还聘请中医学、中药学、针灸推拿学三个专业德高望重的专家组成编审专家组，请他们参与主编确定，列席编写会议和定稿会议，对编写过程中遇到的问题提出指导性意见，参加教材间内容统筹、审读稿件等。

本套教材具有以下特点：

1. 加强顶层设计，强化中医经典地位

针对中医药人才成长的规律，正本清源，突出中医思维方式，体现中医药学科的人文特色和“读经典，做临床”的实践特点，突出中医理论在中医药教育教学和实践工作中的核心地位，与执业中医（药）师资格考试、中医住院医师规范化培训等工作对接，更具有针对性和实践性。

2. 精选编写队伍，汇集权威专家智慧

主编遴选严格按照程序进行，经过院校推荐、国家中医药管理局教材建设专家指导委员会专家评审、编审专家组认可后确定，确保公开、公平、公正。编委优先吸纳教学名师、学科带头人和一线优秀教师，集中了全国范围内各高等中医药院校的权威专家，确保了编写队伍的水平，体现了中医药行业规划教材的整体优势。

3. 突出精品意识，完善学科知识体系

结合教学实践环节的反馈意见，精心组织编写队伍进行编写大纲和样稿的讨论，要求每门教材立足专业需求，在保持内容稳定性、先进性、适用性的基础上，根据其在整个中医知识体系中的地位、学生知识结构和课程开设时间，突出本学科的教学重点，努力处理好继承与创新、理论与实践、基础与临床的关系。

4. 尝试形式创新，注重实践技能培养

为提升对学生实践技能的培养，配合高等中医药院校数字化教学的发展，更好地服务于中医药教学改革，本套教材在传承历版教材基本知识、基本理论、基本技能主体框架的基础上，将数字化作为重点建设目标，在中医药行业教育云平台的总体构架下，借助网络信息技术，为广大师生提供了丰富的教学资源和广阔的互动空间。

本套教材的建设，得到国家中医药管理局领导的指导与大力支持，凝聚了全国中医药行业高等教育工作者的集体智慧，体现了全国中医药行业齐心协力、求真务实的工作作风，代表了全国中医药行业为“十三五”期间中医药事业发展和人才培养所做的共同努力，谨向有关单位和个人致以衷心的感谢！希望本套教材的出版，能够对全国中医药行业高等教育教学的发展和中医药人才的培养产生积极的推动作用。

需要说明的是，尽管所有组织者与编写者竭尽心智，精益求精，本套教材仍有一定的提升空间，敬请各高等中医药院校广大师生提出宝贵意见和建议，以便今后修订和提高。

国家中医药管理局教材建设工作委员会办公室

中国中医药出版社

2016 年 6 月

编写说明

《金匮要略》是中医学类专业的主干课程，是中医学基础课程与临床课程之间的桥梁课。全国高等中医药院校“十三五”规划教材《金匮要略》是在国家中医药管理局教材建设工作委员会指导下，由中国中医药出版社组织有关院校专家联合编写的，供中医学、针灸推拿学、中西医临床医学等专业使用。

1340年元代仿宋刻本《新编金匮方论》（邓珍本）是现存《金匮要略》最早的刊本。1988年人民卫生出版社出版、何任主编的《金匮要略校注》（何任校注本）以邓珍本为底本、赵开美本和医统正脉本为主校本，旁参俞桥本及《脉经》《备急千金要方》《外台秘要》《诸病源候论》等校勘而成，是目前最佳版本之一，故本教材以何任校注本为蓝本。本教材在前九版《金匮要略》教材的基础上，继取近年来《金匮要略》教学、临床、科研的成果编写而成。全书之首有引导学习的绪言，继而对《金匮要略》前22篇原文采用分类编排方式，将对临床有指导意义和实用价值的条文、方剂列入正文，其余则作为附录。各篇之首有不列标题的概说，列入正文的每条或每段原文下均有【释义】，并根据需要设【校勘】【注释】【辨治要领】【临床应用】【现代研究】【医案举例】。其中【辨治要领】旨在帮助学生掌握张仲景诊治杂病的思路、方法、规律及其要领。【临床应用】介绍《金匮要略》治法与方药目前在临床上的应用。【医案举例】列举古今医家应用《金匮要略》方药的典型医案。这三个栏目都是为了使学生更好地理解《金匮要略》的理法方药，拓宽视野，更快地适应今后临床工作的需要。每篇原文后均有小结，包括【关键词】【本篇要点】。【关键词】附有英文翻译，使学生在学习《金匮要略》的同时，熟悉专业英语词汇，有利于中医药国际交流。【本篇要点】则帮助学生提纲挈领地掌握《金匮要略》的主要内容。为保持原著原貌，仍保留“金匮要略方论序”，并附列杂疗方三篇于书后，供研究参考。条文在原著中的顺序，以（1）、（2）……形式标于条文之后。书末附有按简体笔画顺序编排的方剂索引。

本教材的绪言、脏腑经络先后病脉证第一由范永升编写，痉湿暍病脉证治第二由钱俊华编写，百合狐𧏾阴阳毒病脉证治第三由曹灵勇编写，疟病脉证并治第四由吴洁编写，中风历节病脉证并治第五由姜德友编写，血痹虚劳病脉证并治第六由卞华编写，肺痿肺痈咳嗽上气病脉证并治第七由吕翠霞编写，奔豚气病脉证治第八由张静编写，胸痹心痛短气病脉证治第九由丁跃玲编写，腹满寒疝宿食病脉证治第十由黄菊芳编写，五脏风寒积聚病脉证并治第十一由吴晋英编写，痰饮咳嗽病脉证并治第十二由喻嵘编写，消渴小便不利淋病脉证并治第十三由刘宏岩编写，水气病脉证并治第十四由叶进编写，黄疸病脉证并治第十五由王庆胜编写，惊悸吐衄下血胸满瘀血病脉证治第十六由曲道炜编写，呕吐哕下利病脉证治第十七由贾春华编写，疮痈肠痈浸淫病脉证并治第十八由李云海编写，趺蹶手指臂肿转筋阴狐疝蛔虫病脉证治第十九由吴洁编写，妇人妊娠病脉证并治第二十由张琦编写，妇人产后病脉证治第二十一由张建伟编写，妇人杂病脉证并治第二十二由马晓峰编写，杂疗方第二十三、禽兽鱼虫禁忌并治第二十四、果实菜谷禁忌并治第二十五由钱俊华校对。关键词的英译由浙江中医药大学柴可夫教授协助完成，谨致谢意。

本教材数字化工作是在国家中医药管理局中医药教育教学改革研究项目的支持下，由中国中医药出版社资助展开的。该项目（编号：GJYJS16010）由曹灵勇负责，全体编委会成员参与。

编写全国中医药行业高等教育“十三五”规划教材《金匮要略》是一项十分艰巨的任务，虽几易其稿，仍感有不尽如人意之处。希望各院校在使用过程中提出宝贵意见，以便今后修订提高。

《金匮要略》编委会

2016 年 6 月

目 录

绪言 1

一、《金匮要略》的作者与沿革 1

二、《金匮要略》的基本内容与编写体例 1

三、《金匮要略》的主要学术成就与基本论点 3

四、历代研究《金匮要略》的概况 6

五、学习目的与方法 8

金匮要略方论序 11

脏腑经络先后病脉证第一 12

一、发病、病因病机及预防 12

二、诊断举例 16

三、论治 19

痉湿暍病脉证治第二 25

一、痉病 25

二、湿病 29

三、暍病 36

百合狐蜮阴阳毒病脉证治第三 39

一、百合病 39

二、狐蜮病 45

三、阴阳毒病 47

疟病脉证并治第四 50

一、脉象与基本治法 50

二、证治 51

中风历节病脉证并治第五 55

一、中风病 55

二、历节病 58

血痹虚劳病脉证并治第六 65

一、血痹病 65

二、虚劳病 67

肺痿肺痈咳嗽上气病脉证并治第七 78

一、肺痿 78

二、肺痈 81

三、咳嗽上气 84

奔豚气病脉证治第八 91

一、成因与主症 91

二、证治 91

胸痹心痛短气病脉证治第九 94

一、病因病机 94

二、证治 95

腹满寒疝宿食病脉证治第十 101

一、腹满 101

二、寒疝 110

三、宿食 114

五脏风寒积聚病脉证并治第十一 118

一、五脏风寒 118
二、五脏病证治举例 119
三、三焦病证举例 122
四、积、聚、檕气 123
五、五脏死脉 124

痰饮咳嗽病脉证并治第十二 127

一、成因、脉症与分类 127
二、治疗原则 131
三、四饮证治 132
四、预后 150

消渴小便不利淋病脉证并治第十三 153

一、消渴 153
二、小便不利 156
三、淋病 159

水气病脉证并治第十四 161

一、分类与辨证 161
二、发病机理 165
三、治法 168
四、证治 169
五、治验举例与预后 177

黄疸病脉证并治第十五 180

一、病因病机、分类与辨证 180
二、证治 183
三、转归与预后 191

惊悸吐衄下血胸满瘀血病脉证治第十六 194

一、惊悸 194
二、吐衄下血 195
三、瘀血 201

呕吐哕下利病脉证治第十七 203

一、呕吐 203
二、哕 213
三、下利 215

疮痈肠痈浸淫病脉证并治第十八 227

一、疮痈 227
二、肠痈 228
三、金疮 230
四、浸淫疮 232

趺蹶手指臂肿转筋阴狐疝蛔虫病脉证治第十九 234

一、趺蹶 234
二、手指臂肿 234
三、转筋 235
四、阴狐疝 235
五、蛔虫病 236

妇人妊娠病脉证并治第二十 240

一、胎与癥的鉴别及癥病的治疗 240
二、恶阻 241
三、腹痛 243
四、胞阻 245
五、小便难 246
六、水肿 247
七、胎动不安 248
八、伤胎 250

妇人产后病脉证治第二十一 252

一、产后三病 252
二、产后腹痛 254

三、产后中风 256
四、虚热烦呕 258
五、热利伤阴 258
妇人杂病脉证并治第二十二 261
一、成因、证候与治则 261
二、证治 262
杂疗方第二十三 274
禽兽鱼虫禁忌并治第二十四 277
果实菜谷禁忌并治第二十五 281
方剂索引 285

绪言

《金匮要略》是我国东汉著名医学家张仲景所著《伤寒杂病论》的杂病部分，也是我国现存最早的一部论述杂病诊治的专书。《金匮要略》既有中医基础理论的内容，更具有临床学科的性质。学习《金匮要略》，对于拓宽临床思路，提高综合分析和诊治疑难病症的能力有着独特的作用，因此是学习中医必读的经典著作。

一、《金匮要略》的作者与沿革

《金匮要略》原书名为《金匮要略方论》，其书名寓意深刻。"金匮"谓藏放古代帝王的圣训和实录之处，"要略"指重要的韬略，"方论"乃有方有论，以方言治，以论言理。《金匮要略方论》意指该书是论述杂病证治要领极为珍贵的典籍。由于本书在理论和临床实践上都具有很高的指导意义和实用价值，对于后世临床医学的发展有着重大的贡献和深远的影响，所以，被古今医家誉为方书之祖、医方之经，是治疗杂病的典范。

张机，字仲景，东汉南阳郡涅阳（今河南邓县）人。约生于汉桓帝元嘉二年（152 年），卒于建安二十四年（219 年）。其自幼聪敏好学，曾官至长沙太守。因久慕名医之术，从学于同郡名医张伯祖，尽得其传，并青出于蓝而胜于蓝，于 205 年前后完成了确立中医学辨证论治理论体系的重要著作——《伤寒杂病论》16 卷。

《伤寒杂病论》问世后因战乱而散失。西晋·王叔和经过广泛搜集，将原书伤寒部分编成《伤寒论》10 卷，而未见到杂病部分。到北宋仁宗时，一位叫王洙的翰林学士在馆阁残旧书籍里发现了一部《伤寒杂病论》的节略本，名《金匮玉函要略方》，共 3 卷。上卷讲伤寒病，中卷讲杂病，下卷记载方剂及妇科病的治疗。迨神宗熙宁时，国家召集林亿等人对此节略本进行校订。因为《伤寒论》已有比较完整的王叔和编次的单行本，于是把上卷删去，只保留中下卷。为了阅读方便，又把下卷的方剂部分分别列在各种证候之下，仍编为上、中、下 3 卷。此外，还采集各家方书中转载仲景治疗杂病的医方及后世一些医家的良方，分类附在每篇之末，名为《金匮要略方论》。后人将其简称为《金匮要略》或《金匮》（以下简称原著）。

二、《金匮要略》的基本内容与编写体例

（一）基本内容

原著共 25 篇，首篇《脏腑经络先后病脉证》属于总论性质，对疾病的病因、病机、诊断、治疗、预防等方面都以举例的形式作了原则性的提示，故在全书中具有纲领性意义。第二篇至第十七篇论述内科病的证治。第十八篇论述外科病的证治。第十九篇论述趺蹶等 5 种不便归类疾病的证治。第二十篇至第二十二篇专论妇产科病的证治。最后 3 篇为杂疗方和食物禁忌。

NOTE

原著前22篇，计原文398条，若单以篇名而论，包括了40多种疾病，如痉、湿、暍、百合、狐蜮、阴阳毒、疟病、中风、历节、血痹、虚劳、肺痿、肺痈、咳嗽、上气、奔豚气、胸痹、心痛、短气、腹满、寒疝、宿食、五脏风寒、积聚、痰饮、消渴、小便不利、淋病、水气、黄疸、惊悸、吐衄、下血、胸满、瘀血、呕吐、哕、下利、疮痈、肠痈、浸淫疮、趺蹶、手指臂肿、转筋、狐疝、蛔虫，以及妇人妊娠病、产后病和杂病等。共载方剂205首（其中4首只列方名未载药物），用药155味。

在治疗手段方面，除使用药物治疗外，还采用了针灸疗法和食物疗法，并重视临床护理。在剂型方面，既有汤、丸、散、酒的内服药剂，又有熏、洗、坐、敷等外治药剂10余种。有的对煎药和服药方法及药后反应都有详细的记载。《金匮要略方论》是一部以内科学为主，包括妇科学、外科学及预防医学、护理学、营养学等方面内容的古代临床医学著作。

（二）编写体例

原著分篇编排，共25篇，每篇内容以条文形式论述。首篇为总论，其余均可视为各论。除首篇及最后3篇外，其中第二篇至第二十二篇计21篇均采用以病分篇，因此，原著基本上是以病分篇的。

对于以病分篇，有数病合为一篇者，也有一病独立成篇者。其数病合为一篇者，大致有3种类型。一是以病机相仿、证候相似或病位相近的合为一篇。例如，痉、湿、暍3种病，都是外邪为患，初起多有恶寒发热的表证，故合为一篇。消渴、小便不利、淋病都属肾或膀胱的病变，病位相近，故合为一篇。这种情况最多。二是将不便归类的病合为一篇，如《趺蹶手指臂肿转筋阴狐疝蛔虫病脉证治》篇。三是分科合篇，如疮痈、肠痈、浸淫疮皆属外科病证，故合为一篇。这种数病合篇的体例，有利于区别相关病证的异同之处，便于掌握其辨证论治规律。原书以一病成篇的有奔豚气、痰饮病、水气病、黄疸病等。在这些篇章中，除重点论述本病的证治外，尚涉及一些与本病有关的病证，故其论述范围亦较广泛。例如，《水气病脉证并治》篇，因水、气、血三者在生理或病理上有一定的关系，故在论述水气病之后，还论及气分病和血分病，使该篇的内容除内科范畴外，尚涉及妇科病证。书中唯《五脏风寒积聚病脉证并治》篇别具一格，主要论述五脏发病机理及证候、治法，与其他篇有所区别。

原著在条文的叙述上，常以问答的形式论述疾病的病因、脉象、症状及其治疗。例如，《痉湿暍病脉证治》篇第27条原文："太阳中暍，身热疼重，而脉微弱，此以夏月伤冷水，水行皮中所致也。一物瓜蒂汤主之。"可见病因为"夏月伤冷水，水行皮中"，脉象是脉微弱，其症状有身热疼重，治疗用一物瓜蒂汤祛湿散水。脉因证治合为一体，使人一目了然。

原著的条文言简意赅。例如，《痉湿暍病脉证治》篇第14条原文："湿痹之候，小便不利，大便反快，但当利其小便。"又如《痰饮咳嗽病脉证并治》篇第15条原文"病痰饮者，当以温药和之"等言辞简练，寓意深刻，发人深思。此外，原著的写作方法具有下列特点：①开门见山与借宾定主。有时开门见山，给疾病以明确定义；有时借宾定主，托出疾病特点。②重视比较。有时把性质相似的条文列在一起，以类比其异同；有时将性质不同的条文放在一起，以资对比思索。③证以方略或方以证略。即有时详于方而略于证，示人当以药测证；有时详于证而略于方，示人当据证以立方。④略于一般与详于特殊。对人所易知的证候和治法，每多从略；对人所容易忽略的证候和治法，则不厌其烦，详细地加以分析、比较、鉴别。这些写作方法的主要目的是启发医者真正掌握所述疾病的证治规律。故陈修园说："全篇以此病例彼病，为启悟之捷法”，这是很有见地的。

三、《金匮要略》的主要学术成就与基本论点

原著不仅对中医方剂学和临床医学的发展起了重要的推动作用，而且充实与完善了中医学术理论体系，使中医基础理论、方药学、临床医学三位一体，形成了较为完整的、独具特色的辨证论治诊疗体系。其主要学术成就为：

（一）建立以病为纲、病证结合、辨证论治的杂病诊疗体系

所谓病是指有特定病因、发病形式、病机、发展规律和转归的过程。所谓证是指疾病某一阶段病因、病位、病性和邪正关系的病理概括。若单是辨病则对疾病各个阶段治疗的针对性不强；反之，仅仅是辨证则对疾病整个发展规律认识不深。原著以整体观念为指导思想、脏腑经络为理论依据，运用四诊八纲，建立了以病为纲、病证结合、辨证论治的杂病诊疗体系。首先，原著以病分篇的编写体例，确立了病名诊断在杂病中的纲领地位。其次，原著各篇篇名均冠以“病脉证治”，进一步示人病与证相结合、脉与证合参、辨证和施治紧密结合的重要意义。再从各篇条文论述方式来看，大多先论述疾病的病因、病机或基本症状，然后分列证候、症状、治法、方药。譬如湿病，原著首先指明风湿病基本症状是“一身尽疼”，正确的汗法是“微微似欲出汗者，风湿俱去也”。接着分别论述湿病表实证用麻黄加术汤，风湿表虚证用防己黄芪汤，风湿化热证用麻黄杏仁薏苡甘草汤，阳虚风湿在表证用桂枝附子汤，风湿并重表里阳虚证用甘草附子汤，使辨病与辨证论治有机地结合起来。又如《腹满寒疝宿食病脉证治》篇：“按之心下满痛者，此为实也，当下之，宜大柴胡汤。”文中“按之心下满痛者”言主症，“此为实也”言辨证，“当下之”言治则，“宜大柴胡汤”言处方。“胁下偏痛，发热，其脉紧弦，此寒也，以温药下之，宜大黄附子汤。”文中“胁下偏痛……其脉紧弦”言脉症，“此寒也”言病因，“以温药下之”言治则，“宜大黄附子汤”言处方。这些在辨明腹满病的基础之上，又反映了将脉因证治与理法方药融为一体的杂病诊疗思路。原著建立以病为纲、病证结合、辨证论治的杂病诊疗体系，还体现出如下的基本论点：

1. 重视整体，以脏腑经络为辨证的核心 原著是以整体观念为指导思想、脏腑经络为理论依据来论述疾病的发生、发展变化以及诊断、预防和治疗的。因此，重视整体，注重脏腑经络变化，把脏腑经络作为辨证的核心是其基本论点之一。它的主要精神充分地体现在《脏腑经络先后病脉证治》篇。例如，在病因上，以脏腑经络分内外，提出“千般疢难，不越三条”的病因分类方法；在发病与病理传变上，从整体观念出发，根据正与邪、人体内部各脏腑间的相互关系，提出“五脏元真通畅，人即安和”，以及“见肝之病，知肝传脾”等有关发病和病理传变的理论；在诊断上，通过四诊举例，结合八纲，把疾病的各种临床表现具体地落实到脏腑经络的病变上。同时，还贯穿于全书各篇，体现在具体病证上。例如，《中风历节病脉证并治》篇，以在络、在经、入腑、入脏对中风病进行辨证；《水气病脉证并治》篇根据水肿形成的内脏根源及其证候，而有心水、肝水、脾水、肺水、肾水之分；在疾病的命名上，肺痈、肠痈与疮痈，虽然均名为痈，但由于在脏、在腑、在肌肤脉络等部位的不同，而有不同的病理变化和临床特征。这些都启示学者对于杂病应该注重脏腑经络的病机变化，并据此指导临床辨证。

2. 据脉论理 脉象可以反映脏腑经络的病理变化以及疾病的吉凶顺逆。原著篇名大多冠

以“××病脉证并治”，这就提示临床诊治疾病要脉症合参、证不离脉。原著论述脉象条文145条，占全书条文的1/3以上，诊脉部位除采用寸口诊法外，还有趺阳诊法和少阴诊法，故后世有“杂病重脉，时病重苔”之说。

原著的脉象，广泛用来诊断疾病、推测病因、确定病位、阐述病机、指导治疗、判断预后等。如《血痹虚劳病脉证并治》篇“夫男子平人，脉大为劳，极虚亦为劳”，以脉诊断虚劳病。《胸痹心痛短气病脉证并治》篇“阳微阴弦，即胸痹而痛”，用“微”与“弦”说明胸痹之胸阳不足、阴邪乘袭的病因病机。《脏腑经络先后病脉证》篇“病人脉浮在前，其病在表；脉浮在后，其病在里”，以脉象确定病位之浅深。《黄疸病脉证并治》篇“酒黄疸者……其脉浮者先吐之，沉弦者先下之”，以脉象来指导治疗。《水气病脉证并治》篇“脉得诸沉，当责有水，身体肿重，水病脉出者死”，以脉症合参，判断预后。这些都可以看出据脉论理是原著的一大特色。

3. 辨证论治　运用四诊八纲辨清证候，针对证候而治是原著诊治疾病的基本原则。同病异治和异病同治是这一原则的基本体现。同一种疾病，由于人体体质或病机上的差异，以及病位的不同，治法亦不同。例如，同为水肿病，腰以上肿者，当发其汗；腰以下肿者，当利小便。发汗散水者，有越婢汤以治风水之例；利尿行水者，有防已茯苓汤以治皮水之例。反之，多种不同的疾病，由于病因病机或病位相同，症状虽异，而治法相同。例如，原著用肾气丸者有五：一是《中风历节病脉证并治》篇用治脚气上入，少腹不仁；二是《血痹虚劳病脉证并治》篇用治虚劳腰痛，少腹拘急，小便不利；三是《痰饮咳嗽病脉证并治》篇用治短气有微饮，当从小便去者；四是《消渴小便不利淋病脉证并治》篇用治男子消渴，小便反多，以饮一斗，小便一斗者；五是《妇人杂病脉证并治》篇用治妇人烦热不得卧，但饮食如故之转胞不得溺者。以上五病，虽症状不同，但病机皆属于肾阳亏虚，气化功能减退，故均用肾气丸温肾化气治疗。又如葶苈大枣泻肺汤，既可用于肺痈，又可用于支饮。前者病因属于风热邪毒，后者病因属于饮邪留滞，两者病名虽异，但病机同为痰浊壅塞于肺，病位亦同，故均可用葶苈大枣泻肺汤。上述用法，形式上虽表现为一方可治多病，一病可用数方，而实质上仍然反映了病与证相结合的辨证论治精神。

4. 扶正祛邪，重视正气　原著十分重视人体正气。对慢性衰弱疾病，尤为重视脾肾两脏。因脾胃为后天之本，气血生化之源，肾是先天之本，性命之根，内伤病至后期，往往出现脾肾虚损证候，进而累及其他脏腑，促使病情恶化。故调补脾肾，是治疗内伤疾患的根本方法。这种观点，从《血痹虚劳病脉证治》篇的小建中汤、肾气丸等方证中，可以看到大概。对于虚实错杂，正虚邪实的病证，则在注重扶正的同时，也不忽视祛邪。这种扶正兼以祛邪、邪去则正安的观点，可从薯蓣丸、大黄䗪虫丸等方证中得到体现。

对于邪实为患的病证，一方面注重“因势利导”的治法，即按病邪所在的部位，因其势而就近引导，使之排出体外。如《腹满寒疝宿食病脉证治》篇：“脉数而滑者，实也，此有宿食，下之愈，宜大承气汤。”“宿食在上脘，当吐之，宜瓜蒂散。”均体现出因势利导以祛除病邪。另一方面，还注意“随其所得而攻之”的治法，即通过清除体内的痰饮、水湿、瘀血、宿食等病理产物，使邪无依附，达到治愈疾病。值得注意的是原著对于运用峻剂逐邪极为慎重，如用大乌头煎治疗寒疝时，方后注明“强人服七合，弱人服五合。不差，明日更服，不可一日再服”，旨在为了避免因逐邪而损失正气。因为杂病如出现邪未去而正已伤的局面，则治疗比

NOTE

较困难，这是治疗杂病的关键问题。

5. 标本同病，分别缓急 急者治其标，缓者治其本，是中医治病的基本原则。原著对一些复杂疾病的治疗十分准确地体现了这一原则。《脏腑经络先后病脉证》篇痼疾加卒病，是先治卒病，后治痼疾，为新旧同病时的一般治则；在里有下利清谷不止，在表有身体疼痛，则主张先救其里，后治其表，为急者先治。《腹满寒疝宿食病脉证治》篇用厚朴七物汤治腹满发热，系表里同病，表里双解。

6. 治未病 人体脏腑经络相互关联，某一脏腑病变可传至另一脏腑。《素问·玉机真脏论》说："五脏相通，移皆有次，五脏有病，各传其所胜。"首先，原著在此基础上提出了"见肝之病，知肝传脾，当先实脾"的治未病方法，提示临床医生应根据疾病传变规律，预先采取措施，防止疾病的传变，阻止病位的扩大蔓延。这在临床上是很有指导意义的。其次，原著还倡导早治防变的治疗思想，即要求医生在疾病的初期阶段就及时治疗，防止疾病的深入传变。例如，《脏腑经络先后病脉证》篇曰："适中经络，未流传脏腑，即医治之；四肢才觉重滞，即导引、吐纳、针灸、膏摩，勿令九窍闭塞……"与此同时，原著还十分重视养生防病，强调"若人能养慎"，"若五脏元真通畅"，则正气旺盛，可防止疾病的发生。

（二）创制应用广泛、配伍严谨、疗效显著的治疗杂病经方

原著根据《内经》制方的原则，针对杂病证候的特点，创制了众多的经方。这些经方配伍严谨，用药精当，化裁灵活，治疗范围广泛，临床疗效显著，对后世影响深远，被誉为方书之祖，医方之经。清·尤在泾概括为"其方约而多验"，洵非虚语。

1. 载方205首，临床应用广泛 原著前22篇共398条原文，载方205首，足见其数量之多。这些经方按目前方剂学分类，大致可归纳为18类。解表剂如桂枝汤，涌吐剂如瓜蒂散，泻下剂如大承气汤、小承气汤、大黄附子汤、麻子仁丸，和解剂如小柴胡汤、大柴胡汤、厚朴七物汤、乌头桂枝汤，温里回阳剂如大乌头煎、通脉四逆汤，清热泻火剂如泻心汤、白头翁汤，消痰化积剂如枳术汤、鳖甲煎丸，补益剂如当归生姜羊肉汤、八味肾气丸，安神剂如酸枣仁汤、甘麦大枣汤，固涩剂如桃花汤、桂枝加龙骨牡蛎汤，理气剂如半夏厚朴汤、枳实薤白桂枝汤，理血剂如大黄䗪虫丸、桂枝茯苓丸、温经汤、黄土汤、柏叶汤，祛湿剂如茵陈蒿汤、苓桂术甘汤、防己黄芪汤、桂枝芍药知母汤、麻杏苡甘汤，润燥剂如麦门冬汤，祛痰剂如皂荚丸、苓甘五味姜辛汤，驱虫剂如乌梅丸，疮痈剂如大黄牡丹汤等，内容十分丰富，为方剂学的发展奠定了基础。

这些经方临床应用极为广泛。如胸痹心痛可用栝楼薤白白酒汤，肺痿可用甘草干姜汤，肺痈可用葶苈大枣泻肺汤，肝着用旋覆花汤，脾约用麻子仁丸，肾着用甘姜苓术汤，胃反可用大半夏汤，肠痈可用大黄牡丹汤，膀胱气化受阻的小便不利可用五苓散，气分病用桂枝去芍药加麻黄细辛附子汤，血痹用黄芪桂枝五物汤，水逆可用五苓散，蛔虫可用乌梅丸。外科的金疮可用王不留行散，皮肤科的浸淫疮用黄连粉。妇人妊娠恶阻用干姜人参半夏丸，产后郁冒用小柴胡汤，梅核气用半夏厚朴汤，脏躁用甘麦大枣汤。这些都说明临床各科疾病都可以应用原著的方剂治疗。

2. 组方严谨精练，化裁灵活 原著方剂的药物组成具有严谨精练的特点。如治百合病的百合地黄汤药仅两味，百合甘寒，清气分之热，地黄汁甘润，泄血分之热。主辅相合，药力精专。又如治胃反的大半夏汤，药共三味，重用半夏之辛以降逆止呕为君，佐以人参温气而补

NOTE

中，使以白蜜甘味入脾，三药相合，起到降逆和胃、补虚润燥的作用。其药味精练，配伍严谨，可见一斑。在组方用药时，原著既重视发挥单味药的功能，更注意药物经过配伍后的协同作用。例如桂枝，配伍应用于不同方剂中，可以从多方面发挥其效能。如桂枝汤、黄芪桂枝五物汤，用以调和营卫；枳实薤白桂枝汤、炙甘草汤，用以宣通阳气；五苓散、苓桂术甘汤，用以温化水饮；桂枝加桂汤、桂苓五味甘草汤，用以下气降逆；小建中汤、黄芪建中汤，用以健运中气；乌头桂枝汤，用以散寒止痛；桂枝茯苓丸、温经汤，用以散结行瘀。又如附子，配合干姜，可以增强回阳救逆之力；配合白术，可以收到温散寒湿之效；配合薏苡仁，可以缓急止痛；配合乌头，可以峻逐阴邪；配合粳米，可以温中除湿，降逆止痛；配合大黄，可以温阳通便，攻下寒积；配合黄土、白术等，可以温脾摄血，用治下血。从以上举例可以看出，药物在原有功能的基础上，经过适当配伍，可增强疗效，扩大适用范围。此外，原著的方剂常在大队热药中，佐一味寒药；或在大剂凉药中伍以少量的热药，起到相反相成的作用。如桂枝芍药知母汤在用附子、桂枝、生姜等多味温药的同时，佐以一味苦寒的知母；半夏泻心汤在用黄芩、黄连苦寒药的同时，配以辛温的干姜，均属这种情况。

原著遣方用药，加减变化，极为灵活。例如，治疗胸痹病，用栝楼薤白白酒汤；因水饮上逆而症见不得卧者，则加半夏以降水饮，为栝楼薤白半夏汤；"胸满，胁下逆抢心"，则加枳实、厚朴、桂枝，以降胸中胁下之气，为栝楼薤白桂枝汤。又如《痰饮咳嗽病脉证并治》篇用小青龙汤治疗支饮咳逆倚息不得卧出现的变证，改用桂苓五味甘草汤后的 4 次用药加减变化，都属于随证灵活加减的范例，充分体现了依法立方、据证用药的原则。所以唐容川曾说："仲景用药之法，全凭乎证，添一证则添一药，易一证亦易一药。"这是完全符合实际情况的。此外，原著对于药物分量的加减，也是很讲究的。如桂枝加桂汤的加重桂枝，小建中汤的倍用芍药，通脉四逆汤的重用干姜，厚朴三物汤之重用厚朴等，体现了方剂的命名，亦含有辨证论治、据证用药的意义。

3. 重视药物专用与药物炮制、煎煮方法 原著重视单味药独特的作用。例如，用苦参杀虫、除湿热以治狐病阴部蚀烂；用蜀漆疗疟疾；用百合治百合病；用茵陈、大黄利胆退黄；用黄连泻火解毒疗浸淫疮；用鸡矢白散治转筋入腹等，均寓有专病当用专药的意义。又如喘加麻黄，胃中不和加芍药，气上冲加桂枝，下有陈寒者加细辛等，既反映了仲景用药的规律，又体现了药有专用的特点。

原著还非常注重药物的炮制、煎煮方法。例如，附子用以回阳救逆者生用，且须配以干姜；用以止痛者多炮用，不需伍干姜。又如发作性的疝痛，或历节疼痛不可屈伸，则用乌头，因为乌头止痛作用较附子更强，但须与白蜜同用，既能缓和乌头的毒性，又可延长药效。又如用甘草干姜汤治虚寒肺痿，方中干姜炮用，辛开而兼苦降，开后世温上治下法之先例。再如茵陈蒿汤的煎药法，后入大黄、栀子，可以峻攻其热，先煮、久煮茵陈，则可缓出其热中之湿。这些方法，都是实践经验的积累，是行之有效的。

四、历代研究《金匮要略》的概况

（一）晋隋唐对《金匮要略》的传播

汉代《伤寒杂病论》问世后，因为战乱等原因，其杂病部分一度散失不全。晋代王叔和《脉经》第八、第九卷载录了原著的条文。这些条文虽与原著有异，但对研究、整理原著具有重要的价值。隋唐期间，《诸病源候论》《千金要方》《外台秘要》等著作中都载有原著的内容。这些对原著的保存和传播起到了重要作用。

（二）宋元明清对《金匮要略》的编次和注释

宋代林亿对《伤寒杂病论》的节略本——《金匮玉函要略方》进行校订编次而成《金匮要略方论》。金元四大家等医家的著作中均载有原著的方论，尤以朱丹溪对原著推崇备至，称其为“万世医门之规矩准绳”。明代赵以德是注释原著的第一人。他以《内经》理论注释原著而成《金匮方论衍义》。清代周扬俊对《金匮方论衍义》进行了补注而成《金匮玉函经二注》。清代注释原著的有 20 余家，其中尤以“两大”“两小”具有代表性。“两大”即徐彬《金匮要略论注》、沈明宗《金匮要略编注》，各 24 卷，为大部注本；“两小”即尤怡的《金匮要略心典》、魏荔彤的《金匮要略本义》，各 3 卷，为小部注本。这四家注本各有特色，各有造诣。除上述专注以外，尚有部分散注。其中喻嘉言《医门法律》、徐大椿《兰台轨范》、王晋三《古方选注》、邹润庵《本经疏证》等，分别于论医、议方、说药时涉及原著，虽碎金片玉，但都是作者全神贯注所在，为研究原著不可缺少的文献。

（三）近代对《金匮要略》的集注

吴考槃的《金匮要略五十家注》系广泛采集诸家注疏之说，编辑而成的大型《金匮要略》集注本。黄竹斋则精选注释而成《金匮要略方论集注》。日人丹波元简采辑徐彬等诸家之说，参考大量古今方书，细心校勘，并结合个人体会，编成《金匮玉函要略辑义》。丹波元坚则仿《金匮玉函要略辑义》而成《金匮玉函要略述义》。唐宗海《金匮要略浅注补正》开引入西医之说先河。曹颖甫《金匮发微》是理论结合临床较好的一个注本。陆渊雷则大胆地将中西医理论相互印证、阐发，而成《金匮要略今释》。

（四）新中国成立后对《金匮要略》的研究

据不完全统计，新中国成立后出版有关研究原著的著作近百种。在众多注解书籍中，说理透彻、通俗易懂、联系实际的，有秦伯未的《金匮要略简释》、任应秋的《金匮要略语译》、何任的《金匮要略新解》、陶葆荪的《金匮要略易解》等。

在校勘方面，工作做得比较细致的当推何任教授主编的《金匮要略校注》。该书以元代邓珍仿宋刻本为底本，细心校勘，力求恢复仲景的原书原貌，为当今《金匮要略》的最佳版本之一。

自 50 年代各地相继成立高等中医药院校以来，先后多次编写了金匮要略讲义。这些讲义分类清晰、评说公允、联系实际，对方便原著的学习乃至于推动临床应用，都起了很好的作用。

据统计，1950～2015 年发表在各中医药刊物上研究原著的论文达 3 万余篇。其中占大多数的是运用原著方剂治疗临床疾病的经验总结，而且尤以原著方剂治疗疑难疾病引人注目。如用甘草泻心汤治疗白塞综合征，升麻鳖甲汤治疗系统性红斑狼疮，鳖甲煎丸治疗肝纤维化，乌头汤治疗类风湿性关节炎，大黄附子汤治疗尿毒症，桂枝茯苓丸治疗妇女子宫肌瘤等。

在方剂和药物研究方面，比较多的集中在对原著方剂药理作用的研究。如有人经实验研究证明大黄䗪虫丸可促进实验大鼠腹腔内血块的吸收，对肠蠕动呈缓和持久的增强作用，证明本方的活血祛瘀作用与此两者有关。日本相当多的制药企业将原著一些方剂制成冲剂等剂型，以方便服用。我国也有以原著方剂或以原著方剂为主化裁而进行新药开发研究的报道。

NOTE

五、学习目的与方法

（一）学习目的

本课程既有基础理论内容，又具有临床学科的性质，是一门整体性和综合性较高的理论提高课。书中所述内容从基础理论到方剂，从内科、外科、妇产科疾病的诊疗技术到临床思维方法，无所不有，对拓展临床思路、提高综合分析能力和诊治疑难病症的能力有其独特作用。

1. 掌握杂病诊治规律，拓宽临床思路　原著是一部论述诊治杂病的专书，毫无疑问，学习原著应掌握杂病的诊治规律。同时，学习原著还能拓宽临床思路。虽然，原著与《中医内科学》联系较为密切，但在许多病证上，原著所述内容有其自身特色。以虚劳病为例，一重脉诊，16 条原文中，10 条论及脉象的临床意义；二在辨证上，以五脏亏损为主，且五脏之虚尤重脾肾，然亦有虚中夹实之证，并非全为虚证；三在治疗上，以甘温扶阳为主，尚有滋阴养血、攻补兼施者，并非全用补法，创制桂枝加龙骨牡蛎汤、小建中汤、黄芪建中汤、肾气丸、酸枣仁汤、薯蓣丸、大黄䗪虫丸等临床行之有效的经方；四在选方用药上，无一与《中医内科学》虚劳病相重复者。可见，通过本书的学习，必然有助拓宽虚劳病证治的临证思路。

2. 提高综合分析能力和诊治疑难病症的能力　原著论述杂病证治多从八纲、脏腑经络展开并论及相关病证。例如，《水气病脉证并治》篇一是以病之表里虚实，肿势在上、在下为纲，对水气病进行辨治；二是提出妇人病水，当须分辨血分与水分；三是将黄汗列入水气病中；四是论及与水气病密切相关的气分病的证治。其病证范围、思路及内容的综合性，无论在深度与广度上皆有其自身的特点。这对于提高临床综合分析能力是很有裨益的。

原著不少治法和方剂对临床上一些疑难病症疗效明显。例如，苦参汤治疗狐蜮，奔豚汤治疗奔豚，芪芍桂酒汤治疗黄汗，硝石矾石散治疗女劳疸等，用之对证，都是行之有效的。因此，学习原著能提高临床诊治疑难病症的能力。

3. 提高把握治疗疾病全过程和阅读古医籍的能力　原著不仅论述杂病的辨证论治，而且重视易被医家忽略的、影响疾病诊疗效果的各个环节，包括药物的炮制、煎煮和服药方法以及药后反应等，并对此作了较为详细的说明。如十枣汤方后“强人服一钱匕，羸人服半钱，平旦温服之”。栝楼瞿麦丸方后“饮服三丸，日三服，不知，增至七八丸，以小便利、腹中温为知。”麻杏苡甘汤后“温服，有微汗，避风”。防己黄芪汤后“服后当如虫行皮中……温，令微汗，差”。注意这些环节对于提高临床疗效有重要意义。另外，原著文字古奥，言简意赅，在写作方法上，亦有其时代特点。通过学习，可提高阅读古典医籍的能力。

（二）学习方法

1. 打好古文基础，注意文法特点　原著文辞古奥，言简意赅，不具备一定的古文基础，很难读通，更谈不上深入理解。因此，首先应通过学习《医古文》《古代汉语》等，提高自己的古文阅读能力。其次要注意原著的文法特点。原著中有许多省笔、倒装、夹注以及约略计算病程和瘥愈日数的方法，必须分清，才能正确理解条文内容。

所谓省笔文法，即条文中的某些语词省略，必须从下文中发现上文内容。例如，《黄疸病脉证并治》篇“阳明病，脉迟者，食难用饱，饱则发烦头眩，小便必难，此欲作谷疸。虽下之，腹满如故，所以然者，脉迟故也”，“食难用饱”句下，当有“腹满”的症状，不然就不会有“虽下之，腹满如故”的记载。又如《痰饮咳嗽病脉证并治》篇“病者脉伏，其人欲自利，利反快，虽利，心下续坚满”，从“心下续坚满”之句，可确定其“病者脉伏”句下，应有“心下坚满”之症的存在。

所谓倒装文法，是条文中某些句子倒装排列。如《水气病脉证并治》篇云：“里水者，一身面目黄肿，其脉沉，小便不利，故令病水。假如小便自利，此亡津液，故令渴也。越婢加术汤主之。”这里的“越婢加术汤”句，应接在“故令病水”句下。如小便自利而渴，为亡津液的征象，不宜用此方，所以对这种文法应特别注意。

所谓夹注文法，指条文中某些句子又是另一些句子的注释。如《妇人产后病脉证并治》篇说：“产妇郁冒，其脉微弱，不能食，大便反坚，但头汗出。所以然者，血虚而厥，厥而必冒。冒家欲解，必大汗出。以血虚下厥，孤阳上出，故头汗出。所以产妇喜汗出者，亡阴血虚，阳气独盛，故当汗出，阴阳乃复。大便坚，呕不能食，小柴胡汤主之。”其中从“所以然者”到“阴阳乃复”，就是层层注释本节产后郁冒病证的发病和病愈机理。

关于约略计算病程和瘥愈日数，如《百合狐蜮阴阳毒病脉证治》篇说：“百合病……每溺时头痛者，六十日乃愈；若溺时头不痛，淅然者，四十日愈；若溺快然，但头眩者，二十日愈。”说明百合病症见“溺时头痛者”为病较重而愈期较长；症见“头不痛淅然者”为病较轻而愈期较短；症见“溺快然但头眩者”为病更轻而愈期更短；“六十日”“四十日”“二十日”不是绝对之日数，否则就与临床实际情况不符。

2. 方证互测，前后联系 原著文字简略，含义深刻，引人思考。这就提示我们不仅要从文字上理解，而且要前后联系，方证互测，领会其言外之意。

（1）*以方测证*：即从方药推测证候、症状。原著中很多条文叙述的证候不详而包括在所用的方药中，这叫做“寓证于方”。例如，《痰饮咳嗽病脉证并治》篇说：“夫短气有微饮，当从小便去之，苓桂术甘汤主之；肾气丸亦主之。”同一短气有微饮，其方治何以有二？这就必须从方药中找出两方的主治病证：苓桂术甘汤为温化中阳而利小便之剂，主治脾阳不振，痰饮停留，上凌心肺，因而气机升降不利，症状除短气外，又有心悸、目眩、胸胁支满、小便不利；肾气丸为温化肾气而利小便之剂，主治肾阳衰微不能化水，除短气外，尚有少腹不仁、腰痛、小便不利之症。

（2）*以证测方*：即从病证推断其治疗方药。原著中有很多叙述病证较详细而未出方治的，这就必须从病证推测其方治。方治包括在病证之中，这叫做“寓方于证”。如《水气病脉证并治》篇说：“病水，腹大，小便不利，其脉沉绝者，有水，可下之。”可用十枣汤类下其水。又如《惊悸吐衄下血胸满瘀血病脉证治》篇说：“病者如热状，烦满，口干燥而渴，其脉反无热，此为阴伏，是瘀血也，当下之。”当用下瘀血汤之类。

（3）*前后条文联系比较*：对原著条文中的理解达到一定程度时，应以各篇的病证为单位，进行系统分析。对每一病证，找出病因、证候、辨证、治疗、预后等，这样才能对原文内容掌握得更完全，理解得更深刻。例如，《痰饮咳嗽病脉证并治》篇说：“脉沉而弦者，悬饮内痛。”“病悬饮者，十枣汤主之。”须与该篇“饮后水流在胁下，咳唾引痛，谓之悬饮”一条同读，才能更好地确定十枣汤治悬饮的具体适应证。该篇小青龙汤治支饮后药随证转的5条原文，更是需要紧密地连贯在一起理解。

此外，还须将前后条文、疾病、方剂进行比较，才能得出同中之异和异中之同，进而掌握辨证论治的法则。例如，痰饮病和水气病，虽然都是水湿为病，在前者是水积体内，后者是水

NOTE

溢肌肤，临床上常互为因果，互相影响。

原著有时把同类性质的条文列在一起，以类比其不同；有时把不同性质的条文归在一起，以资对比说明；有时用许多条文解决一个问题；有时以一条原文说明许多问题；或详于此而略于彼，或详于方而略于证。因此，必须前后互参，相互比较，才能加深理解。

3. 联系《伤寒论》，结合临床实际 《金匮要略》和《伤寒论》原为一书。据此，有些条文必须结合起来阅读，文义才易理解。如《消渴小便不利淋病脉证并治》篇说："脉浮，小便不利，微热消渴者，宜利小便发汗，五苓散主之。""脉浮，发热，渴欲饮水，小便不利者，猪苓汤主之。"这两条文字虽有不同，但其所述证候均为"脉浮""发热""口渴""小便不利"四症。在治疗上，前者使用五苓散发汗利小便，后者用猪苓汤育阴利小便。这就要联系《伤寒论》中"太阳病篇"的五苓散证和"阳明病篇"的猪苓汤证加以理解，以区别两者在临床上的不同证候。又如原著中论述黄疸病有谷疸、酒疸、女劳疸之别，结合《伤寒论》可以得出仲景治黄疸八法及其方证：如清法的茵陈蒿汤证、栀子大黄汤证、栀子柏皮汤证（《伤寒论》）、茵陈五苓散证；下法的大黄硝石汤证；消法的硝石矾石散证；补法的小建中汤证；汗法的麻黄连翘赤小豆汤证（《伤寒论》）、桂枝加黄芪汤证；和法的小柴胡汤证；吐法的瓜蒂汤证（《黄疸病脉证并治》篇附方）；温法虽未出具体方药，但"于寒湿中求之"（《伤寒论》），可知后世茵陈理中汤、茵陈术附汤之类可用。将两书结合起来学习，自能起到事半功倍的作用。

原著是一部临床实践性很强的经典著作，学习时应该从临床实际出发，领会其主要精神实质，不必拘泥于字眼。如《惊悸吐衄下血胸满瘀血病脉证治》篇说："从春至夏衄者太阳，从秋至冬衄者阳明。"按文字表面意思，似乎说春夏衄血，皆在太阳；秋冬衄血，皆在阳明，但临床并非如此，应该理解为该条文主要说明衄血是由于血热上腾的道理，若患阳明里热证，则更容易衄血。

4. 对照教学大纲，熟记重要条文 "金匮要略教学大纲"规定了学习目的和要求、课程内容、考核知识点和考核要求。凡"金匮要略教学大纲"规定需熟悉和掌握的内容，大多是原著中的重点。如《脏腑经络先后病脉证治》篇应该掌握发病基本原理与相应的预防方法、治未病等治病法则，《五脏风寒积聚病脉证并治》篇应该掌握肝着、脾约、肾着的概念及其证治，《妇人产后病脉证治》篇应掌握产后腹痛的辨证论治等。

原著 398 条原文，不仅十分简练，而且寓意深刻，有些重要的条文应反复阅读直至能够背诵，这不仅有助于对原文的深刻理解，而且有助于指导临床实践。如《脏腑经络先后病脉证治》篇"夫治未病者，见肝之病，知肝传脾，当先实脾"，"夫病痼疾，加以卒病，当先治其卒病，后乃治其痼疾也"。《痉湿暍病脉证治》篇"湿痹之候，小便不利，大便反快，但当利其小便。"《痰饮咳嗽病脉证并治》篇"病痰饮者，当以温药和之"。《水气病脉证并治》篇"诸有水者，腰以下肿，当利小便；腰以上肿，当发汗乃愈"等，都是应该熟记的。

此外，为帮助理解原著的精神及其方剂在临床上的应用，可适当选择若干种原著的注释本，作为学习时的参考。如清·尤在泾的《金匮要略心典》、曹颖甫的《经方实验录》等。

由于年代久远，辗转传抄等历史条件的限制，原著错误脱简在所难免。因此，在按照"金匮要略教学大纲"系统学习本书时，应重点掌握有理论指导意义和临床实用价值的条文，了解运用原著理论和方药取得的研究成果，以拓宽视野，从而在今后临床实践中发挥更大的作用。

NOTE

金匱要略方論序

張仲景為《傷寒雜病論》，合十六卷，今世但傳《傷寒論》十卷，雜病未見其書，或于諸家方中載其一二矣。翰林學士王洙在館閣日，於蠹簡中得仲景《金匱玉函要略方》三卷：上則辨傷寒，中則論雜病，下則載其方，並療婦人，乃錄而傳之士流，纔數家耳。嘗以對方證對者，施之於人，其效若神。然而或有證而無方，或有方而無證，救疾治病，其有未備。國家詔儒臣校正醫書，臣奇先校定《傷寒論》，次校定《金匱玉函經》。今又校成此書，仍以逐方次於證候之下，使倉卒之際，便於檢用也。又採散在諸家之方，附於逐篇之末，以廣其法。以其傷寒文多節略，故斷自雜病以下，終於飲食禁忌，凡二十五篇，除重復，合二百六十二方，勒成上、中、下三卷，依舊名曰《金匱方論》。臣奇嘗讀《魏志·華佗傳》云："出書一卷，曰：此書可以活人。"每觀華佗凡所療病，多尚奇怪，不合聖人之經。臣奇謂活人者，必仲景之書也。大哉！炎農聖法，屬我盛旦，恭惟主上，丕承大統，撫育元元，頒行方書，拯濟疾苦，使和氣盈溢，而萬物莫不盡和矣。

太子右贊善大夫臣高保衡

尚書都官員外郎臣孫奇

尚書司封朗中充秘閣校理臣林億等傳上

NOTE

脏腑经络先后病脉证第一

本篇以整体观为指导思想，对发病、预防、病因、病机、诊断、治疗、护理等均作了原则性的提示，相当于全书的总论，具有纲领性意义。《金匮要略》开篇题名脏腑经络，突出了脏腑经络在杂病辨治中的重要地位。脏腑经络之间关系密切，若发生病变可互相影响。“先后”二字提示临床需注意脏腑经络先后病的传变规律。同时，脏腑经络病变必然反映于脉症，故临床应根据患者脉症进行辨证，推断脏腑病变及其预后转归。

一、发病、病因病机及预防

（一）发病与预防

【原文】

夫人禀五常[1]，因風氣[2]而生長，風氣雖能生萬物，亦能害萬物，如水能浮舟，亦能覆舟。若五藏元真[3]通暢，人即安和，客氣邪風[4]，中人多死。千般疢難[5]，不越三條：一者，經絡受邪，入藏府，為内所因也；二者，四肢九竅，血脉相傳，壅塞不通，為外皮膚所中也；三者，房室、金刃、蟲獸所傷。以此詳之，病由都盡。

若人能養慎，不令邪風干忤[6]經絡；適中經絡，未流傳藏府，即醫治之；四肢才覺重滯，即導引、吐納[7]，针灸、膏摩[8]，勿令九竅[9]閉塞；更能無犯王法[10]、禽獸災傷；房室勿令竭乏，服食節其冷熱苦酸辛甘，不遺①形體有衰，病則無由入其腠理。腠者，是三焦通會元真之處，為血氣所注；理者，是皮膚藏府之文理[11]也。（2）

【校勘】

①遺：原作“遣”，据赵开美本改。

【注释】

[1] 五常：即五行。

[2] 风气：指自然界之气候。

[3] 元真：指元气或真气。

[4] 客气邪风：泛指外来致病因素。

[5] 疢（chèn 衬）难：指疾病。

[6] 干忤：此指侵犯。干，《说文》：“犯也”；忤，违逆，抵触。

[7] 导引、吐纳：导引指自我按摩。吐纳为一种调整呼吸的方法。两者均为古代体育疗法，起养生却病的作用。

[8] 膏摩：用药膏熨摩体表的一种外治法。

[9] 九窍：眼、耳、鼻、口七窍，加上前后二阴，即为九窍。

[10] 无犯王法：不要触犯国家法令，免受刑伤之患。王法，指国家法令。

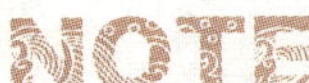

[11] 文理：文，通“纹”。《医宗金鉴》曰：“理者，皮肤脏腑，内外井然，不乱之条理也。”

【释义】

本条从人与自然的关系论述了发病原因与疾病分类、防病措施以及早期治疗。

人与自然关系密切。一方面，自然界提供人类赖以生存的基本条件。另一方面，自然界亦存在致病因素，可使人发病。仲景以“水能浮舟，亦能覆舟”，生动地说明了这种关系。人体正气具有抗病能力。若五脏元气充盛，气血流畅，脏腑、经络等功能协调，人体就不易受邪发病；若元气不足，脏腑功能失调，则客气邪风等各种致病因素易侵犯人体导致疾病发生，甚至使人死亡。

临床疾病虽然多种多样，但分析其发病原因、传变、病位等，不外乎三种情况：一是经络受邪，传入脏腑，这是因为体内正气不足，以致邪气乘虚入内；二是病在四肢、九窍，血脉相传，壅塞不通，这是外部体表受邪所致；三是房室、金刃、虫兽等致病因素损伤人体。

为了预防疾病的发生，未病前当内养正气，外慎邪气。其具体措施包括：节制房事，勿令肾精竭乏；注意饮食有节，避免偏嗜；避免外邪、虫兽、外伤等致病因素的伤害。这样，机体正气充盛，病邪就不易伤人致病。若不慎发病，则应及早治疗。如经络刚受邪，就及时施治，以防病入脏腑；四肢才觉重滞，就采用导引、吐纳等法驱邪外出，勿使邪气深入，导致九窍闭塞。

本条关于健康与发病的论述体现了中医的整体恒动观，认为五脏元真通畅，气血流畅，脏腑功能协调，生命活动处于相对动态平衡，则人体安和，不易受邪发病，否则，致病因素易侵犯人体，导致发病。因此，内养正气，外避邪气，可防止疾病发生。

对于疾病，仲景根据病因、传变途径及病位分为三类。虽然宋·陈无择“三因说”源于此，但陈无择以外感六淫为外因，情志所伤为内因，根据发病方式将病因分内外，而张仲景主要以病位分内外，这是应该注意区别的。

【辨治要领】

（1）预防疾病发生、保持人体健康的关键是“五脏元真通畅”，“不遗形体有衰”，内养正气，外避邪气。

（2）未病先防、已病早治是防病治病的基本原则。发病后，为防止疾病由浅入深，由轻转重，应及时治疗。原文“适中经络，未流传脏腑，即医治之；四肢才觉重滞，即导引、吐纳……”就强调了这一原则。

（二）病因

1. 反常气候

【原文】

問曰：有未至而至[1]，有至而不至，有至而不去，有至而太過，何謂也？師曰：冬至[2]之後，甲子[3]夜半少陽起[4]，少陽①之時陽始生，天得温和。以未得甲子，天因温和，此為未至而至也；以得甲子而天未温和，此為至而不至也；以得甲子而天大寒不解，此為至而不去也；以得甲子而天温和如盛夏五六月時，此為至而太過也。（8）

【校勘】

①阳：原作“阴”，据《医统正脉》本改。

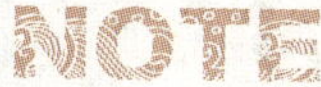

【注释】

[1] 未至而至：第一个“至”指时令，第二个“至”指气候。下同。

[2] 冬至：农历二十四节气之一，居“大雪”与“小寒”之间，约在每年公历12月21～23日。

[3] 甲子：古代用天干、地支配合起来计算年、月、日的方法。天干10个（甲、乙、丙、丁、戊、己、庚、辛、壬、癸），地支12个（子、丑、寅、卯、辰、巳、午、未、申、酉、戌、亥），互相配合。自甲子始，至癸亥止，共60个。此处甲子指冬至之后60日，正当雨水节气。

[4] 少阳起：指冬至后60日开始为少阳当令之时。古人将一年分为三阴三阳6个阶段，各60天，自少阳始，至厥阴止。

【释义】

本条列举了与时令不符的四种反常气候类型。一年四时，春温、夏热、秋凉、冬寒，这些与时令相符的正常气候，一般不会使人致病。若气候与时令不符，则为反常气候，易导致人体发生疾病。如冬至之后的60天，正当雨水节气，此时阳气开始生长，气候逐渐转暖。如未到雨水而气候已经温暖，这是时令未到，气候已到，为“未至而至也”；如已到雨水而气候尚未温暖，这是时令已到而气候未到，为“至而不至也”；如已到雨水，气候仍然寒冷，这是时令已到，而严寒当去不去，为“至而不去也”；如已到雨水，气候却像盛夏般的炎热，这是气候至而过于剧烈，为“至而太过也”。这些皆属异常气候，容易导致疾病的发生。

2. 疾病分类与病邪特性

【原文】

問曰：陽病[1]十八，何謂也？師曰：頭痛、項、腰、脊、臂、脚掣痛。陰病[2]十八，何謂也？師曰：咳、上氣、喘、噦、咽[3]、腸鳴、脹滿、心痛、拘急。五藏病各有十八，合為九十病。人又有六微[4]，微有十八病，合為一百八病。五勞[5]、七傷[6]、六極[7]、婦人三十六病[8]，不在其中。

清邪居上，濁邪居下，大邪[9]中表，小邪中裏，槃飪[10]之邪，從口入者，宿食也。五邪中人[11]，各有法度，風中於前[12]，寒中於暮，濕傷於下，霧傷於上，風令脉浮，寒令脉急，霧傷皮腠，濕流關節，食傷脾胃，極寒傷經，極熱傷絡。（13）

【注释】

[1] 阳病：指属外表经络的病证。

[2] 阴病：指属内部脏腑的病证。

[3] 咽（yē 噎）：指咽中梗塞。

[4] 六微：指六腑。六淫之邪侵入六腑为病，较入五脏为轻，故名六微。

[5] 五劳：《素问·宣明五气》和《灵枢·九针》均以“久视伤血，久卧伤气，久坐伤肉，久立伤骨，久行伤筋”为五劳所伤。

[6] 七伤：《诸病源候论·虚劳候》指出，七伤为大饱伤脾，大怒气逆伤肝，强力举重、久坐湿地伤肾，形寒寒饮伤肺，忧愁思虑伤心，风雨寒暑伤形，恐惧不节伤志。本书《血痹虚劳病脉证并治》篇有食伤、忧伤、饮伤、房室伤、饥伤、劳伤、经络荣卫气伤等七伤。

[7] 六极：指六种虚损的病证。《诸病源候论·虚劳候》谓气极、血极、筋极、骨极、肌极、精极为六极。杨雄《方言》：“极，疲也。”

NOTE

[8] 妇人三十六病：《诸病源候论·带下三十六疾候》指十二瘕、九痛、七害、五伤、三痼。

［9］大邪：指风邪。下文“小邪”指寒邪。

［10］槃（gǔ 谷）饪：指饮食。槃，同“穀”。

［11］五邪中（zhòng 众）人：指风、寒、雾、湿、饮食五种病邪侵入人体。

［12］前：指午前。

【释义】

本条论述了疾病的分类及五邪中人的一般规律。阳病是指头、项、腰、脊、臂、脚掣痛等六种在经络的病症。阳病中有营病、卫病、营卫兼病的不同，一病而有三，故曰阳病十八。阴病是指咳、上气、喘、噎、哕、肠鸣、胀满、心痛、拘急等九种在脏腑的病症。阴病中有虚与实的区别，一病而有二，故曰阴病十八。五脏病各有十八，谓五脏受风、寒、暑、湿、燥、火六淫之邪而为病，有气分、血分、气血兼病三者之别，所以说五脏病各有十八，合为九十病。六微谓六淫之邪中于六腑，腑病较脏病为轻。六微亦有气分、血分以及气血兼病三者之别，三六合为十八。六个十八，合为一百零八病。至于五劳、七伤、六极以及妇人三十六病，尚不包括在内，所以说“不在其中”。

病邪各有特性，侵犯人体后会出现不同的症状。风属阳邪，其性散漫，多在午前侵犯肌表，患者脉多浮缓。寒属阴邪，其性紧束，常在暮时中于经络之里，患者脉多紧急。湿邪其性类水，重浊下流，常伤于身体下部，或以流注关节为主。雾邪为湿中轻清之邪，易伤于身体上部，以侵犯皮腠为主。槃饪之邪如膏粱厚味等，易损伤脾胃，或形成宿食。原文中“清、浊、大、小、前、暮、上、下”都是相对的，不可拘泥。“极寒伤经，极热伤络”，当作极寒、极热均能伤及经脉和络脉来理解。因寒不仅能伤经，也能伤络；热不仅能伤络，也能伤经。这是原著互文笔法，应予注意。

本条对疾病的分类以脏腑经络分阴病、阳病，其中脏腑病又有五脏病、六微（腑）病、在气、在血或气血兼病之分。由于脏腑经络功能失常是各种疾病的病变基础，也是辨证论治的依据，因此对疾病按脏腑经络分类是有道理的。原文关于五邪中人致病一般规律的论述，对临床有一定指导价值。

【辨治要领】

病邪各有特性，作用于人体后会引起不同症状，医者当掌握病邪致病的特点，这对于审证求因、正确地辨证施治有着重要作用。

（三）病机

【原文】

問曰：經云厥陽[1]獨行，何謂也？師曰：此為有陽無陰，故稱厥陽。（10）

【注释】

［1］厥阳：阳气上逆。厥，逆也。

【释义】

本条论述厥阳的病机。健康时人体内阴阳处于“阴平阳秘”状态，阴阳升降亦保持平衡协调。条文所述厥阳独行乃是阴阳失调的病理状态。所谓“有阳无阴”中的有、无是相对之词，指阳盛阴竭。阴虚不能敛阳，可致阳气上逆，形成“厥阳独行”，患者表现为眩晕、突然跌仆，甚则昏不识人等。若进一步发展至阴阳离决，就会导致死亡。

二、诊断举例

（一）望诊

【原文】

問曰：病人有氣色見[1]於面部，願聞其說。師曰：鼻頭色青，腹中痛，苦冷者死一云腹中冷，苦痛者死。鼻頭色微黑者，有水氣[2]；色黄者，胸上有寒；色白者，亡血也，設微赤非時[3]者，死；其目正圓者，痓①，不治。又色青為痛，色黑為勞，色赤為風，色黄者便難，色鮮明者有留飲[4]。（3）

【校勘】

①痓，原作“痓”，据《金匮要略心典》改。

【注释】

[1] 见：通“现”，显露之意。

[2] 水气：指水液内停的病证。

[3] 非时：非当令之时。

[4] 留饮：痰饮病的一种，水饮留而不行谓之留饮。详见《痰饮咳嗽病脉证并治》篇。

【释义】

本条通过望面部气色诊断疾病并判断其预后。首先根据五行学说论述鼻部望诊：鼻内应于脾，青为肝色，若鼻部出现青色，为肝乘脾，可见腹痛。若见极度怕冷，则属阳气衰败，预后不良。黑为肾色，鼻色微黑，为肾水反侮脾土之象，可见于水气病。“色黄者”以后是论面部和眼睛的望诊：黄为脾之色，面色黄可见于中阳不足，失于运化，寒饮停聚，上干胸阳之证。面色白为血不能上荣之征，多见于亡血之人。若亡血之人面色反现微赤，又不在气候炎热之时，则为血去阴伤，阴不涵阳，虚阳上浮之象，预后不良。目正圆是两眼直视不能转动，为五脏精气不能上荣之象，多见于痉病危症。青为血脉凝滞之色而主痛。黑为肾色，劳则肾精不足，其色外露。色赤为热盛，热盛易生风，故面赤主风。黄为脾色，脾失健运可见便难之症。面色鲜明为水饮内停，上泛于面，形成面目浮肿，而见明亮光润之色。

亦有注家认为本条是论鼻部望诊，可供参考。至于原文中所称死或不治，多表明疾病危笃而已，并非绝对不治。

【原文】

師曰：吸而微數[1]，其病在中焦，實也，當下之即愈，虛者不治。在上焦者，其吸促；在下焦者，其吸遠[2]，此皆難治。呼吸動搖振振[3]者，不治。（6）

【注释】

[1] 吸而微数：吸气短促不利。数，犹促也。

[2] 吸远：吸气深长困难。

[3] 振振：患者呼吸困难、身体抖动的样子。

【释义】

本条论述诊治呼吸异常应注意辨病位之上下、病情之虚实，以判断其预后。吸而微数是吸气短促，次数增加。若由中焦邪实阻滞，气不得降引起，治用下法通利中焦，实邪去，则气机调畅，呼吸可恢复正常；若属于虚证，由于宗气衰竭或肾不纳气，则不易治疗；如中焦邪实而

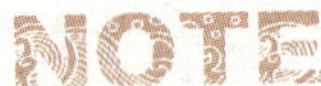

正虚，下则伤正，补又碍邪，亦属难治之证。病在上焦，吸气短促困难，为肺气大虚，吸入之气不能下达，气入而随即外出所致；病在下焦，吸气深长而困难，为元气衰竭，肾不纳气。二者都是难治之证。呼吸时全身振振动摇，为重度呼吸困难，反映正气虚衰已甚，故曰不治。

（二）闻诊

【原文】

師曰：病人語聲寂然[1]，喜驚呼者，骨節間病；語聲喑喑然[2]不徹者，心膈間病；語聲啾啾然[3]，細而長者，頭中病一作痛。（4）

【注释】

［1］寂然：安静无声。

［2］喑喑然：语声低微而不清。喑，哑也。

［3］啾啾然：形容语声细小而长。

【释义】

本条论述通过听语声辨病位。骨节间病，是指关节部位疼痛的一类病症。由于病在关节，活动则痛剧，故突然发出惊呼。声音低微而不清澈，多见于邪气阻塞胸膈而气道不畅。头中病，多指偏头痛、巅顶痛之类病症，由于大声言语则震动头部而痛甚，故患者不敢扬声；胸膈气道正常，故声音虽细小但清长。语声异常，还应与望诊、问诊等相结合，以准确判定病位。

（三）切诊

【原文】

師曰：病人脉浮者在前[1]，其病在表；浮者在後，其病在裏。腰痛背强不能行，必短氣而極[2]也。（9）

【注释】

［1］脉浮者在前：指浮脉见于关前寸部。下文"浮者在后"与之相对，谓浮脉见于关后尺部。

［2］极：疲倦乏力。《方言》："极，疲也。"

【释义】

本条论述脉象主病随部位不同而有所差异。如寸脉属阳，寸脉浮则病多在表，是正气抗邪于表之征，脉多浮而有力；尺脉属阴，尺脉浮则病在里，多是肾阴不足、虚阳外浮之象，脉多浮而无力。诊病除注意诊脉分部外，还要和症状相结合才能作出正确诊断。条文在"浮者在后，其病在里"之后，补出"腰痛背强不能行，必短气而极"，症状与脉合参，其目的即在于此。

【辨治要领】

同为浮脉，部位有寸、关、尺之分，强度有无力、有力之别，其主病也各不相同，临证应仔细诊察。脉诊如此，望诊、闻诊、问诊亦然。

（四）四诊合参

【原文】

師曰：息[1]搖肩[2]者，心中堅；息引胸中上氣[3]者，咳；息張口短氣[4]者，肺痿[5]唾沫。（5）

【注释】

［1］息：呼吸。一呼一吸谓之一息。

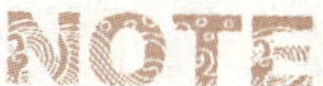

［2］摇肩：抬肩。

［3］上气：气机上逆。

［4］短气：呼吸短促而急，自觉气息不能接续。

［5］肺痿：病名。详见本书《肺痿肺痈咳嗽上气病脉证并治》篇。

【释义】

本条论述望诊、闻诊相结合的诊病方法。“息摇肩”是呼吸困难、两肩上耸的状态，有虚实之分。“心中坚”是由实邪壅塞在胸，以致肺失宣降，呼吸困难，常伴有鼻翼扇动、胸闷胀满等症。肺气不降，呼吸时气机上逆而发为咳嗽。肺痿是肺脏痿弱、功能低下之病。肺虚不能正常主气、司呼吸，故虽张口呼吸，仍感短气不足以息；另外，由于肺气痿弱不振，不能敷布津液，津随气逆，可见唾沫。

【原文】

師曰：寸口[1]脉動者，因其王時[2]而動，假令肝王色青，四時各隨其色。肝色青而反色白，非其時色脉，皆當病。（7）

【注释】

［1］寸口：此指两手寸、关、尺脉。

［2］王时：指一年四季中五脏所主的当令之时，此时色、脉有相应特征。如春为肝之令，色青，脉弦（规）；夏为心之令，色赤，脉洪（钩、矩）；秋为肺之令，色白，脉浮（毛、衡）；冬为肾之令，色黑，脉沉（石、权）；四季之末十八日为脾当令，色黄，脉缓。下文“非其时”与“王时”相对，即非其旺时。

【释义】

本条论述脉、色与四时相结合的诊病方法。人与自然息息相关，四时气候的变化可以影响人体；人的脉象和气色随着四时气候而发生相应变化，以与自然界协调。例如，春时肝旺、脉弦、色青为正常，假如此时色反白、脉反浮（秋季色脉），色脉与时令不相符，属不正常的现象。提示诊病时当注意时令对人体的影响。

【辨治要领】

天人相应，四时气候的变化可影响人体，因此望色、切脉结合时令是中医的诊断特色之一，也是中医整体观的具体体现。

望、闻、问、切四诊都能反映病情，然而也有各自的局限性，故临床上应该四诊合参，才能保证诊断的准确。上述条文中脉症合参、色脉合议都说明这一问题。

（五）预后

【原文】

問曰：寸脉沉大而滑，沉則為實，滑則為氣，實氣相搏，血氣入藏即死，入府即愈，此為卒厥[1]，何謂也？師曰：唇口青①，身冷，為入藏即死；如身和，汗自出，為入府即愈。（11）

問曰：脉脱[2]入藏即死，入府即愈，何謂也？師曰：非為一病，百病皆然。譬如浸淫瘡[3]，從口起流向四肢者，可治；從四肢流來入口者，不可治。病在外者可治，入裏者即死。（12）

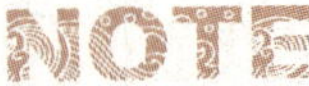

【校勘】

①唇口青：《脉经》卷八“唇”前有“不知人”三字。

【注释】

[1] 卒（cù 促）厥：突然昏倒、不省人事的病症。卒，通“猝”。

[2] 脉脱：指脉象伏而不见。

[3] 浸淫疮：皮肤病的一种，疮面流黄水，可由一处染及他处。

【释义】

第 11 条论述卒厥的病机与预后。从脉象判断病机，以入脏入腑说明病情轻重并推测预后，是脉症合参用于诊断方面的具体例子。左寸候心主血，右寸候肺主气。脉沉为血实，滑为气实，大脉主邪盛，实气相搏即血气失和。“血气入脏即死”之血气系指失调、逆乱之血气，已为病邪，而非正常的血气。阴阳气血逆乱，脏腑功能失调，可发生卒厥等各种病症。卒厥发生后，若唇口青、身冷，说明邪气内闭，气血郁滞或阳气衰竭，属病入脏，预后不良；若身体温和，微汗自出，说明气血流通，属病在腑，较易治愈。所谓入脏入腑，是指病位的深浅和阴阳气血逆乱程度的轻重。

第 12 条论判断疾病预后的一般规律。脉脱指脉象乍伏不见，既可由邪气阻遏，脉中气血一时不通所致，也可由于正气虚脱。所谓“入脏即死，入腑即愈”，与第 11 条所论卒厥预后相同。接着仲景又举病变表现在皮肤的浸淫疮为例，指出其从口起流向四肢，是正气抗邪外出，病位由深转浅，病势转轻，故曰“可治”，而从四肢逐渐向口蔓延，则是正不胜邪，病位由浅入深，病势转重，故云“不可治”。总之，病由外传内者、在脏者难治，由内传外、在腑者易治。这是判断疾病预后的一般规律，所以说“非为一病，百病皆然”。

第 12 条所论“脉脱”，后世也有医家认为是与第 11 条对举，指虚证。此说有一定道理，但卒厥也有虚证，临证需详辨。

【辨治要领】

推断疾病的预后在治病过程中具有重要意义。张仲景推断疾病预后的基本规律是：凡病在脏为重、难治，在腑为轻、易疗。病位由浅入深，由外入内，反映正不胜邪，病势趋重；病位由深转浅，由里出表，反映正气恢复，驱邪外出，其病趋于好转。

三、论治

（一）已病防传，虚实异治

【原文】

問曰：上工[1]治未病，何也？師曰：夫治未病[2]者，見肝之病，知肝傳脾，當先實脾[3]。四季脾王[4]不受邪，即勿補之。中工[5]不曉相傳，見肝之病，不解實脾，惟治肝也。

夫肝之病，補用酸①，助用焦苦，益用甘味之藥調之。酸入肝，焦苦入心，甘入脾。脾能傷腎，腎氣微弱，則水不行，水不行，則心火氣盛，則傷肺；肺被傷，則金氣不行，金氣不行，則肝氣盛，則肝自愈。此治肝補脾之要妙也。肝虛則用此法，實則不在用之。

經曰虛虛實實，補不足，損有餘②，是其義也。餘藏準此。（1）

NOTE

【校勘】

①酸：原作“醋”，据赵开美本改。

②虚虚实实，……损有余：《难经·八十一难》为“经言：无实实虚虚，损不足而益有余。”

【注释】

［1］上工：高明的医生。

［2］治未病：此指治未病的脏腑。

［3］实脾：即调补脾脏之意。

［4］四季脾王：四季之末，即农历三、六、九、十二月之末十八天，为脾土当令之时。此处可理解为一年四季脾气都健旺之意。王，通“旺”。

［5］中工：技术一般的医生。

【释义】

本条论述了治未病的法则，具体可分为已病防变和虚实异治。

人是一个有机整体，一脏有病，可影响他脏，故上工除治已病之脏外，亦注意调治未病之脏腑，以防止疾病传变。此即“治未病”之意。根据《素问·玉机真脏论》“五脏有病，则各传其所胜”和《素问·五运行大论》“气有余，则制己所胜而侮所不胜”的理论，上工知晓肝病实证易传脾的规律，故在治肝的同时，即注意调补未病之脾，以防肝病及脾。“实脾”当根据具体情况，因为肝病是否传脾取决于肝脾双方。脾虚易受邪，故当补益；若脾气充盛，不易受邪，即勿补之。中工不懂得肝病会传脾之理，只知见肝治肝，往往导致肝病未愈，脾病又起。

接着条文以肝病虚证为例，应用五行生克制化理论，论述了虚实异治。酸入肝，肝虚当补之以本味，故补用酸；助用入心之焦苦，一是因为心火为肝木之子，子能令母实，二是肝虚易受肺金之侮，助心火可制肺金；益用入脾之甘味，目的在于补土制水以助火，从而制金，防其侮肝木，以利肝虚证的治疗。这种肝病虚证的治法并不适用于肝实证。若虚证误用泻法，使正气更虚，谓之虚虚；实证误用补法，使病邪更盛，谓之实实。二者均为误治。治病当辨清虚实，虚则补之，实则泻之。原文“四季脾王不受邪，即勿补之”，“肝虚则用此法，实则不在用之”，都反映了这种虚实异治的观点。

总之，一脏有病可传变他脏，但虚证、实证的传变规律不同，治疗应从整体观出发，既治已病之脏，又调未病之脏，防止疾病蔓延，促使整体功能的恢复。

“见肝之病，知肝传脾，当先实脾”理论在临床上应用广泛。如肝气郁结，除见精神抑郁、胸胁胀闷、善太息等症状外，常出现纳差食减、脘腹胀满等脾病症状，故常在治肝病之时采用疏肝健脾之法。肝气横逆亦易影响脾土，临床除见急躁易怒、失眠多梦、胁痛等肝病症状外，亦常见脘腹疼痛、肠鸣、泄泻等，治当抑木扶土。又如肝胆湿热、肝火亢盛者，在清利湿热、清泻肝火时，酌加健脾之品及勿过用苦寒药，亦是肝病实脾之意。本条所论治未病的学术思想，对后世临床医学影响深远。如叶天士治温热病强调“先安未受邪之地”，当邪热在胃时，除用清热益胃的石膏、知母外，还加入咸寒滋肾的阿胶、龟板，以防胃热下陷于肾，就是“治未病”在临床的具体应用。

对于第二段“酸入肝……肝自愈”的论述，后世有不同见解。如尤怡等认为是后人谬添注脚，而徐彬、吴谦等则持肯定态度，以五行相制疗法解之。两种意见的分歧点在于对“伤”的理解，前者将“伤”理解为损害，后者则将“伤”理解为制约。中医学运用五行生克制化说明

NOTE

脏腑间的相互关系，仲景本段意在说明治病时除治已病之脏外，还应利用脏腑间相互联系进行整体调节，充分体现了中医的整体观。从临床上看，治肝虚用滋水涵木法，治肝实用抑木扶土法等，都是运用五行学说进行整体调节的例子。当然，脏腑病变的互相影响不能完全以五行乘侮来说明，因此学习本条应重点领会其整体调节的精神实质，而不应完全拘泥于五行学说。

【辨治要领】

（1）治未病应以整体观为指导，从联系、运动的观点出发，除治已病之脏外，并调未病之脏，防止疾病发展与蔓延。一般而言，实证以泻本脏为主，并安他脏，以防疾病蔓延；虚证以补本脏为主，并通过整体调节以防他脏乘侮。

（2）虚实异治，毫无疑问是虚证当补、实证当泻，然而脏腑的虚实异治还应考虑脏腑之间的关系。

【现代研究】

邱氏认为本条启示有四：①治未病是一条纲领性原则，本条从虚实两面创立了治未病的具体方法；②知传是治未病的先决条件；③整体调节是治未病的关键，要点在已病之脏、欲传之脏、调控之脏，三者并治；④医用五行是一个开放的自稳调控系统。（邱德文. 中医经典著作思路与方法研究. 贵阳：贵州科学技术出版社，1992.）

（二）表里同病

【原文】

問曰：病有急當救裏救表者，何謂也？師曰：病，醫下之，續得下利清穀[1]不止，身體疼痛者，急當救裏；後身體疼痛，清便自調[2]者，急當救表也。（14）

【注释】

[1] 下利清谷：指泻下清稀，完谷不化。

[2] 清便自调：指大便已恢复正常。清，同“圊”，此处作动词用。

【释义】

本条论述表里同病的先后缓急治则。一般说来，表里同病，当先解表，表解之后，方可治里，否则易导致外邪内陷而加重里证，但临证时要知常达变。如下利清谷不止之里证与身体疼痛之表证并见，其虚寒里证为急为重，则急当治里，待里证解除，再治表证，否则正虚难以抗邪，邪气势必蔓延，且可生亡阳虚脱之变。有关急当救里救表的方剂可参考《呕吐哕下利病脉证治》第 36 条。

【辨治要领】

对于表里同病，应根据表病与里病的轻重缓急来决定其治疗的先后。一般而言应先治表；若里病较急，则当先治里，本条即是；若表里俱急、俱缓，可表里同治，如大青龙汤证、乌头桂枝汤证、厚朴七物汤证等。

（三）痼疾加卒病

【原文】

夫病痼疾[1]，加以卒病[2]，當先治其卒病，後乃治其痼疾也。（15）

【注释】

[1] 痼疾：难治的慢性久病。

[2] 卒病：突然发生的新病。

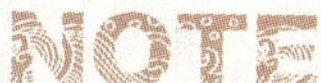

【释义】

本条论述痼疾加卒病的先后治则。一般来说，痼疾日久势缓，卒病新起势急；另一方面，痼疾根深蒂固，难以速愈，卒病邪气尚浅，其病易除。因此，痼疾加卒病当先治卒病，后治痼疾，且先治新病，还能避免新邪深入，与旧疾相合。当然，在新病与旧病互相影响的情况下，则治新病又必须照顾痼疾。如《伤寒论》“喘家作，桂枝汤加厚朴、杏子佳”，就是治疗新感兼顾旧病的例子。

【辨治要领】

痼疾加以卒病，当先治其卒病，这是痼疾加新病时的一般治疗原则。因为卒病易治，卒病解除有利于痼疾的稳定与恢复。

（四）审因论治

【原文】

夫諸病在藏[1]，欲攻[2]之，當隨其所得[3]而攻之，如渴者，與猪苓湯。餘皆仿此。（17）

【注释】

［1］在脏：指在里。

［2］攻：作“治”解。

［3］所得：所合、所依附之意。

【释义】

本条论述治疗杂病应掌握疾病的症结所在。病邪在里，痼结不解，往往与体内痰、水、瘀血、宿食等有形之邪相结合。医者当审因论治，攻逐其有形实邪，使无形之邪失去依附，则病易痊愈。例如，渴而小便不利，若为热与水结而伤阴者，当与猪苓汤利其水，使水去热除阴复，渴亦随之而解。其他如热邪与血、痰、食相结，均可仿此进行治疗。猪苓汤见《消渴小便不利淋病脉证并治》篇第13条。

【辨治要领】

治病当审因论治，尤其难治病证更是如此。若病在里，久而不解，多存在有形之邪，治当攻逐其有形之邪，使无形之邪失去依附，病易治愈。热与水结，利其水则热除渴解。其他如热邪与痰、瘀、食相结等，均可仿此。

（五）饮食与调护

【原文】

師曰：五藏病各有所得[1]者愈，五藏病各有所惡[2]，各隨其所不喜者為病。病者素不應食，而反暴思之，必發熱也。（16）

【注释】

［1］所得：指与病情相适应的饮食、居处等。

［2］所恶：指患者厌恶或不适合的饮食、气味、居处等。下文“所不喜”与此同义。

【释义】

本条论述临床应根据五脏病喜恶进行治疗和护理。五脏生理特性不一，发病后有助于病情好转的饮食、居处等也不同。患者的所得、所恶、所不喜，随疾病的性质不同而变化。临床应根据病情，近其所喜，远其所恶，选用适当的治疗药物及护理方法，促使疾病痊愈。如患者脾

NOTE

胃虚寒，除服温补脾胃的药物外，适合患者的是温热易消化的食物、温暖的居处等。反之，苦寒伤胃的药物以及生冷不易消化的食物、寒冷潮湿的居处等，会加重病情。此外，对患者饮食所出现的异常变化，亦应注意观察。如遇到患者突然想吃平素不喜欢的食物，这是脏气为邪气所改变，食后可能引起发热。

【辨治要领】

（1）饮食、起居、情志、环境等因素与人体的健康和疾病密切相关，故临床治病除应用药物外，饮食、起居等调护亦十分重要，其基本原则是近其所喜，远其所恶。

（2）在疾病过程中，观察患者的饮食起居喜恶等，有助于掌握病情变化，推断其预后。

小 结

【关键词】

脏腑　经络　先后病　治未病　补不足　损有余　元真　养慎　五邪　厥阳　卒厥　痼疾　卒病

Key Words

Transmission of the Disease of Viscera，Bowels，Channels and Collaterals；Cure a Disease before Its Onset；Tonify the Deficiency；Purge the Excess；Yuan Zhen（congenital vital energy）；Yang Shen（protect one's body resistance）；Five Pathogenetic Factors；Jue Yang（exuberant Yang）；Sudden Loss of Consciousness；Chronic Disease；New Disease

【本篇要点】

1. 本篇相当于全书的总论，对疾病的发生和预防、病因病机、诊断、治疗等方面都作了原则性的提示，在全书中具有纲领性意义。本篇的许多观点，尤其是治则部分都具体贯穿在各篇条文中。因此，学习时应与各篇相互联系。

2. 未病前预防疾病的发生，已病后及早治疗、防止疾病传变的治未病思想是防治疾病的基本原则。预防疾病，要内养真气，外避邪气。一旦发病，就要早期治疗。除治已病之脏外，还应根据疾病的发展规律及五脏间的关系，调治未病之脏腑，防止疾病的传变，并通过整体调节，促进疾病的痊愈。

3. 本篇从邪正两方面阐述发病机理。自然界与人体息息相关，不正常的气候常为人体发病的外在条件，但是否发病，取决于正邪双方力量的对比。若五脏元真通畅，人即安和，不易发病；否则，邪气易侵犯人体而致发病。

4. 本篇指出与时令不相应的气候以及风、雨、湿、雾、热、饮食、房室、金刃、虫兽等皆可成为病因，使人发病，其中风、寒、湿、雾、饮食等五种邪气各有特点。疾病按发病原因、病位等可分为三类：一是经络受邪入脏腑，为内所因；二是四肢九窍，血脉相传，壅塞不通，为外皮肤所中；三是房室、金刃、虫兽所伤。此外，还有阴病、阳病等分类。本篇有关病因的论述为后世病因学的发展奠定了基础。关于病机，本篇举“厥阳”为例，说明体内阴阳失去相对平衡是疾病发生的重要病机。此外，本篇还论及“卒厥”气血逆乱之病机及脏腑经络先后受病的传变规律等。

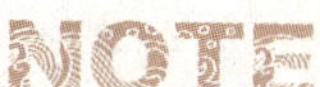

5. 诊断方面，对望色泽、闻语声、视呼吸、问病情、察脉象、四诊合参等，都作了示范性的介绍，并指出四时气候的变化可影响色脉。对于疾病的预后判断，提出在腑易治，入脏难愈；病位由深转浅，为病势转轻，而病位由浅入深，则为病势转重。这些原则性的论述，均启示后人在临证时要全面认真收集疾病资料，综合分析，这样才能辨明疾病的本质，作出正确的诊断。

6. 关于疾病的治疗，除重点论述治未病外，还强调虚实必须异治，表里当分缓急，新久宜有先后，攻邪当随其所得等。另一方面，注重治疗过程中的护理环节，对患者的饮食居处等提出了顺应五脏生理特性的原则。

NOTE

痉湿暍病脉证治第二

本篇论述了痉、湿、暍病的病因病机、证候、治疗及预后。痉病的病位在筋脉，由外感风寒、体内津液不足、筋脉失养所致，以项背强急、口噤甚至角弓反张为特征。本篇痉病以外感风寒为主，与温病热盛津伤以及内伤引起的痉厥不同。湿病为感受外湿并兼风夹寒，侵犯肌表，流注关节所致，以发热身重、骨节疼烦为主症。暍即伤暑，以发热身重、汗出烦渴、少气脉虚为主症，与后世烈日下远行、猝然昏倒之中暑有所不同。

痉、湿、暍三病都由外感诱发，起病多有太阳表证，与伤寒相似，故合为一篇。此外，痉、湿、暍三病具有伤寒与杂病的过渡性质，故该篇作为论述杂病证治的开端，寓意深刻。

一、痉病

（一）病因病机

【原文】

太陽病，發汗太多，因致痓①。（4）

夫風病[1]下之則痓，復發汗，必拘急。（5）

瘡家[2]雖身疼痛，不可發汗，汗出則痓。（6）

【校勘】

①痉：原作“痓”，据赵开美本改。

【注释】

[1] 风病：指太阳中风病证。

[2] 疮家：久患疮疡或金刃创伤不愈的患者。

【释义】

上述三条论述误治伤津致痉。误治的方式有二：一是过汗，包括太阳病过汗和久患疮疡而夹有外感表证的过汗；二是误下，太阳中风本应汗解，反用下法，则为误治。表证过汗或误下，疮家兼外感表证误汗，均可更伤津液，筋脉失养，以致痉病。尽管误治方式不同，但伤津劫液致痉的机理却是完全一致的。这三条原文就是以误治的形式说明，感受风寒，津液不足，筋脉失养是痉病基本的病因病机。

（二）主要脉症

【原文】

夫痓脈，按之緊如弦，直上下[1]行一作築築而弦。《脉經》云：痓家其脉伏堅，直上下。（9）

病者身熱足寒，頸項强急，惡寒，時頭熱，面赤目赤，獨頭動搖，卒口噤[2]，背反張[3]者，痓病也。若發其汗者，寒濕相得，其表益虚，即惡寒甚；發其汗已，其脉如蛇①[4]一云其脉浛。（7）

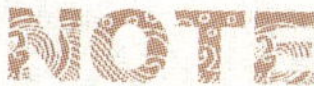

【校勘】

①若发其汗……其脉如蛇：成本《伤寒论》《脉经》无此25字。

【注释】

［1］上下：指关脉之上下，即自寸脉至尺脉。

［2］口噤：牙关紧闭。

［3］背反张：背部筋脉拘急，出现角弓反张的症状。

［4］其脉如蛇：痉病误汗后出现沉伏不利的一种脉象。《金匮要略心典》注曰："脉伏而曲，如蛇行也。"

【释义】

上述两条论述痉病的主要脉症。"紧如弦"应理解为"紧而弦"，"如""而"古人往往互用，故痉病的主脉是弦紧脉。"直上下行"形容脉象自寸至尺，上下三部皆强直而弦。痉病是由于筋脉强急而致，所以其脉亦见强直弦劲之象。再从原文"按之"两字来看，含有痉脉沉紧、弦劲有力、重按不减之意，故原文第8条曰："脉如故，反伏弦者，痉。"这与太阳伤寒脉浮紧、太阳中风脉浮缓是有区别的。患者身热恶寒，属太阳表证；面赤目赤，属阳明里热证。阳郁于上，则头热；阴凝于下，则足寒。太阳之脉循背上头，阳明之筋上夹于口，风寒客于二经，化燥伤津，筋脉失于濡养，则可见颈项强急、头摇口噤、背反张等。至于原文"若发其汗……其脉如蛇"，历代注家有不同看法。一般认为是发汗后痉病的症状、脉象所发生的变化。

【辨治要领】

痉病的主脉是弦紧脉，临床表现的要点是颈项强急、口噤、背反张等筋脉拘急不利症状。

（三）刚痉与柔痉的鉴别

【原文】

太陽病，發熱無汗，反①惡寒者，名曰剛痓。（1）

太陽病，發熱汗出，而不惡寒②，名曰柔痓。（2）

【校勘】

①反：《医宗金鉴》认为本条当有"恶寒"，故疑"反"为衍文，可从。

②不恶寒：《诸病源候论》无"不"字，《脉经》"不恶寒"下有"一云恶寒"注文，可从。

【释义】

上述两条论述刚痉与柔痉的证候及其鉴别。原文冠以"太阳病"，说明刚痉、柔痉都伴有发热、头痛、恶风寒等外感风寒表证。风寒束表，津液不足，筋脉失养，则可出现颈项拘急、口噤等症。尽管原文没有明写，但两个"痉"却是"画龙点睛"所在，无痉之症，何以言痉，这是《金匮要略》的省文法。

【辨治要领】

刚痉、柔痉的主要鉴别点，是在痉病症状基础上伴有发热、恶寒、无汗等太阳伤寒症状的为刚痉，伴有发热、汗出、恶风等太阳中风症状的为柔痉。

（四）证治

1. 柔痉

【原文】

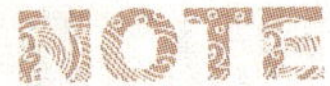

太陽病，其證備，身體强，几几然［1］，脉反沉遲，此為痓，栝樓桂枝湯主之。（11）

栝楼桂枝湯方：

栝楼根二兩　桂枝三兩　芍藥三兩　甘草二兩　生薑三兩　大棗十二枚

上六味，以水九升，煮取三升，分温三服，取微汗。汗不出，食頃[2]，啜熱粥發之。

【注释】

[1] 几（shū 殊）几然：本指小鸟羽毛未盛，伸颈欲飞复不能飞的样子。此指患者身体强直，不能俯仰转侧自如。

[2] 食顷：一顿饭时间。

【释义】

本条论述柔痓的证治。为什么说本条是论述柔痓呢？可以以方测证。柔痓伴有太阳中风证的发热、汗出等症状。栝楼桂枝汤即桂枝汤加栝楼根。桂枝汤解肌祛风，调和营卫，是太阳中风证的主方，所以说本条是论述柔痓的证治。条文言“太阳病，其证备”，而不言“发热、汗出”，是省文。太阳病汗出恶风，脉当浮缓，今反沉迟，可知本证除风邪在表外，还有内在津液不足，不能濡养筋脉，故在桂枝汤基础上加栝楼根清热生津。全方有解肌祛风、生津舒筋之效。此外，本条与《伤寒论》桂枝加葛根汤证类似，学习时宜相互比较，以利区别。

【辨治要领】

正确地掌握服药方法，并根据服药后的反应采取相应的措施，是取得疗效的一个重要方面。治疗柔痓，只有使患者微微汗出，才能祛除风邪，调和营卫，故服药要求“温服”。若服药后汗不出，可以“啜热粥”助其发汗。

【临床应用】

栝楼桂枝汤用治柔痓，若有项背转侧不利之症，可加入葛根一味，有助于提高疗效。也有报道栝楼桂枝汤治病程较长、属阴阳不足的小儿抽搐症，疗效明显。

2. 欲作刚痓

【原文】

太陽病，無汗而小便反少，氣上衝胸，口噤不得語，欲作剛痓，葛根湯主之。（12）

葛根湯方：

葛根四兩　麻黄三兩（去節）　桂枝三兩（去皮）　芍藥二兩　甘草二兩（炙）　生薑三兩　大棗十二枚

上七味，㕮咀[1]，以水七升，先煮麻黄、葛根，減二升，去沫，内[2]諸藥，煮取三升，去滓，温服一升，覆取微似汗，不須啜粥，餘如桂枝湯法將息[3]及禁忌。

【注释】

[1] 㕮（fǔ 府）咀：咀嚼。古代无铁器，人们将药物咬碎，以便于煎煮。引申为将药切碎。

[2] 内（nà 那）：通“纳”，放入。

[3] 将息：养息、调养，是服药后护理之法。

【释义】

本条论述欲作刚痓的证治。欲作刚痓者，乃刚痓将要发作之征象。刚痓的病机是风寒表实，故见恶寒无汗。无汗而小便反少，说明津液不足。气上冲胸，乃风寒邪气与卫气相持，人体气机逆而上冲所致。风寒束表，津液不足，筋脉失养，则见颈项强直、口噤不得语等症。

NOTE

葛根汤由桂枝汤加麻黄、葛根而成。麻黄、桂枝配伍，辛温发散，开泄表邪；芍药、甘草酸甘养阴；葛根起解肌舒筋的作用。全方有解肌发表、滋养津液、舒缓筋脉之效。

【辨治要领】

刚痉虽有太阳伤寒表实证的表现，但由于津液不足，故解表的同时必须照顾津液，这是治疗痉病的要点。所以此处用桂枝汤加麻黄、葛根，而不用麻黄汤加葛根，恐麻黄汤峻汗伤津也。

【临床应用】

葛根汤临床应用十分广泛，除刚痉外，常用治风寒感冒与痹证、麻疹初起，表现为发热无汗、头身疼痛、颈项强急等。本方还用于肩周炎、颈椎病等，可根据病情酌加防风、秦艽、羌活、威灵仙等药物。

【医案举例】

痉病，素体强壮多痰，己巳二月廿二日晨起感冒，即头痛发热，头痛如劈，不能俯，角弓反张，两足痉挛，苔白滑，脉弦迟，瞳神弛纵，项强颈直，确系风邪夹湿，侵犯项背督脉经道，亟以葛根汤先解其项背之邪。葛根四钱（先煎），麻黄三钱（先煎），桂枝二钱，白芍二钱，生姜三钱，红枣六枚，炙甘草二钱。服葛根汤后，周身得汗，头痛减轻，项强瘥，拟下方以减背部压力，采大承气汤：枳实三钱，炙厚朴三钱，大黄三钱，玄明粉三钱。服大承气汤，得下三次，足挛得展，背痉亦松。（南京中医学院金匮教研组．金匮要略译释．南京：江苏人民出版社，1959.）

3. 阳明痉病

【原文】

痓為病一本痓字上有剛字，胸滿口噤，卧不着席[1]，脚攣急，必齘齒[2]，可與大承氣湯。（13）

大承氣湯方：

大黄四兩（酒洗） 厚朴半斤（炙，去皮） 枳實五枚（炙） 芒硝三合

上四味，以水一斗，先煮二物，取五升；去滓，内大黄，煮取二升；去滓，内芒硝，更上火微一二沸，分温再服，得下止服。

【注释】

[1] 卧不着席：手足向后伸仰，卧时腰背不能着席，亦即角弓反张之意。

[2] 齘（xiè 械）齿：上下牙齿相摩，切磋有声。

【释义】

本条论述阳明实热痉病的证治。前面两条原文论述痉病都冠有“太阳病”三字，本条不曰“太阳病”，说明痉病属里。从方证来看，当属阳明实热。热邪耗灼阴津，经脉失养，故可出现上述痉病的症状。用大承气汤通腑泄热，急下存阴，则痉病可愈。

以上三条原文均论述痉病的证治。其中栝楼桂枝汤治疗中风表虚兼有津亏的柔痉；葛根汤治疗伤寒表实的欲作刚痉；大承气汤用治病邪入里，属阳明实热的痉病。现将这三种痉病的证治鉴别如下（表 2-1）：

NOTE

表 2-1 痉病证治鉴别表

	病机	症状	治法	方剂
柔痉	中风表虚，津液不足	太阳病，发热，恶风，汗出，身体强，几几然，脉沉迟	调和营卫，兼以生津	栝楼桂枝汤
欲作刚痉	伤寒表实，筋脉失养	太阳病，发热，恶寒，无汗，小便少，气上冲胸，口噤不得语	解肌发表，通达经隧	葛根汤
阳明痉病	阳明里实，热伤津液	胸满，口噤龂齿，脚挛急，卧不着席	通腑泄热，急下存阴	大承气汤

【辨治要领】

（1）阳明痉病的临床表现是在胸满口噤、卧不着席、脚挛急、龂齿等的基础上，伴有阳明实热症状，如发热、口渴、大便坚、苔黄燥、脉沉实有力等。

（2）痉病变化迅速，病势危急，治应当机立断，用大承气汤急下存阴。

（五）预后

【原文】

太陽病，發熱，脉沉而細者，名曰痙，為難治。（3）

痙病有灸瘡[1]，難治。（10）

暴腹脹大者，為欲解，脉如故，反伏弦者，痙。（8）

【注释】

[1] 灸疮：因火灸（包括艾灸等）而形成的疮疡。

【释义】

上述三条论述痉病的预后。太阳病，脉当浮，今反沉而细者，说明正气亏虚，无力御邪；灸疮多为腧穴所在，长期的腧穴不闭并溃疡流脓血，势必伤及人体的气血阴阳。这两种痉病均为正虚邪实，故曰难治。至于痉病出现“暴腹胀大者，为欲解”，历代注家有不同看法。一般认为是邪从腑出，故见腹胀为欲解。这与《脏腑经络先后病脉证》篇“入腑即愈”相应。若虽有腹胀大，但脉象依旧是伏弦的，说明痉病未解。

【辨治要领】

据脉辨病及推断预后是张仲景治疗思想的一个重要方面。正确推断疾病的发展趋势，对于把握疾病全过程，选择合适的治法以及保持良好的医患关系都具有重要作用。第 3 条是据脉推断预后，第 8 条是据脉推论发展趋势。一般而言，凡正胜邪退，由里出表的，预后较好；反之，邪盛正衰，由表入里的，预后较差。

二、湿病

（一）证候与治法

1. 证候

【原文】

濕家[1]之為病，一身盡疼一云疼煩，發熱，身色如熏黄[2]也。（15）

【注释】

[1] 湿家：患湿病较久的患者。

[2] 熏黄：黄如烟熏而不明润。

NOTE

【释义】

本条论述湿病发黄的证候。长期病湿之人，由于湿邪阻滞肌表，营卫之气郁而不通，故一身尽疼痛。湿为阴邪，本不发热，但湿阻阳郁，日久则可化热。湿热郁蒸不解，故“发热，身色如熏黄”。熏黄是黄而晦暗，如烟熏之状，属湿重于热的现象。热重于湿，则可出现面目一身尽黄，黄色鲜明如同橘子色的阳黄。从临床实际看，凡湿邪停留体内，流注肌肉关节，多见身体沉重、疼痛、低热缠绵以及面色萎黄等症，故本条所述也可作为湿病常见症状看待。

2. 利小便

【原文】

太陽病，關節疼痛而煩，脉沉而細一作緩者，此名濕痹[1]《玉函》云：中濕。濕痹之候，小便不利，大便反快，但[2]當利其小便。（14）

【注释】

[1] 湿痹：湿邪流注关节，闭阻筋脉气血，出现关节疼痛的病症。痹，闭也。

[2] 但：只，仅。

【释义】

本条论述湿痹的证候和治法。湿痹本是湿邪侵犯太阳之表，并流注关节筋脉为主的一种病证，故以关节烦疼为特征。倘患者脾胃功能虚弱，或外湿内趋，则会形成内外湿相合的证候，本条就属于这种情况。湿邪内阻，影响膀胱气化则小便不利，湿趋大肠则大便反快。若内湿不去，则阳气被遏，难以祛除外湿，故但当利其小便。小便得利则内湿去，阳气通，有助于祛除外湿。本条未提出利小便的具体方剂，王履《医经溯洄集》认为“五苓散及甘草附子汤之类，当意在言表”，可作参考。

【辨治要领】

（1）本条湿痹虽有大便溏，但切不可用止泻药，因为大便溏是由湿所致。小便通利，湿邪排出，大便自然恢复正常。利小便所以实大便也。

（2）利小便是治内湿的基本方法，但若外湿、内湿相合之证，则应根据外湿、内湿孰轻孰重来决定发汗、利小便的先后缓急。利小便既可单独使用，也可与发汗法同时使用。

3. 发汗

【原文】

風濕相摶，一身盡疼痛，法當汗出而解。值天陰雨不止，醫云此可發汗，汗之病不愈者，何也？蓋發其汗，汗大出者，但風氣去，濕氣在，是故不愈也。若治風濕者，發其汗，但微微似欲出汗者，風濕俱去也。（18）

【释义】

本条论述风湿在表时正确的发汗法。邪在表当汗出而解，但不可太过，这在夹有湿邪时尤当注意。因风为阳邪，容易表散，湿为阴邪，其性黏腻，难以骤祛。本条风湿相合于肌表，若误用峻汗法，“汗大出者，但风气去，湿气在，是故不愈也”。所以风湿在表时正确的发汗法是微微发汗，使阳气周流全身，缓缓蒸发，营卫畅通，则风邪和湿邪同时随汗排出体外。至于原文“值天阴雨不止”是强调在湿气偏盛的天气，更应注意正确运用汗法。

【辨治要领】

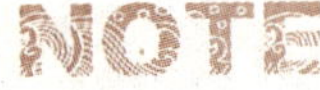

治疗风湿在表的要领是微微发汗。若发汗太过，不仅不能治愈风湿，反而徒伤阳气。可

见，汗法的峻缓应当根据证候的性质、部位以及患者的体质而决定。其余治法亦然。

（二）证治

1. 头中寒湿

【原文】

溼家病，身疼發熱，面黄而喘，頭痛，鼻塞而煩，其脉大，自能飲食，腹中和無病，病在頭中寒溼，故鼻塞，內藥鼻中則愈《脉經》云：病人喘，而無“溼家病”以下至“而喘”十一字。（19）

【释义】

本条论述寒湿在头中的证治。寒湿在头中与湿痹不一，就本条原文看，“其脉大”和“腹中和无病”是鉴别的要点。湿痹之脉沉细，本病则脉大；湿痹“大便反快”，本病“腹中和”。寒湿在于头中，滞留鼻窍，故本条以头痛、鼻塞为主症。鼻内合于肺，故可见到气喘。根据“病浅不必深求”的原则，此病可用宣泄寒湿药物塞入鼻中治疗。历代医家认为可采用瓜蒂散（瓜蒂一味研末）吹鼻或搐鼻，但此药现在较少运用。亦有认为宜用辛夷散（辛夷、细辛、藁本、白芷、川芎、升麻、防风、甘草、木通），可资临证参考。

2. 寒湿在表

【原文】

溼家身煩疼，可與麻黄加术湯發其汗為宜，慎不可以火攻[1]之。（20）

麻黄加术湯方：

麻黄三兩（去節） 桂枝二兩（去皮） 甘草一兩（炙） 杏仁七十個（去皮尖） 白术四兩

上五味，以水九升，先煮麻黄，減二升，去上沫，內諸藥，煮取二升半，去滓，溫服八合，覆取微似汗。

【注释】

[1] 火攻：烧针、艾灸、熨、熏一类外治法。

【释义】

本条论述寒湿在表的证治。麻黄加术汤即麻黄汤加白术，用其治疗寒湿在表，启示有二：一是麻黄汤为伤寒表实而设，用之湿病，当属表实湿病，因此除身体烦疼之外，尚有无汗的症状。二是麻黄与白术相伍，麻黄得术，虽发汗而不致太过；术得麻黄，能并行表里之湿，不仅适合于寒湿的病情，而且是治疗湿病微微发汗的具体体现。火攻可致大汗淋漓，正伤而病不除，故宜慎之。

【辨治要领】

（1）本证的辨证要点是身烦疼，据方测证，当有恶寒、发热、无汗等表实症状。

（2）麻黄加术汤原方白术用至四两，故重用白术是应用本方的要点之一。

【临床应用】

麻黄加术汤多用于风寒湿杂至且以湿邪偏胜的痹证。临床上可根据痹证风寒湿偏胜不同进行灵活化裁。如湿重则以白术易苍术，酌加茯苓；风邪偏胜加防风；寒邪偏胜加细辛。本方还用于治疗各种关节炎、荨麻疹等。

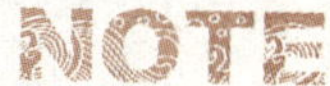

【医案举例】

黄君，年三十余，住本乡，伤湿兼寒。素因体肥多湿，现因受寒而发，医药杂投无效，改延予诊。其症手脚迟重，遍身酸痛，口中淡，不欲食，懒言语，终日危坐。诊脉右缓左紧，舌苔白腻，此《金匮》所谓湿家身烦疼，可与麻黄加术汤也。遵经方以表达之，使寒湿悉从微汗而解。处方：带节麻黄八分，川桂枝七分，光杏仁钱半，炙甘草五分，杜苍术一钱。连投二剂，诸证悉平而愈。（何廉臣 . 重印全国名医验案类编 . 上海：上海科学技术出版社，1959.）

3. 风湿在表

【原文】

病者一身盡疼，發熱，日晡所[1]劇者，名風濕。此病傷於汗出當風，或久傷取冷所致也，可與麻黄杏仁薏苡甘草湯。（21）

麻黄杏仁薏苡甘草湯方：

麻黄（去節） 半兩（湯泡） 甘草一兩（炙） 薏苡仁半兩 杏仁十個（去皮尖，炒）

上銼麻豆大，每服四錢匕，水盞半，煮八分，去滓，温服。有微汗，避風。

【注释】

［1］日晡（bū）所：即申时，指下午 3~5 时，也有认为是傍晚左右的。

【释义】

本条论述风湿在表的病因和证治。“汗出当风，或久伤取冷”，谓风湿在表的病因，即感受风湿。风湿在表，病者一身尽疼。发热日晡所甚，是风湿有化热倾向。治用麻黄杏仁薏苡甘草汤轻清宣泄，解表祛湿。麻黄加术汤和麻黄杏仁薏苡甘草汤虽然都治湿在肌表，但两者有别。麻黄加术汤用治寒湿在表的表实湿病，故加温散之桂枝；麻黄杏仁薏苡甘草汤用治风湿在表伴有化热的湿病，故用清化淡渗的薏苡仁。

【辨治要领】

本证的辨证要点是一身尽疼，伴有发热、日晡所剧等。

【临床应用】

麻黄杏仁薏苡甘草汤常用治风湿在表，郁而化热之痹证、风水等，还用于急性风湿热、肾小球肾炎等，也有重用薏苡仁治疗皮肤病的，如扁平疣、银屑病等。

4. 风湿兼气虚

【原文】

風濕，脉浮，身重，汗出，惡風者，防已黄耆湯主之。（22）

防已黄耆湯方：

防已一兩 甘草半兩（炒） 白术七錢半 黄耆一兩一分（去蘆）

上銼麻豆大，每抄五錢匕，生薑四片，大棗一枚，水盞半，煎八分，去滓，温服，良久再服。喘者，加麻黄半兩；胃中不和者，加芍藥三分；氣上衝者，加桂枝三分；下有陳寒[1]者，加細辛三分。服後當如蟲行皮中[2]，從腰下如冰，後坐被上，又以一被繞腰以下，温，令微汗，差[3]。

【注释】

［1］下有陈寒：指患者下焦有寒已久。

［2］虫行皮中：指患者服药后皮肤出现如虫爬一样的痒感。

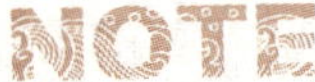

［3］差：通“瘥”，病愈。

【释义】

本条论述风湿兼气虚的证治。患者素体肌腠疏松，卫气虚弱，感受风湿则可引起气虚风湿的证候。气虚不固则汗出、恶风。风湿侵袭，阻滞气机则身重。脉浮既是表证，也是气虚的脉象。由于证属风湿兼气虚，故不可用麻黄发汗，而用防己黄芪汤益气固表，祛风化湿。防己能逐周身之湿，黄芪、白术、甘草与姜、枣相伍调和营卫，益气固表。

防己黄芪汤治表虚风湿，麻黄加术汤治表实寒湿，表虚主以黄芪，表实主以麻黄，两方恰好相对。

【辨治要领】

（1）本证的辨证要点是身重、汗出、恶风、脉浮。

（2）本方黄芪与防己一补一泻，益气利水，是治疗气虚水湿的绝妙配伍。

（3）在辨病与辨证施治相结合基础上，重视随症治疗是张仲景的重要学术思想之一。本条方后喘加麻黄，胃中不和加芍药，气上冲加桂枝，下有陈寒加细辛，就体现了这种思想，而且也反映了张仲景的用药规律，具有重要价值。

（4）重视患者服药后的反应和护理，是张仲景治疗疾病的又一重要特点。本条“坐被上”“以一被绕腰以下”的护理法，旨在助之以温，远之以寒，促进疗效的提高。

【临床应用】

防己黄芪汤临床应用十分广泛，内科可用治痹证、水肿、喘咳、鼓胀等，骨伤科可用治骨折愈合后肿胀等。本方加减还可治疗肥胖病、风湿性心脏病、慢性肾炎、慢性活动性肝炎、肝纤维化等属表虚湿盛者。

【医案举例】

王某，女，25岁。患急性风湿病已月余，肘膝关节肿痛，西医用青霉素、维生素B1、阿司匹林等药。关节肿痛减轻，但汗出不止，身重恶风，舌苔白滑，脉象浮缓。此卫阳不固，汗出太多，风邪虽去，湿气仍在之故。宜益卫固表，除湿蠲痹，用防己黄芪汤：防己12g，白术10g，黄芪15g，甘草3g，生姜3片，大枣1枚，加防风10g，桂枝6g，酒芍10g。服5剂，汗出恶风遂止，关节肿痛亦有好转。（谭日强．金匮要略浅述．北京：人民卫生出版社，1981.）

5. 风湿兼阳虚

（1）风湿兼表阳虚

【原文】

傷寒八九日，風濕相搏，身體疼煩，不能自轉側，不嘔不渴，脉浮虛而濇者，桂枝附子湯主之；若大便堅，小便自利者，去桂加白术湯主之。（23）

桂枝附子湯方：

桂枝四兩（去皮） 生薑三兩（切） 附子三枚（炮去皮，破八片） 甘草二兩（炙） 大棗十二枚（擘）

上五味，以水六升，煮取二升，去滓，分温三服。

白术附子湯方：

白术二兩 附子一枚半（炮，去皮） 甘草一兩（炙） 生薑一兩半（切） 大棗六枚

上五味，以水三升，煮取一升，去滓，分温三服。一服覺身痹[1]，半日許再服，

NOTE

三服都盡，其人如冒狀[2]，勿怪，即是术、附並走皮中逐水氣，未得除故耳。

【注释】

[1] 身痹：身体麻木。

[2] 冒状：瞑眩，头晕眼花。

【释义】

本条论述风湿在表兼表阳虚的证治。伤寒表证八九日不解的原因在于表阳虚弱，风湿合邪，缠绵难愈。风寒湿三气杂至，痹着于肌表，故见身体疼烦，不能转侧等。脉浮虚表明风邪逗留肌表而表阳已虚，涩由湿邪阻滞所致。"不呕不渴"说明湿邪并未传里犯胃，亦未郁而化热，病不在里。证属风寒湿邪痹着肌表，表阳不足，故用桂枝附子汤助阳解表以散风湿。若其人"大便坚，小便自利者"，说明湿在表而不在里。这与本篇湿在里的"小便不利，大便反快"形成鲜明对照。可见服桂枝附子汤后风邪已去，外湿尚留，身体尚疼，转侧未利，故于前方去桂枝之辛散，加白术化湿，术、附相合能并走皮中而逐残留之水气。以方测证，桂枝附子汤有桂枝、生姜，故用治风湿阳虚且以风为主的证候。白术附子汤无桂枝有白术，则用治风湿阳虚且以湿为主的证候。

【辨治要领】

（1）本证的辨证要点是关节肌肉疼痛，脉浮虚而涩。

（2）排除诊断法是仲景常用的鉴别诊断方法，此用"不呕不渴"排除了湿邪传里犯胃或化热伤津。

（3）治病只有得到患者的配合，才能取得好的疗效。譬如应该告诉患者服药后会有哪些反应，使其有思想准备。本条服白术附子汤后患者可出现暂时性的身体麻木，甚则头晕眼花，这是服药后的反应，不必惊慌。

【临床应用】

桂枝附子汤常用治湿病、痹证。由于该方具有温阳通血脉作用，现代临床还用其治疗寒湿阻滞血脉，影响气血运行的心动过缓、低血压、雷诺病等。白术附子汤多用治脾胃阳虚的腹胀、便秘等症。

【医案举例】

病者张某，年32岁，现任开平县长，住广东五华城北门外。病名：伤寒变痹。原因：贵胄之子，素因多湿，偶感风寒。证候：发热恶寒，一身手足尽痛，不能自转侧。诊断：脉浮大而紧。风为阳邪，故脉浮大主病进，紧主寒凝。脉证合参，风寒湿三气合而成痹。疗法：桂枝附子汤主之。方中桂、附辛热散寒，草、枣奠安中土，生姜利诸气，宣通十二经络，使风寒湿着于肌表而作痛者，一并廓清矣。处方：桂枝四钱，附子钱半，甘草二钱，大枣六枚，生姜三钱。效果：一日二服，三日举动如常。继服平调之剂痊愈。廉按：伤寒变痹，比挟风湿，长沙《伤寒论》曰：伤寒八九日，风湿相搏，身体疼烦，不能自转侧，不呕不渴，脉浮虚而涩者，桂枝附子汤主之。今有是证，则用是药，确得仲景之心法。（何廉臣．重印全国名医验案类编．上海：上海科学技术出版社，1959.）

（2）风湿表里阳虚

【原文】

風濕相搏，骨節疼煩，掣痛不得屈伸，近[1]之則痛劇，汗出短氣，小便不利，惡風不欲去衣[2]，或身微腫者，甘草附子湯主之。（24）

NOTE

甘草附子湯方：

甘草二兩（炙） 附子二枚（炮，去皮） 白术二兩 桂枝四兩（去皮）

上四味，以水六升，煮取三升，去滓，温服一升，日三服。初服得微汗則解，能食，汗出復煩者，服五合。恐一升多者，服六七合為妙。

【注释】

［1］近：作动词用，触、按。

［2］去衣：脱衣服或减少衣服。

【释义】

本条论述风湿表里阳虚的证治。从原文所述来看，具有风湿并重、表里阳气皆虚的特点。“风湿相搏，骨节疼烦掣痛，不可屈伸，近之则痛剧”，说明是风湿并重，已由肌表侵入关节，症状比上条明显加剧。表阳虚，卫外不固，温煦失职，则见汗出、恶风不欲去衣；里阳虚，不能化湿，则见小便不利、身微肿；里阳虚，不能纳气，则短气。甘草附子汤中附子与白术相伍，温里阳，逐湿邪，桂枝与白术相伍，振表阳而祛风湿，共奏温阳补中、散风除湿之效。《金匮要略二注》曰：“君甘草者，欲其缓也，和中之力短，恋药之用长也。”该方服法更体现出因人制宜、中病即止的辨证观点。其中“恐一升多者，服六七合为妙”似接在“温服一升，日三服”后理解更顺。

桂枝附子汤、白术附子汤、甘草附子汤三方都有附子，都用治风湿阳虚的病证，但各有特点。桂枝附子汤、白术附子汤用治表阳虚的风湿证，但桂枝附子汤证风重于湿，故用桂枝而无白术；白术附子汤证湿重于风，故用白术而无桂枝。甘草附子汤用于表里阳虚的风湿病证，特点是表里阳气皆虚，风与湿并重，故桂枝、白术、附子并用，且君甘草，缓其药力，兼和其里。由此可见，治疗风湿病应根据风与湿孰轻孰重以及体内表里阳气虚弱的程度，具体对待。

【辨治要领】

（1）本证的辨证要点是在骨节疼痛剧烈的基础上，兼见汗出恶风、短气、身微肿、小便不利等症。

（2）治疗风湿病当在确定基本治则的基础上，根据病程长短和邪正虚实状况而有所变化。本篇风湿兼阳虚三证，根据病程的初、中、晚期和风偏盛、湿偏盛、风湿并重及正气虚弱的程度分别选用三方，反映了仲景治风湿病的原则性和灵活性。

【临床应用】

甘草附子汤常用于湿病、寒痹。现代临床常用本方化裁治疗脾肾阳虚的慢性肾炎、心肾阳虚的风湿性心脏病等。

（三）误下变证及预后

【原文】

濕家，其人但頭汗出，背强，欲得被覆向火。若下之早則噦[1]，或胸滿，小便不利一云利，舌上如胎[2]者，以丹田[3]有熱，胸上有寒，渴欲得飲而不能飲，則口燥煩也。（16）

濕家下之，額上汗出，微喘，小便利一云不利者，死；若下利不止者，亦死。（17）

【注释】

［1］哕（yuě）：呃逆。

［2］如胎：舌上湿润白滑，似苔非苔。胎，同“苔”。

NOTE

［3］丹田：穴位名，在胸腹正中线脐下三寸处。此泛指下焦，与胸上对举。

【释义】

本条论述湿病的证候、误治后的变证及其预后。

第16条谓病湿之人因外感寒湿，肌腠闭塞，阳气不能外达，反逆而上出，故但头汗出；湿困经脉，故背强不和；湿阻阳痹，故其人恶寒，欲得被覆向火。此时应该温经散湿，舒展卫阳。若下之过早，则属病在表而误攻其里，必致变证丛生。胃气被郁，湿浊反盛，故变生呃逆。表湿内陷，气化不行，在上则见胸满，在下则小便不利。所谓“丹田有热，胸上有寒”，是指湿病误下后出现的一种寒热错杂、下热上寒的变证。由于寒湿在上，阳郁不能升腾，故舌上如苔；阳内郁则渴欲得饮；湿在上，虽口燥却不欲饮。凡此种种，均由误下，湿遏热伏所致。对此变证，清代医家钱天来主张用桂枝附子汤或甘草附子汤救治，可供参考。

第17条虽同样论述湿病误下后的变证，然其症情比第16条要严重得多。因为湿病本已损伤阳气，若误用下法，则里阳更伤，形成虚阳上越而阴气下脱之证，病情危恶，故曰“死”。假如误下而出现下利不止，同样属真阳失守，阴脱于下，故亦曰“死”。

上述两条原文中均有头汗，但病机不一。第16条但头汗出是湿郁于表，阳气逆而上出，证见于初病，与误下无关；第17条汗出仅见于额上，为虚阳上越，属误下后所致，当属虚证。

【辨治要领】

湿病当慎用下法。一般而言，外湿宜发汗，内湿宜利小便，这是治湿大法。误用下法则更伤阳气，致变证丛生，故第16条的“丹田有热，胸上有寒”，第17条的额上汗出，微喘或伴下利不止，均为误下所致。因此，对于湿病，若非化燥成实，断不可使用下法。

三、暍病

（一）主症与治禁

【原文】

太陽中暍[1]，發熱惡寒，身重而疼痛，其脉弦細芤遲。小便已，洒洒然毛聳，手足逆冷；小有勞，身即熱，口開[2]，前板齒燥。若發其汗，則惡寒甚；加温针，則發熱甚；數下之，則淋甚。（25）

【注释】

［1］中暍（yē 椰）：即伤暑。

［2］口开：此指暑热内扰，气逆张口作喘之状。

【释义】

本条论述伤暑的主要脉证以及误治后的变症。暑与风、寒、湿一样，同为六淫之邪，故暑自外而入，初起也可出现恶寒发热等类似太阳表证的症状。暑多夹湿，又有非时之寒，故身重而疼痛。暑天炎热，人身阳气随汗外泄，阴气以热而内耗，多呈气阴两伤的症状。“其脉弦细芤迟”作有的脉象见弦细、有的脉象见芤迟解，这是因为暑性升散，既能伤阴，又可因气随汗泄而损伤阳气，故其脉不一。太阳内合膀胱，外应皮毛，小便之后，一时阳气虚馁，所以感洒淅形寒而毛耸。阳气被郁，不能达于四肢则手足逆冷，但稍劳动则阳气外浮而身热，口开气喘；阴津内耗，口齿失润则前板齿燥。这些症状看似寒热错杂，却反映了暑性升散、伤津耗气的特性。伤暑一般不宜用发汗、温针、攻下的治法。若误用辛温则徒伤其表，妄用

NOTE

温针则助热伤阴，反复误用攻下则阴伤热陷，如同原文所述，可分别变生“恶寒甚”“发热甚”“淋甚”等症。

【辨治要领】

暑病气阴不足，治疗应注意益气养阴，慎用发汗、温补、攻下等法。

（二）证治

1. 伤暑热盛

【原文】

太陽中熱者，暍是也。汗出惡寒，身熱而渴，白虎加人參湯主之。（26）

白虎加人參湯方：

知母六兩　石膏一斤（碎）　甘草二兩　粳米六合　人參三兩

上五味，以水一斗，煮米熟湯成，去滓，温服一升，日三服。

【释义】

本条论述伤暑热盛的证治。暑为阳邪，其性升散，耗气伤阴，侵犯人体可出现热盛津伤的证候。本条“身热而渴”是其突出的症状之一。汗出由暑热迫津外泄引起，恶寒非太阳伤寒之表证，而是阳明热盛，汗出过多，腠理空疏所致。证属暑热伤津，故用白虎汤清热存津；加入人参者，益气保津。

【临床应用】

白虎加人参汤主治伤暑热盛津伤，临床可根据证情加入沙参、麦冬、鲜荷叶等药物，亦可治疗中暑、糖尿病、脑出血、甲状腺功能亢进等病症。

2. 伤暑湿盛

【原文】

太陽中暍，身熱疼重而脉微弱，此以夏月傷冷水，水行皮中所致也，一物瓜蒂湯主之。（27）

一物瓜蒂湯方：

瓜蒂二十個

上锉，以水一升，煮取五合，去滓，頓服。

【释义】

本条论述伤暑湿盛的证治。由于患者体质和发病方式不同，中暑可表现为不同证候。如在烈日暴晒下动而得之的为阳暑；因贪凉饮冷，静而得之的为阴暑。本条所述即近似于阴暑的证候，其身热疼重而脉微弱，属湿盛阳遏，多因贪凉饮冷，中阳不能运行，水湿逆行皮中所致，故不用白虎汤，而以瓜蒂汤除身面、四肢、周身的水气。水气一去，暑无所依，病即解除。目前临床上用瓜蒂汤治疗中暑较为少见。《医宗金鉴》认为此时当用大顺散或香薷饮发汗，似更妥当。

小　结

【关键词】

刚痉　柔痉　湿痹　风湿　中暍　微微似欲出汗　葛根汤　麻黄加术汤　麻杏苡甘汤　防

NOTE

己黄芪汤 桂枝附子汤 白虎加人参汤

Key Words

Gang Jing (initial Yang syndrome with exterior excess); Rou Jing (initial Yang syndrome with exterior deficiency); Shi Bi (rheumatic arthritis due to pathogenetic Humidity); Feng Shi (pathogenetic Wind and Humidity); Zhong Ye (heatstroke); a Light Perspiration;Gegen Tang (Decoction Radix Puerariae); Mahuang jia Zhu Tang (Decoction HerbaEphedrae adding RhizomaAtractylodisMacrocephalae); Ma Xing Yi Gan Tang (Decoction HerbaEphedrae, Semen ArmeniacaeAmarum, Semen Coicis and Radix Glycyrrhizae); Fangji Huangqi Tang (Decoction Radix StephaniaeTetrandrae and Radix Astragali); Guizhi Fuzi Tang (Decoction RamulusCinnamomi and Radix AconitiPraeparata); Baihu jia Renshen Tang (Decoction Baihu adding Radix Ginseng)

【本篇要点】

1. 痉病主脉为弦脉。据证论治，风寒表虚兼津液不足的柔痉用栝楼桂枝汤治疗，风寒表实、气逆于上的欲作刚痉用葛根汤治疗，邪入阳明、热伤津液的阳明痉病用大承气汤治疗。

2. 治疗外湿应当发汗，其要旨是“微微发汗”，使风湿俱去。若兼有内湿而见小便不利、大便反快的，则当利小便。湿性濡滞，非阳不化，故发汗、利小便的同时应顾护阳气，同时不可妄用大汗、火攻和下法。

3. 对于湿病，应根据其风湿的孰轻孰重以及体内阳气虚弱的程度而运用不同的治疗方法。寒湿在表，无汗而身烦疼，属表实的，用麻黄加术汤解表散寒化湿；风湿有化热倾向，症见一身尽疼、发热日晡所剧者，用麻黄杏仁薏苡甘草汤解表祛湿清化；风湿表虚，症见脉浮、身重、汗出恶风者，用防己黄芪汤益气固表化湿。若阳气已虚，风湿恋滞，宜助阳化湿。其中身体疼烦，不能自转侧，脉浮虚而涩，或大便坚，小便利者，为风湿兼表阳虚，可根据其风与湿的偏胜，分别选用桂枝附子汤或白术附子汤。若见骨节疼烦掣痛，不得屈伸，近之则痛剧，兼有汗出短气、恶风、身微肿、小便不利等症，为风湿并重，表里阳气俱虚，可用甘草附子汤振奋表里之阳气，祛除风湿。

4. 对头中寒湿采用“内药鼻中”的治法，反映了“病浅不必深求”和根据病证选用合适治疗手段的论治原则。防己黄芪汤后的药物加减法体现了仲景的用药规律。汤药温服、加被温覆的护理方法旨在助之以温，远之以寒，振奋阳气。这些在临床上均有实用价值。

5. 暍即伤暑，暑性升散，易耗气伤津，又暑多夹湿，故暍病的脉症较为复杂。其脉或见弦细，或见芤迟。临床上除发热恶寒、身重疼痛等表证外，既可见到伤阳气的洒洒然毛耸，也可表现为伤阴津的身热齿燥等症。

6. 治疗暍病应清暑化湿，兼顾气阴，不可妄用发汗、温针、攻下。对于暍病属热盛津伤的，可用白虎加人参汤清热祛暑，生津益气。

7. 本篇许多条文复见于《伤寒论》。湿病中有关身重关节疼痛与中风历节病篇相近。又防己黄芪汤复见于水气病篇，一物瓜蒂汤复见于黄疸病篇，学习时应相互对勘，加深理解。本篇治湿方剂较多，既有疑难之处，又属重点所在，应认真学习，正确领会原文精神，以指导临床实践。

NOTE

百合狐蜮阴阳毒病脉证治第三

本篇论述了百合病、狐蜮病、阴阳毒的辨证论治。由于这三种病的临床表现多有变幻无常的神志方面症状，故合为一篇讨论。百合病以精神恍惚不定、口苦、小便赤、脉微数为特征，“百脉一宗，悉致其病”为其病机。狐蜮病是由于湿热虫毒所致，以咽喉、前后阴溃疡为特征，分为狐病和蜮病。阴阳毒根据其发斑和咽喉痛等症状的明显与隐伏而分为阴毒、阳毒，均与感受疫毒有关，属急性热病范畴。

一、百合病

（一）脉症与病机

【原文】

論曰：百合病者，百脉一宗[1]，悉致①其病也。意欲食復不能食，常默默[2]，欲卧不能卧，欲行不能行，飲食或有美時，或有不用聞食臭[3]時，如寒無寒，如熱無熱，口苦，小便赤，諸藥不能治，得藥則劇吐利，如有神靈者，身形如和，其脉微數。

每溺[4]時頭痛者，六十日乃愈；若溺時頭不痛，淅然[5]者，四十日愈；若溺快然[6]，但頭眩者，二十日愈。其證或未病而預見，或病四五日而出，或病二十日，或一月微見者，各隨證治之。（1）

【校勘】

①致：原作“治”，据赵开美本改。

【注释】

［1］百脉一宗：谓人体百脉，同出一源。百脉，泛指全身的血脉；宗，本也。

［2］默默：精神不振，寂然不语。默，静也，寂也。

［3］臭（xiù 绣）：同“嗅”，气味也。

［4］溺（niào 尿）：同“尿”，小便。

［5］淅（xī 息）然：怕风，寒栗之状。

［6］快然：无任何不适。

【释义】

本条论述百合病的病因病机、脉症预后和治疗原则，是百合病的总纲。百合病是一种心肺阴虚内热的疾病。心主血脉，肺主治节而朝百脉，心肺正常，则气血调和而百脉皆得其养。如心肺一病，则百脉皆病，所以“百脉一宗”之“宗”，实际上是指心肺。

百合病的临床表现，首先是心肺阴虚内热引起心神不安及饮食行为失调等症状，如意欲饮食复不能食、欲卧不能卧、欲行不能行、如寒无寒、如热无热等。虽然使用了多种药物治疗，效果均不理想，甚至服药后出现呕吐下利，但从形体上观察则一如常人。其次，有阴虚内热引

NOTE

起的口苦、小便赤、脉微数等症状。百合病的临床表现在时间先后上没有一定规律，其痊愈的时间也各不相同。原文以小便时有无头痛、畏寒推断痊愈的时间，是因为肺与膀胱相关。肺能通调水道，下输膀胱，膀胱经脉上行至头，入络脑，外达皮毛。其所记载的六十日、四十日、二十日的愈期，仅说明病情有轻重之分，愈期有先后之别，并非定数。

百合病多发于热病之后，为心肺阴液耗损，或余热未尽所致，亦可因情志不遂，日久郁结化火，消铄阴液而成。因而，在治疗上应“随证治之”。对于热病后的百合病，要注意益气养阴；对于情志内伤所致的百合病，除药物治疗外，更应重视思想开导，这也可以说是原文“各随证治之”的引申。

百合病的命名，魏荔彤认为是百合一味疗此病而得名，黄树曾则认为是“百脉一宗，悉致其病，故命曰百合病”，于理皆通，可资参考。

【辨治要领】

（1）辨别百合病的主要依据是心肺阴虚内热引起的心神不安及饮食行为失调等症状，其次是阴虚内热所致的口苦、小便赤、脉微数。

（2）养心润肺、益阴清热是治疗百合病的基本原则。但是，不同原因所致的百合病和不同体质患者所患的百合病，其证候互有差别，治疗应因人而异，“随证治之”。

（二）治疗原则

【原文】

百合病見於陰者，以陽法救之：見於陽者，以陰法救之。見陽攻陰，復發其汗，此為逆；見陰攻陽，乃復下之，此亦為逆。（9）

【释义】

本条论述百合病的治疗原则。百合病的病机，主要是阴虚内热，治当补其阴之不足，以调整阳之偏胜，即所谓“见于阳者，以阴法救之”。本篇治疗百合病诸方即为此而设，但阴虚之甚者，阴中之阳亦受损害，往往兼见怯寒、神疲等症，在治疗上又当酌用养阳之法，即所谓“见于阴者，以阳法救之”。本篇对于此种证治未具体论述，后世常用温柔养阳之法，临证可资参考。若病见于阳，不予养阴以配阳，而反攻其阴，则阴更伤，复发其汗，并伤其阳，是错误的；若病见于阴，不予扶阳以和阴，而反攻其阳，则阳更伤，乃复下之，并伤其阴，同样是错误的。

（三）证治

1. 百合病正治法

【原文】

百合病不經吐、下、發汗，病形[1]如初者，百合地黄湯主之。（5）

百合地黄湯方：

百合七枚（擘） 生地黄汁一升

上以水洗百合，漬[2]一宿，當白沫出，去其水，更以泉水二升，煎取一升，去滓，内地黄汁，煎取一升五合，分温再服。中病[3]，勿更服。大便當如漆[4]。

【注释】

［1］病形：病状。

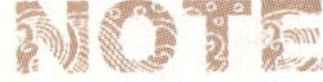

［2］渍：药物炮制方法之一，即将药物浸入水中。

［3］中（zhòng 众）病：谓治疗方法切合病情，服药后病情明显好转。

［4］大便当如漆：大便色黑，如同黑漆一样。

【释义】

本条论述百合病的正治法。百合病发病后虽然经过一段时间，但没有误治，其临床表现和发病初期一样，如同本篇首条所述，病机仍属心肺阴虚内热，故用百合地黄汤养心润肺，益阴清热。方中百合甘寒，清气分之热；地黄汁甘润，泻血分之热。如同陈灵石所说："皆取阴柔之品，以化阳刚，为泄热救阴法也。"泉水下热气，利小便，用以煎百合，增强其清热之效。

【辨治要领】

（1）临床病证千差万别，最主要的就是抓住辨证论治这一基本原则。原文所讲"不经吐、下、发汗，病形如初者，百合地黄汤主之"，讲的就是这一治疗原则。换言之，虽经吐、下、发汗，但病形仍如初者，也应使用百合地黄汤，即"有是证，用是药"。

（2）临床治病应根据服药后的病情变化决定治疗时间的长短。原文在服百合地黄汤后提到"中病，勿更服"，旨在告诫医者中病即止，"勿使过之，伤其正也"。当然，对于一些慢性疾病，为防止病情反复，中病后适当守方，也是需要的。

（3）服生地黄后易引起泄泻，且大便色黑。临床医生应该把这种情况事先告诉患者，使患者有思想准备，配合治疗。

【临床应用】

百合地黄汤常用于治疗各种神经官能症及植物神经功能失调，亦可用作热性病的善后调理。本方与酸枣仁汤合用，可治癔病；与甘麦大枣汤、生龙牡、琥珀、磁石等合用，可治疗更年期综合征、植物神经功能紊乱；加麦冬、沙参、贝母、甘草等，可治肺燥或肺热咳嗽；加太子参、滑石、牡蛎、夜交藤、炒枣仁等，可用于热病后调理。

【医案举例】

内翰孟端士尊堂太夫人，因端士职任兰台，久疏定省，兼闻稍有违和，虚火不时上升，自汗不止，心神恍惚。欲食不能食，欲卧不能卧，口苦，小便难，溺则洒淅头晕。自去岁迄今，历更诸医，每用一药，辄增一病……直至仲春，邀石顽诊之。其脉微数，而左尺与左寸倍于他部，气口按之，似有似无。诊后，疑述从前所患，并用药转剧之由……石顽曰：此本平时思虑伤脾，脾阴受困，而厥阳之火尽归于心，扰其百脉致病，病名百合。此证唯仲景《金匮要略》言之甚详，本文原云"诸药不能治"，所以每服一药，辄增一病，唯百合地黄汤为之专药，奈病久，中气亏乏殆尽，复经药误而成坏病，姑先用生脉散加百合、茯神、龙齿以安其神，稍兼萸、连以折其势，数剂稍安。即令勿药，以养胃气，但令日用鲜百合煮汤服之，交秋天气下降，火气渐伏，可保无虞。迨后仲秋，端士请假归省，欣然勿药而康。（张璐.张氏医通.上海：上海科学技术出版社，1963.）

2. 百合病救治法

（1）误汗后救治法

【原文】

百合病發汗後者，百合知母湯主之。（2）

百合知母湯方：

百合七枚（擘） 知母三兩（切）

NOTE

上先以水洗百合，漬一宿，當白沫出，去其水，更以泉水二升，煎取一升，去滓；别以泉水二升煎知母，取一升，去滓，後合和煎，取一升五合，分温再服[①]。

【校勘】

①分温再服：《千金要方》"服"后有"不差，更依法合服"七字。

【释义】

本条论述百合病误汗后的救治法。百合病本来心肺阴虚，内有燥热，是禁用汗法的。若将阴虚内热、气血不行所致的"如寒无寒，如热无热"误认为表证而用汗法，则阴津更伤，燥热尤甚，可出现心烦、口燥等症。此时需用百合知母汤补虚清热，养阴润燥。本方以百合为主，润肺清心，益气安神；知母养阴清热，除烦润燥；泉水煎药，清其内热。

【辨治要领】

（1）本条未出脉症，但以方测症，应是百合病的基本脉症，兼见心烦、口燥。

（2）误汗是引起本证的一种成因，但临床上不必拘泥于误汗，只要脉症相符，属于这一证候的，即可使用本方。

【临床应用】

本方除用于百合病误汗后变证外，还可用于心肺阴虚之失眠、燥咳、精神失常等病症。加白及、仙鹤草、三七粉等，可治疗肺结核阴虚咯血。

（2）误下后救治法

【原文】

百合病下之後者，滑石代赭湯主之。（3）

滑石代赭湯方：

百合七枚（擘） 滑石三兩（碎，綿裹） 代赭石如彈丸大一枚（碎，綿裹）

上先以水洗百合，漬一宿，當白沫出，去其水，更以泉水二升，煎取一升，去滓；别以泉水二升煎滑石、代赭，取一升，去滓，後合和重煎，取一升五合，分温服。

【释义】

本条论述百合病误用攻下后的救治法。百合病本为阴虚内热，理当清润为治，若以为"意欲食，复不能食"是邪热入里的实证，而误用攻下法，使阴液从大便泄出，势必更伤津液，加重阴虚内热，从而出现小便短涩不利症状；同时，苦寒攻下之剂克伐胃气，往往会导致胃气上逆，而发生呕恶诸症。治当养阴清热，利水降逆，用滑石代赭汤。方中百合仍为主药，用泉水煎煮以增强其清润心肺的作用；滑石清热利尿；代赭石重镇降逆和胃。如此则心肺得以清润，胃气得以和降，小便清，大便调，呕恶除。

【临床应用】

本方加竹茹、芦根或合小半夏加茯苓汤，可治百合病心烦呕吐、呕逆较重者；加猪苓、淡竹叶、鸭跖草、木通等，可治疗百合病小便短赤明显者。

（3）误吐后救治法

【原文】

百合病吐之後者，百合雞子湯主之。（4）

百合雞子湯方：

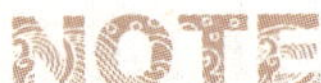

百合七枚（擘） 雞子黄一枚

上先以水洗百合，漬一宿，當白沫出，去其水，更以泉水二升，煎取一升，去滓，内雞子黄[1]，攪匀，煎五分，温服。

【注释】

[1] 内鸡子黄：意为在煎好的百合汁中加入新鲜鸡蛋的蛋黄。

【释义】

本条论述百合病误吐后的救治法。百合病本属阴不足之证，不能用吐法。若将“饮食或有美时，或有不用闻食臭时”误认为是痰涎壅滞而用吐法，虚作实治，不仅更伤脾胃之阴，使燥热愈重，而且会扰乱肺胃和降之气，从而出现虚烦不眠、胃中不和等症。治用百合鸡子汤养阴和中。方中百合养阴清热；鸡子黄养阴润燥，以滋胃阴。如此则阴复胃和，虚烦之症自除。

【辨治要领】

（1）本条辨证要点为百合病的基本脉症兼见小便短涩，虚烦不眠，胃中不和。

（2）第2～4条原文都属百合病误治后的救治法。为什么会发生误治，主要是辨证不清。如将“如寒无寒，如热无热”误认为表证而用汗法，将“意欲食复不能食”误认为里实而用攻下法，将“饮食……或有不用闻食臭时”误认为痰证壅滞而用吐法，均会产生相应病证。说明一定要仔细辨证，四诊合参，透过现象看本质。

（3）百合病误治后，因主症仍在，故三方仍以百合为主药，随症加入相应药物以救治，属“知犯何逆，随证治之”之例。

【临床应用】

百合病误吐不能食者，本方加玉竹、石斛、桑白皮、粳米；惊悸不宁者，加龙骨、牡蛎、炒枣仁、柏子仁等；手足蠕动，肢体震颤者，加龟板、阿胶等。对急性热病余热未尽，或久病之后阴精不足，肺胃阴虚者，可用本方合生脉散。

3. 百合病变治法

（1）百合病变渴

【原文】

百合病一月不解，變成渴者，百合洗方主之。（6）

百合洗方：

上以百合一升，以水一斗，漬之一宿，以洗身。洗已，食煮餅①，勿以鹽豉[1]也。

百合病渴不差者，栝樓牡蠣散主之。（7）

栝樓牡蠣散方：

栝樓根　牡蠣（熬）等分

上為細末，飲服方寸匕，日三服。

【校勘】

①饼：原作“余”，据赵开美本改。

【注释】

[1] 盐豉：即咸的豆豉。

【释义】

以上两条论述百合病出现口渴的证治。百合病本无口渴之症，但经一月之久而不愈，增加

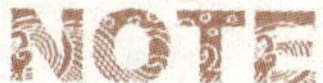

口渴的变症，说明阴虚内热较甚。此时单纯用百合地黄汤内服则药力不够，当内服外洗并用。百合浸汤外洗，通过皮毛与肺相合的关系，“洗其外，所以通其内”，起清热生津补液的作用。“洗已，食煮饼”能调养胃气以生津，帮助除热止渴；“勿以盐豉”，以豆豉味咸，反能伤津增渴，故当禁用。如上法治疗后，口渴仍不解，是因为药不胜病，所以用栝楼牡蛎散治疗。方中栝楼根清肺胃之热以生津止渴；牡蛎咸寒镇潜，引热下行，使热不上炎，津生热降。如此则津液得生，虚热得清，口渴自解。

煮饼，《千金要方》作“白汤饼”；庞安常《伤寒总病论》谓：“煮饼是切面条汤，煮水淘过，热汤渍食之。”丹波元简《金匮玉函要略辑义》引张师正《倦游录》云：“凡以面食煮之，皆谓汤饼。”此处指淡面条之类。

【辨治要领】

（1）疾病是不断变化的，因此治疗也要相应变通。本条原文就是说明这一问题。百合病经过一段时间未愈，又增加口渴症状，说明津液损伤更为明显，故在百合地黄汤基础上分别加百合洗方或栝楼牡蛎散治疗。两条原文只提口渴这一变症，但以方测症，可知其辨证要点为百合病基本症状兼见口渴。

（2）要获得好的治病疗效，首先应该辨证准确，同时选择合适的治疗手段、注意饮食的宜忌也非常重要。本条原文在百合地黄汤基础上加百合洗方，起到“洗外治内”的协同治疗作用。百合洗后，“食煮饼”是益胃气以生津，“勿以盐豉”是避免伤津，均有利于百合病的好转。临床上可以据此举一反三。

（2）百合病变发热

【原文】

百合病變發熱者一作發寒熱，百合滑石散主之。（8）

百合滑石散方：

百合一兩（炙） 滑石三兩

上為散，飲服方寸匕，日三服。當微利[1]者，止服，熱則除。

【注释】

[1] 微利：指小便通利，尿量适度。

【释义】

本条论述百合病出现发热的证治。百合病的症状原为如热无热，热象并不明显，现在变为明显的发热，说明病情起了变化。据方药分析，该变证当与《伤寒论》阴虚水热互结的猪苓汤证相似。因此，临床表现除见明显的发热外，还应伴有小便短涩不利的症状，这可以从服药后小便“当微利者，止服”得到证实。百合滑石散中百合润肺清热，以清水之上源；滑石清里热而利小便，使热从小便而解。二者共奏养阴润肺、清热利水之功。滑石代赭汤与百合滑石散只有一味药之差，所主病证虽成因不同，但主症大同小异，临证宜加鉴别。

【辨治要领】

（1）本条辨证要点为百合病基本症状兼见发热、小便短涩不利。

（2）百合病发热是内热加重的表现。对于发热应分清外感与内伤、实证与虚证。本条发热属水热互结，故用滑石利水而清里热。可见，遇到发热不可一概清热，而应找出发热的原因，针对疾病的本质治疗。本条即是“治病必求其本”的具体应用。

NOTE

【临床应用】

本方原为百合病变发热而设，结合现代临床，热病后期，复发热而见本方证者，可加减用之。如发热重者，可酌加玄参、太子参、麦冬、地骨皮、白薇等。

二、狐蜮病

（一）临床表现及内服方

【原文】

狐蜮之為病，狀如傷寒，默默欲眠，目不得閉，卧起不安，蝕[1]於喉為蜮①，蝕於陰[2]為狐，不欲飲食，惡聞食臭，其面目乍赤、乍黑、乍白[3]。蝕於上部[4]則聲喝[5]一作嗄，甘草瀉心湯主之。（10）

甘草瀉心湯方：

甘草四兩　黄芩　人参　乾薑各三兩　黄連一兩　大棗十二枚　半夏半升

上七味，水一斗，煮取六升，去滓，再煎，温服一升，日三服。

【校勘】

①蜮：原作“惑”，据《金匮要略浅注补正》改，下同。《金匮要略浅注补正》曰：“狐惑二字对举，狐字着实，惑字托空……虫蚀咽喉，何惑之有？盖是蜮字之误耳。”

【注释】

[1] 蚀（shí 食）：虫蛀样，此为腐蚀之意。

[2] 阴：肛门、生殖器前后二阴。

[3] 乍（zhà 榨）赤、乍黑、乍白：指患者的面部和眼睛颜色一会儿变红，一会儿变黑，一会儿变白，变幻不定。乍，忽然。

[4] 上部：指咽喉。

[5] 声喝（yè 夜）：声音嘶哑。

【释义】

本条论述狐蜮病的临床表现及内服方。狐蜮病是湿热化生虫毒所致，其症状类似伤寒。湿热内蕴，烦扰心神，则默默欲眠，但又目不得闭，卧起不安。湿热内蕴，胃气不和，则不欲饮食，恶闻食臭。邪正相争，病色现于面部，则见面目乍赤、乍黑、乍白。虫毒上蚀咽喉，下蚀前后二阴，则见咽喉、前后二阴溃疡。上部咽喉被蚀，伤及声门还可出现声音嘶哑，均可用甘草泻心汤治疗。方中生甘草为主药，配以黄芩、黄连苦寒清热解毒，干姜、半夏辛燥化湿，人参、大枣和胃扶正，共奏清热燥湿、和中解毒之功。

【辨治要领】

（1）狐蜮病有咽喉、前后二阴溃疡以及湿热内蕴、胃气不和所致的不欲饮食、恶闻食臭等变幻不定的症状。由于是湿热化生虫毒，腐蚀人体各部所致，故咽喉、前后二阴溃疡是其主要症状。由此推论，该病也可以出现口腔、眼等部位的溃疡症状。

（2）甘草泻心汤用甘草四两，为其君药，药物组成寒温并用，补泻并施，辛开苦降，乃适应湿热内蕴、胃气不和、证情复杂的需要。因此，寒温并用、相反相成是张仲景用药的重要特点之一。

【临床应用】

狐蜮病虽本于湿热，但病有新久不同，人有体质差异，临证应根据不同情况，随证施治。

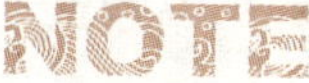

病属湿热内蕴者，用甘草泻心汤化裁治疗。方中甘草用量宜重。若前阴溃疡加地肤子，肛门蚀烂加炒槐角，眼部损害加密蒙花、草决明，口腔溃疡可外用冰硼散、锡类散等。若肝经湿热明显，症见口苦、溲赤、心中懊憹、失眠者，可加龙胆草、黄柏、木通、车前子、赤小豆等；若脾气虚衰，形瘦发热，神疲肢倦者，可合用补中益气汤以清解湿热，升清降浊。

本方除治狐蜮外，对胃、十二指肠溃疡及慢性胃肠炎等，证属寒热错杂者，亦有良效。中焦痞满重者，可加枳实、厚朴；心下痞满，呕吐下利明显者，重用炙甘草、半夏、生姜；治萎缩性胃炎，可酌加白芍、乌梅、百合、乌药。此外，本方加减尚可治复发性口疮、神经衰弱、产后下利以及磺胺类、解热止痛类药物过敏导致的咽喉、龟头糜烂等。

【医案举例】

郭某，女，36岁。口腔及外阴溃疡半年，在某院确诊为口、眼、生殖器综合征，曾用激素治疗，效果不好。据其脉症，诊为狐蜮病，采用甘草泻心汤加味。处方：生甘草30g，党参18g，生姜6g，干姜3g，半夏12g，黄连6g，黄芩9g，生地30g，大枣7枚。水煎服12剂。另用生甘草12g，苦参12g，4剂。煎水，外洗阴部。复诊时口腔及外阴溃疡已基本愈合。仍按前方再服14剂，外洗方4剂，患者未再复诊。（中国中医研究院西苑医院．赵锡武医疗经验．北京：人民卫生出版社，1980.）

（二）外治法

【原文】

蝕於下部[1]則咽乾，苦參湯洗之。（11）

苦參湯方①：

苦參一升

以水一斗，煎取七升，去滓，熏洗，日三服。

蝕於肛者，雄黄熏之。（12）

雄黄

上一味為末，筒瓦二枚合之，燒，向肛熏之《脉經》云：病人或從呼吸上蝕其咽，或從下焦蝕其肛陰，蝕上為蜮，蝕下為狐。狐蜮病者，猪苓散主之。

【校勘】

①苦参汤方：原缺，据《四部备要》本补。《金匮悬解》“苦参”作一斤，《医宗金鉴》《金匮要略心典》无“服”字。

【注释】

[1]下部：指前阴。

【释义】

以上两条论述狐蜮病前后二阴蚀烂的外治法。狐蜮病由湿热内蕴所致，涉及脾、胃、肝经。口咽乃脾胃之门户，为肝经之所系；魄门直通胃肠，而肝之经脉绕阴器，故湿热邪毒随经下注，可见前后阴蚀烂；随经上蒸，则见口咽干燥。苦参、雄黄皆为解毒、燥湿、杀虫之剂，可作熏洗之用。故前阴蚀烂者，可用甘草泻心汤内服，配苦参汤熏洗前阴病处；后阴蚀烂者，可用甘草泻心汤内服，配雄黄熏洗后阴病处。

【辨治要领】

NOTE

苦参汤和雄黄熏洗方分别是虫毒腐蚀前阴、后阴的外治方，临床要配合甘草泻心汤内服。

内外合治，相得益彰，收效明显。

【临床应用】

狐蜮病虽有内治、外治之法，但以内治为主。其外治方中，苦参汤现代常用于湿疹、疥疮或会阴肛门瘙痒、肿痛及白塞综合征，外洗或漱口均宜。治赤白带下、阴道滴虫之阴部瘙痒，可加黄柏、龙胆草、蛇床子；治周身风痒、疥疮顽癣，可加地黄、赤芍、白鲜皮。

（三）狐蜮酿脓证治

【原文】

病者脉數，無熱，微煩，默默但欲卧，汗出，初得之三四日，目赤如鳩[1]眼；七八日，目四眦[2]一本此有黄字黑。若能食者，膿已成也，赤小豆①當歸散主之。（13）

赤小豆當歸散方：

赤小豆三升（浸令芽出，曝乾） 當歸三兩

上二味，杵[3]為散，漿水[4]服方寸匕，日三服。

【校勘】

①赤小豆：原作“赤豆”，据《医统正脉》本补。

【注释】

［1］鸠（jiū 究）：鸟名，即斑鸠，其目色赤。

［2］目四眦（zì 渍）：双眼的内角、外角。眦，眼角。

［3］杵（chǔ 楮）：药物炮制方法之一，即用棒槌捣碎药物。

［4］浆水：浆，酢也。浆水，《本草纲目》又名酸浆。陈嘉谟云：“浆，酢也，炊粟米熟，投冷水中，浸五六日，味酸，生白花，色类浆，故名。”

【释义】

本条论述狐蜮酿脓的证治。脉数、微烦、默默但欲卧，是里热盛之象；无热汗出，表示病不在表，说明血分有热；目赤如鸠眼，是血热随肝经上注于目，为蓄热不解，湿毒不化，即将成痈脓的征象；目四眦黑，为热极似水之象，说明火热过甚，气血腐败，脓已酿成；能食，说明胃气未受损伤。治疗用赤小豆当归散清热利湿，行瘀排脓。方中赤小豆渗湿清热，解毒排脓；当归祛瘀生新；浆水煎药，增强清热解毒作用。此病初期眼部症状比较少见，往往经过一段时间反复发作后才出现，故对“初得之三四日”之语应灵活对待。

【辨治要领】

狐蜮病后期，湿热虫毒酿腐成脓，以目赤如鸠眼、目四眦黑为辨证要点。

【临床应用】

本方不仅对上部痈肿脓成病变有效，而且对肛门及其附近的痈肿病变脓成或伴有便血者，也有较好的疗效，但宜与甘草泻心汤配合应用。此外，临床常用本方内服兼外洗治疗渗出性皮肤病，如湿疹、接触性皮炎、生漆过敏、脓疱疮、暑疖等。

三、阴阳毒病

【原文】

陽毒之為病，面赤斑斑如錦文[1]，咽喉痛，唾膿血。五日可治，七日不可治，升麻鱉甲湯主之。（14）

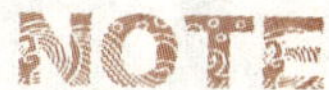

陰毒之為病，面目青，身痛如被杖[2]，咽喉痛。五日可治，七日不可治，升麻鱉甲湯去雄黄、蜀椒主之。(15)

升麻鱉甲湯方：

升麻二兩　當歸一兩　蜀椒（炒去汗[3]）一兩　甘草二兩　鱉甲手指大一片（炙）　雄黄半兩（研）

上六味，以水四升，煮取一升，頓服之，老少再服取汗。

【注释】

[1] 锦文：丝织品上的彩色花纹或条纹。此处指患者的脸部有赤色的斑块，如同锦纹一样。文，通“纹”。

[2] 身痛如被杖：身体疼痛，如同受过杖刑一样难忍。杖刑，古代用荆条、大竹板或棍棒拷打臀、腿或背的刑罚。

[3] 去汗：去水、去油之谓。

【释义】

以上两条论述阳毒、阴毒的证治及预后。阴阳毒系感受疫毒所致。阳毒者，热毒壅盛于血分，现于面部，则红斑状如锦纹；灼伤咽喉，则咽喉痛；热盛肉腐则成脓，故吐脓血。治疗用升麻鳖甲汤。方中升麻、甘草清热解毒；鳖甲、当归滋阴散血；雄黄、蜀椒解毒，以阳从阳，欲其速散。诸药合用，清热解毒，活血散瘀。阴毒者，疫毒侵犯血脉，瘀血凝滞，阻塞不通，现于面部则色青；经脉阻塞，血流不畅，故遍身疼痛如被杖；疫毒壅结咽喉，则咽喉痛。主方仍用升麻鳖甲汤解毒散瘀，去雄黄、蜀椒以防损其阳气。五日可治，七日不可治，既是阴阳毒的预后判断，又指出了早期治疗的重要意义。早期虽邪毒已盛，但正气未衰，故易于治愈；日久则毒盛正衰，较难治疗。一般而言，阳证宜凉，阴证宜温，故有学者认为阳毒当用升麻鳖甲汤去雄黄、蜀椒，阴毒当用升麻鳖甲汤，可供参考。

【辨治要领】

（1）从阴阳毒的临床表现看，无论是阳毒，还是阴毒，都有咽喉疼痛和面色改变的症状。同中有异的是阳毒症状比较明显，阴毒症状比较隐晦。

（2）阴阳毒是一种近乎疫气所致的病症。升麻、雄黄皆为解毒辟秽之品，其临床作用不可忽视。

【临床应用】

本方加减可治疗猩红热、红斑狼疮、紫癜等属热毒血瘀者。其血热较重者，加犀角（用水牛角代）、生地黄、大青叶、金银花等；血瘀较重者，加丹皮、赤芍、丹参；吐血衄血者，加白茅根、生地黄等。

小　结

【关键词】

百合病　百脉一宗　百合地黄汤　狐蜮病　甘草泻心汤　阴阳毒　升麻鳖甲汤

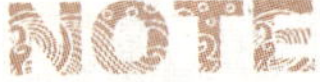

Key Words

Bai He Bing (Bulbus Lilii syndrome); Bai Mai Yi Zong (the hundred channels originate from one root); Baihe Dihuang Tang(Decoction Bulbus Lilii and Radix Rehmanniae); Hu Huo Bing(Hu Huo syndrome); Gancao Xiexin Tang (Decoction Radix Glycyrrhizae Xiexin); Yin Yang Du (Yin Yang pestilences); Shengma Biejia Tang (Decoction Rhizoma Cimicifugae and Carapax Trionycis)

【本篇要点】

1. 百合病多见于热病后期，余热未尽或情志不遂，郁火伤阴，其症状在精神恍惚不定的基础上，以口苦、小便赤、脉微数为特征。主要病机为心肺阴虚有热，“百脉一宗，悉致其病”。百合地黄汤是治疗百合病的代表方。对百合病的变证以及误治后的证候，原文都分别提出了救治的方剂。

2. 狐蜮病因湿热虫毒蕴结所致，以咽喉、前后二阴溃疡为特征。其侵蚀咽喉为蜮，可用甘草泻心汤治之；侵蚀下部二阴为狐病，在前阴用苦参汤外洗，在肛门用雄黄熏法；狐蜮酿脓者，用赤豆当归散。

3. 阴阳毒与感染疫毒有关，临床上以面部发红斑或发青、咽喉疼痛为主症，方用升麻鳖甲汤。

4. 本篇共提出了12首方剂，有汤剂，有散剂，治疗方式既有内服，又有外用。其中百合地黄汤、甘草泻心汤以及升麻鳖甲汤均为临床常用而行之有效的方剂，应该掌握。

NOTE

疟病脉证并治第四

疟病是感受疟邪引起的，以往来寒热、发作有时为特征的一类疾病。本篇在《内经》论疟的基础上，根据脉症和寒热的多少将疟病分为瘅疟、温疟、牝疟，并指出疟病反复发作，迁延不愈可以形成疟母。同时，对疟病的治疗提出汗、吐、下、清、温、针灸、饮食调理等方法。篇中所论疟病的治法和方药均有临床实用价值。

一、脉象与基本治法

【原文】

師曰：瘧脉自弦，弦數者多熱，弦遲者多寒，弦小緊者下之差，弦遲者可温之，弦緊者可發汗、針灸也。浮大者可吐之，弦數者風發①[1]也，以飲食消息止之②[2]。(1)

【校勘】

①风发：《外台秘要》作“风疾”。

②消息止之：《金匮玉函经二注》作“消息之”。

【注释】

[1] 风发：指感受外邪而发热。风，泛指邪气。

[2] 以饮食消息止之：指适当的饮食调理。消息，斟酌之意。

【释义】

本条从脉象论述疟病的病机和治法。疟病位于半表半里，多归属少阳，弦为少阳之脉，故以弦脉为主脉。由于感受病邪的性质、轻重不同，病位有上下浅深之别及患者体质的差异，在弦脉基础上还可伴有不同的相兼脉，如弦迟、弦数、弦紧、弦小紧、浮大等，详见表 4–1。

表 4–1 疟病主脉、相兼脉、病性（位）与基本治则归纳表

主脉	相兼脉	病性（位）	治则	
弦	迟	偏里偏寒	温	饮食调养
	数	偏里偏热	清	
	小紧	偏下兼食滞	下	
	紧	偏表偏寒	发汗、针灸	
	浮大	偏上	吐	

此处论脉象实为喻示病机，且据疟病脉象分别提出了治疗大法。数脉主热，故弦数脉为热盛之象。治疗除“以饮食消息止之”外，未明言治法。按“弦迟者可温之”推论，当用清法。至于迟、紧两脉，虽均主寒，但有表里不同。弦迟为里寒，可用温法；弦紧是病偏于表，多兼感风寒，可用发汗法或结合针灸治疗；弦小紧是病偏于里，多兼有食滞，可酌用泻下积滞之

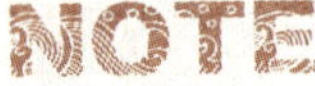

法；脉浮而大，是病偏于上，可酌用吐法。

【辨治要领】

（1）凭脉辨证、据脉论治是张仲景诊治疾病的重要特点。本条疟脉自弦说明病有专脉，然有不同证候，故有弦数、弦迟、弦小紧之别。

（2）采用饮食调治方法提高疗效，促进疾病的痊愈，是张仲景重要的学术思想。本条“以饮食消息止之”列在“弦数者，风发也”后，“止之”包括阻止发展、防止传变之意。说明疟病热盛容易损伤阴津，可以用甘寒食物调理，如梨汁、蔗浆之属。

二、证治

（一）疟母

【原文】

病瘧，以月一日發，當以十五日愈；設不差，當月盡解；如其不差，當云何？師曰：此結為癥瘕[1]，名曰瘧母[2]，急治之，宜鱉甲煎丸。（2）

鱉甲煎丸方：

鱉甲十二分（炙） 烏扇三分（燒） 黄芩三分 柴胡六分 鼠婦三分（熬） 乾薑三分 大黄三分 芍藥五分 桂枝三分 葶藶一分（熬） 石韋三分（去毛） 厚朴三分 牡丹五分（去心） 瞿麥二分 紫葳三分 半夏一分 人參一分 䗪蟲五分（熬） 阿膠三分（炙） 蜂窠四分（炙） 赤硝十二分 蜣螂六分（熬） 桃仁二分

上二十三味為末，取鍛竈下灰一斗，清酒一斛五斗，浸灰，候酒盡一半，着鱉甲於中，煮令泛爛如膠漆，絞取汁，内諸藥，煎為丸，如梧子大，空心服七丸，日三服《千金方》用鱉甲十二片，又有海藻三分，大戟一分，䗪蟲五分，無鼠婦、赤硝二味，以鱉甲煎和諸藥為丸。

【注释】

[1] 癥瘕（zhēngjiǎ 征假）：腹中积聚痞块的统称。癥，腹中有块坚硬不移者；瘕，腹中痞块时聚时散者。

[2] 疟母：疟病久而不愈，邪气与痰血结于胁下而形成癥块的一种病症。

【释义】

本条论述疟病的转归，疟母的形成及其证治。古人认为五日为一候，三候十五日为一个节气。人与自然界息息相关，天气更移，人身之气亦随之更移，气旺则正气胜邪，使疟邪消除而病可得愈。原文“当以十五日愈”“当月尽解”，就是根据十五日节气更换推演而来的。对此，不可机械地理解。若正气不能胜邪气，则病不得愈。疟病未愈或未得根治，迁延时久，反复发作，必致正气渐衰。疟邪假血依痰，结成痞块，居于胁下，而成疟母。疟母不消，则疟病难以痊愈，故宜“急治之”，方用鳖甲煎丸。

鳖甲煎丸为寒热并用，攻补兼施，行气化瘀，除痰消癥的方剂。方中鳖甲软坚散结消癥，煅灶灰即锻铁灶中的灰，浸酒，祛瘀消积，共为主药；大黄、赤硝、桃仁、蜣螂、䗪虫、鼠妇（地虱）、蜂窠、丹皮、紫葳（凌霄花）祛瘀凉血；乌扇（射干）、葶苈子消痰，利肺气，合石韦、瞿麦以利水道，清湿热；柴胡、黄芩、桂枝、干姜、半夏、厚朴理气机，调寒热；人参、阿胶、芍药补气养血。诸药相合，为治疗疟母的主方。

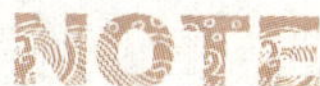

【临床应用】

鳖甲煎丸除治疗疟母外，还多用于慢性肝炎、血吸虫病、黑热病所致的肝脾肿大及其他瘀血证，如原发性肝癌、白血病、子宫肌瘤、卵巢囊肿等属正虚邪实者。

【医案举例】

王某，男，47岁，绍兴柯桥人，1971年9月24日初诊。年前患疟疾，反复发作，寒多热少，为时已久，胁下痞硬，当地医院诊为疟久引起脾脏肿大。神色欠健，面亦不华，宜益气而散疟母。党参12g，制首乌15g，当归9g，鸡血藤9g，酒炒常山6g，生黄芪9g，川朴4.5g，草果6g，煨生姜2片，鳖甲煎丸9g（分吞）。5剂……服后，又转方服10剂，体力有所恢复，以后即单吞服鳖甲煎丸以解脾肿。（何任.金匮要略新解.杭州：浙江科学技术出版社，1981.）

（二）瘅疟

【原文】

師曰：陰氣孤絕，陽氣獨發，則熱而少氣煩冤[1]，手足熱而欲嘔，名曰癉瘧[2]。若但熱不寒者，邪氣内藏於心，外舍分肉[3]之間，令人消鑠肌肉①[4]。（3）

【校勘】

①肌肉：原作“脱肉”，据《医统正脉》本改。

【注释】

[1] 烦冤：烦闷不舒、难以言状的样子。

[2] 瘅（dān 单）疟：阳热炽盛，耗伤阴液，表现为但热不寒的疟病。瘅，热也。

[3] 分肉：前人称肌肉外层（皮下脂肪）为白肉，内层（肌肉组织）为赤肉，赤白之间界限分明，故名。

[4] 消铄（shuò 硕）肌肉：指阳热之邪灼伤阴液，耗损肌肉。

【释义】

本条论述瘅疟的病机及其证候。所谓“阴气孤绝，阳气独发”，指阳热炽盛，耗伤阴液。“邪气内藏于心，外舍分肉之间，令人消铄肌肉”，说明热邪灼炽人体内外表里使肌肉消损。“热而少气烦冤，手足热而欲呕”，“但热不寒”，是言其症状。表里邪热炽盛，耗伤气阴，则见高热而不恶寒、手足热、欲呕、短气，心中烦闷不舒等症。此处，仲景没有提出具体的治法和方药，后世医家多主张用白虎加人参汤、竹叶石膏汤化裁治之。临床当随证变化，以清热救阴、截疟为其大法。

（三）温疟

【原文】

温瘧者，其脉如平，身無寒但熱，骨節疼煩，時嘔，白虎加桂枝湯主之。（4）

白虎加桂枝湯方：

知母六兩　甘草二兩（炙）　石膏一斤　粳米二合　桂枝（去皮）三兩

上锉，每五錢，水一盞半，煎至八分，去滓，温服，汗出愈。

【释义】

本条论述温疟的证治。从述证和用方来看，乃里热炽盛，表有寒邪。“身无寒但热”的“无寒”应理解为无里寒、无大寒，而见微恶寒。里热盛，邪热犯胃故时而呕吐，表有寒邪则骨节疼烦。治用白虎汤清在里之邪热，加桂枝解在外之寒邪。

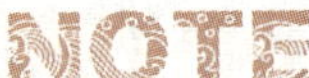

本条“其脉如平”较为费解，参考历代注家所释，主要有两种说法：一者谓脉象不弦，与正常人的平脉差不多；一者认为其脉应与平时疟病脉一样。结合临床实际，里热炽盛之人，脉多洪数、滑数，不可能出现常人之平脉。而原文第1条已明言“疟脉自弦”，“弦数者多热”，则此处“平脉”意指温疟的脉象和平时常见的疟脉一样，多见弦数。

瘅疟与温疟均属热盛，但其程度有差异。《素问·疟论》中以外微寒里热为温疟，但热不寒为瘅疟。可知温疟并非无寒，只是热多寒少而已。两者比较，瘅疟的邪热比温疟更重，并已耗伤气阴，故在临床上当注意鉴别。

【临床应用】

白虎加桂枝汤可用于温疟、急性风湿性关节炎属风湿热痹的，也可用于外感热病，邪热入里，表邪未解，热多寒少的。

（四）牝疟

【原文】

瘧多寒者，名曰牝①瘧[1]，蜀漆散主之。（5）

蜀漆散方：

蜀漆（燒去腥） 雲母（燒二日夜） 龍骨等分

上三味，杵為散，未發前，以漿水服半錢。溫瘧加蜀漆半分，臨發時，服一錢匕一方雲母作雲實。

【校勘】

①牝：原作“牡”，据《外台秘要》改。

【注释】

[1] 牝（pìn 聘）疟：指疟病寒多热少者。牝，雌性的鸟兽，有阴无阳之意。

【释义】

本条论述牝疟的证治。牝疟多由素体阳虚，复加疟邪痰阻所致，发作时以寒多热少为特征。治用蜀漆散，祛痰通阳截疟。方中蜀漆即常山的苗，祛痰截疟，为主药；云母、龙骨助阳扶正，镇逆安神。常山往往有致吐的副作用，可用酒蒸或姜汁炒，也可适当配伍姜半夏、陈皮和胃止呕。

【辨治要领】

（1）截疟药物的应用：蜀漆即常山的苗，张仲景治疟用常山说明当时已观察到该药对疟病的特殊作用，是一种针对病因的疗法。古代医家治疟常用柴胡、青蒿、常山等截疟、和解透邪之剂。

（2）本条方后服法指明“未发前服”，对治疗疟病有实用价值。一般应在疟疾发作前1～2小时服药，过早过迟都会影响截疟的效果。

【医案举例】

阳虚，阴亦伤损。疟转间日，虚邪渐入阴分，最多延入三日阴疟。从前频厥，专治厥阴肝脏而效。自遗泄至今，阴不自复。鄙见早服金匮肾气丸四五钱，淡盐汤送，午前进镇阳提邪方法，两路收拾阴阳，仍有泄邪功能，使托邪养正，两无妨碍。人参、生龙骨、生牡蛎、炒黄蜀漆、川桂枝、淡熟附子、炙草、南枣、生姜。（秦伯未.清代名医医案精华·薛生白医案.上海：上海科学技术出版社，1981.）

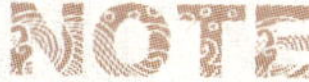

【原文】

附:《外台秘要》方

牡蠣湯 治牝瘧。

牡蠣四兩（熬） 麻黄四兩（去節） 甘草二兩 蜀漆三兩

上四味，以水八升，先煮蜀漆、麻黄，去上沫，得六升，内諸藥，煮取二升，温服一升。若吐，則勿更服。

柴胡去半夏加栝樓湯 治瘧病發渴者，亦治勞瘧。

柴胡八兩 人參 黄芩 甘草各三兩 栝樓根四兩 生薑二兩 大棗十二枚

上七味，以水一斗二升，煮取六升，去滓，再煎取三升，温服一升，日二服。

柴胡桂薑湯 治瘧寒多微有熱，或但寒不熱服一劑如神。

柴胡半斤 桂枝三兩（去皮） 乾薑二兩 栝樓根四兩 黄芩三兩 牡蠣三兩（熬） 甘草二兩（炙）

上七味，以水一斗二升，煮取六升，去滓，再煎取三升，温服一升，日三服。初服微煩，復服汗出，便愈。

小 结

【关键词】

疟病 疟脉自弦 疟母 牝疟 温疟 瘅疟 鳖甲煎丸 蜀漆散 白虎加桂枝汤

Key Words

NueBing（malaria）; NueMaiZiXian（pulse of patient with malaria is always tight）; NueMu（malaria with splenomegaly）; PinNue（malaria of a cold nature）; WenNue（febrile malaria）; DanNue（malaria with high fever）; Biejia Jian Wan（Pills of Carapax Trionycis）; Shuqi San（Powder of Rumulus et Folium Dichroae）; Baihu jia Guizhi Tang（Decoction Baihu adding Ramulus Cinnamomi）

【本篇要点】

1. 疟病是感受疟邪引起的，以往来寒热、发作有时为主症的疾病。疟病的主脉是弦脉。由于感受病邪的性质不同，病位有深浅之分，故疟脉有弦数、弦迟、弦紧等相兼脉。篇中所论疟病包括了西医学中疟疾的部分内容，但并不局限于此。

2. 根据脉症和寒热的多少，疟病可分为但热不寒的瘅疟、热多寒少的温疟、寒多热少的牝疟。三者若反复发作，迁延不愈，疟邪深入，假血依痰，结于胁下，则可形成疟母。

3. 根据疟病证候的寒热以及病位的表里上下，可分别采用温、清、发汗、涌吐、攻下、针灸等治法。就具体证治来说，温疟可用清热生津兼以解表的白虎加桂枝汤；牝疟可用祛痰截疟，扶正助阳的蜀漆散；疟母可用攻补兼施，除痰消癥的鳖甲煎丸。对于瘅疟，原文未出方，后世医家多用白虎加人参汤或竹叶石膏汤化裁治疗。

4. 本篇提出的蜀漆、鳖甲煎丸等方药，在疟疾临发作前服以及饮食调理方法，迄今仍为治疟的有效措施和方药。

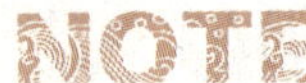

中风历节病脉证并治第五

本篇论述中风与历节病的成因及其证治。因二者均属广义风病的范围，且皆有内虚邪犯的病机特点，故合为一篇。中风以猝然昏仆、半身不遂、口眼㖞斜为特点，多因正气亏虚，偶受外邪诱发致病；历节主要表现为关节疼痛，甚则肿胀变形，其发病除正气亏虚外，尚与感受风寒湿邪有较密切的关系。

一、中风病

（一）脉症与鉴别

【原文】

夫風之為病，當半身不遂[1]，或但臂不遂者，此為痹[2]。脉微而數，中風使然。（1）

【注释】

［1］半身不遂：患者左侧或右侧肢体不能随意运动。

［2］痹：闭也。指风寒湿侵犯人体，使经络气血闭阻不通，出现关节肌肉疼痛、肢体活动不利的病症。

【释义】

本条论述了中风的脉症及与痹证的鉴别。中风病当以半身不遂为主症，若只有一侧手臂不能随意运动者，则为痹证。脉微为气血不足，是正虚的反映，数为病邪有余，是邪实之象，说明中风是因气血不足，外邪诱发为病。“脉微而数，中风使然”，阐释了“夫风之为病，当半身不遂”的机理。

表 5-1　中风与痹证的鉴别

	中风	痹证
病因病机	气血不足，外邪诱发，由经络而入于脏腑（正虚为主）	风寒湿杂至，留着于肌肉或筋骨之间（邪实为主）
临床表现	半身不遂，口眼㖞斜，甚则神志不清，脉微而数	但臂不遂，关节肌肉疼痛，神志清楚，脉涩

【辨治要领】

注意鉴别诊断，保证辨病与辨证的正确，是张仲景诊治疾病的重要特色之一。本条指出半身不遂属于中风，反之仅局限于某关节肌肉疼痛、活动不利者，则为痹证。同时强调，四诊合参才能保证辨病与辨证的准确性。此外，原文指出中风的脉象是微数。

（二）成因与辨证

【原文】

寸口脉浮而緊，緊則為寒，浮則為虛，寒虛相搏，邪在皮膚；浮者血虛，絡脉空虛；賊邪不瀉[1]，或左或右；邪氣反緩，正氣即急，正氣引邪，喎僻不遂[2]。

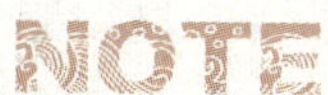

邪在於絡，肌膚不仁；邪在於經，即重不勝；邪入於府，即不識人；邪入於藏，舌即難言，口吐涎。（2）

【注释】

［1］贼邪不泻：外邪侵入人体后留滞不出。贼邪，即虚邪贼风之意，统指外邪；泻，外出。

［2］㖞僻（pì 辟）不遂：指口眼㖞斜，不能随意运动。

【释义】

本条论述了中风病的病机及在络、在经、在腑、在脏的辨证。

自“寸口脉浮而紧”至“㖞僻不遂”止，着重从脉象推论中风的病机。寸口脉浮而紧，浮因正气虚，紧为表寒，揭示了“内虚邪中”是中风的病机。气虚血少，脉络不充则脉浮无力。邪正交争于肌表，正气亏虚，无力抗邪，以致外邪随虚处而停留。无论病邪侵犯人体的左侧还是右侧，都会引起络脉气血瘀滞，以致筋脉肌肉失于濡养，废而不用，呈现弛缓状态。就面部而言，无病的一侧络脉气血运行正常，筋脉肌肉能发挥正常的功用，相对表现为紧张状态，有病的一侧则呈现弛缓状态。紧张的一侧牵引弛缓的一侧，故口眼歪斜。

从“邪在于络”至“口吐涎”止，主要论述中风在经、络、腑、脏的不同见症。中风所致的经脉痹阻，有轻有重。病变较轻者，邪中于络，营卫不能畅行于肌表，故肌肤麻痹不仁；病变较重者，邪中于经脉，以致气血不能运行于肢体，故沉重；病邪深入于腑，浊气蒙闭清窍，故昏不识人；心开窍于舌，诸脏经脉皆与舌相连，邪入于脏则心窍闭阻，故不能言语，口吐涎。

中风病的四种分型，在临床上并不是截然分开的，有时可并见，因为脏腑之间是互相联系，互相影响的。划分证型的目的在于帮助了解病位的深浅、病势的轻重，以便测知预后。后世将中风分为中经络和中脏腑两大类，实源于此。《金匮》首先提出中风的病名，对其病因病机持“内虚邪中”之说。后世医家在此基础上，又有较大的发展。

【辨治要领】

辨清病位对于保证辨证与治疗的准确以及推断预后有着重要的作用。

本条原文对中风在络、在经、入腑、入脏的分类，为辨别中风病的病位深浅、病情轻重提供了依据。

【原文】

寸口脉遲而緩，遲則為寒，緩則為虛；榮緩則為亡血，衛緩則為中風。邪氣中經，則身癢而癮疹[1]；心氣不足[2]，邪氣入中[3]，則胸滿而短氣。（3）

【注释】

［1］瘾疹：即风疹块等一类疾患，因风湿郁于肌表所引起。又可解释为时发时止的皮疹。

［2］心气不足：指心肺之气血不足。

［3］入中：指风邪内入，伤及心肺。

【释义】

本条论中风与瘾疹的发病机制。寸口脉迟而缓，脉迟提示外寒，脉缓反映正虚；沉而缓是营气不足，多致血虚；浮而缓是卫气不足，易受风邪。正气不足，外邪入侵，病重者可发为中风，病轻者侵犯经脉，可出现身痒、瘾疹等病症；如果心肺气血不足，外邪乘虚深入，则出现胸满、短气等症状。

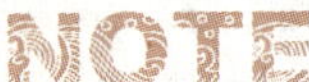

【原文】

侯氏黑散：治大風，四肢煩重，心中惡寒不足者《外臺》治風癲。

菊花四十分　白术十分　細辛三分　茯苓三分　牡蠣三分　桔梗八分　防風十分　人參三分　礬石三分　黄芩三分　當歸三分　乾薑三分　芎藭三分　桂枝三分

上十四味，杵為散，酒服方寸匕，日一服，初服二十日，温酒調服，禁一切魚肉大蒜，常宜冷食，六十日止，即藥積在腹中不下也。熱食即下矣，冷食自能助藥力。

【释义】

本条是论述中风夹寒的证治。由于患者气血亏损，虚阳上越，阳热炼液为痰，所以常见面红、眩晕、昏迷。又感大风寒邪，阻滞经脉阳气，故四肢烦重，半身不遂。阳气不足，风寒邪气内入，渐欲凌心，故心中恶寒。

侯氏黑散功能清肝化痰，养血祛风。方中菊花、牡蛎、黄芩清肝潜阳；桔梗化痰通络，矾石排除痰垢，以治眩晕昏迷；人参、茯苓、当归、川芎、白术、干姜温补脾胃，补气养血，活血通络；防风、桂枝、细辛散风寒之邪，温通阳气，治四肢烦重，半身不遂等。

【现代研究】

用侯氏黑散治疗脑缺血病有较好的疗效。研究显示，侯氏黑散有较强抑制脂质过氧化反应的作用，可减轻组织缺血造成的损伤，这可能是其治疗脑缺血病的机理之一。[罗陆一．侯氏黑散抑制脂质过氧化物实验研究．山西中医，1991，(5)：29]

【原文】

風引湯：除熱癱癇[1]。

大黄　乾薑　龍骨各四兩　桂枝三兩　甘草　牡蠣各二兩　寒水石　滑石　赤石脂　白石脂　紫石英　石膏各六兩

上十二味，杵，粗篩，以韋囊[2]盛之，取三指撮，井花水三升，煮三沸，温服一升治大人風引，少小驚癇瘛瘲，日數十發，醫所不療，除熱方。巢氏云：脚氣宜風引湯。

【注释】

[1] 瘫痫：瘫是半身不遂，痫指癫痫。

[2] 韦囊：古代用皮革制成的药袋。

【释义】

本方论述阳热内盛，风邪内动的证治。风热内侵，或盛怒不止，阳热亢甚，上逆于头，故面红、目赤。热盛炼液成痰，阻闭清窍，故惊风癫痫、神志昏迷。气血不行于四肢，故瘫痪不能运动。热伤阴血，不能滋养筋脉，故抽搐。凡是阳热炽盛上逆所引起的中风瘫痪、癫痫、小儿惊风等病，皆可用风引汤清热降火，镇惊息风。方中大黄泻热于下；滑石、石膏、寒水石、紫石英、赤石脂、白石脂清热潜阳下行，清金抑木，利湿解热；龙骨、牡蛎镇惊安神，固敛肝肾；桂枝温通血脉；干姜、甘草温暖脾胃，和中益气，且制诸石之寒。

【原文】

防己地黄湯：治病如狂狀，妄行[1]，獨語[2]不休，無寒熱，其脉浮。

防己一分　桂枝三分　防風三分　甘草二分

上四味，以酒一杯，浸之一宿，絞取汁，生地黄二斤，㕮咀，蒸之如斗米飯久，以銅器盛其汁，更絞地黄汁，和分再服。

NOTE

【注释】

[1] 妄行：指行为反常。

[2] 独语：独自一人胡言乱语。

【释义】

本方论述血虚火盛的证治。心肝阴血亏损，不能滋潜风阳，可形成肝风上扰，心火炽盛之证。风热上扰，神识错乱，故病如狂状，脉来浮大。又因风升而气涌，气涌而痰逆，痰浊上聚于心，则精神昏乱，独语不休。身无寒热，不见表证，脉浮，是阳气外盛之象。治用防己地黄汤，滋阴降火，养血息风，透表通络。方中生地黄汁用量最大，用以补阴血，益五脏，养血息风，滋阴降火；桂枝、防风、防己透表散热，通络去滞；甘草和中。

【原文】

頭風摩散方

大附子一枚（炮） 鹽等分

上二味，為散。沐了，以方寸匕，已摩疾①上，令藥力行。

【校勘】

①疾：原作“疢”，据赵开美本改。

【释义】

本方论述头风的外治法。气血虚弱，脉络涩滞，风寒之邪袭于头面，经络引急，凝涩不通，故多见偏头作痛，或兼口眼㖞斜等，治以头风摩散。先用温水沐洗，再用散药摩其患处。方中附子辛热力雄，既可散风寒之邪，又能温通血脉，以缓经络拘急；食盐咸寒，渗透络脉，引邪外出。

二、历节病

（一）病因病机

1. 肝肾不足，水湿内侵

【原文】

寸口脉沉而弱，沉即主骨，弱即主筋，沉即為腎，弱即為肝。汗出入水中，如水傷心[1]，歷節黄汗[2]出，故曰歷節。（4）

【注释】

[1] 如水伤心：心主血脉，如水伤心，犹言水湿伤及血脉。

[2] 黄汗：这里指历节病的关节疼痛处汗出色黄，与黄汗病的汗出色黄、遍及全身者不同。

【释义】

本条论述肝肾不足、水湿内侵的历节病病机。寸口脉沉而弱，沉脉主骨病，肾主骨，故沉脉亦主肾亏；弱脉主筋病，肝主筋，故弱脉亦主肝虚。肝肾精血亏虚，不能充养筋骨，即易致外邪侵袭。此为历节病之内因，为病之本。历节病之外因为水湿内侵，原文“汗出入水中”仅是举例说明而已，其他如居住潮湿、淋雨受寒、长期从事水中作业等，均可致水湿内侵，为病之标。肝肾先虚，水湿内侵，郁为湿热，伤及血脉，浸淫筋骨，流入关节，影响气血运行，故周身历节疼痛，痛处肿大，溢出黄汗。黄汗乃湿热为患，黄汗病与历节病均可见之，但属两种不同的病症。

NOTE

【临床应用】

肝肾不足、筋骨虚弱是历节病发生的内在因素，故临床风寒湿痹久治不愈，有骨变筋缩之变化者，常用熟地、牛膝、杜仲、川断、桑寄生等药补益肝肾，强壮筋骨，代表方如独活寄生汤等。

2. 阴血不足，风邪外袭

【原文】

少陰脉[1]浮而弱，弱則血不足，浮則為風，風血相搏，即疼痛如掣。（6）

【注释】

［1］少阴脉：肾脉，切脉部位在足内踝后跟骨上动脉陷中的太溪穴。

【释义】

本条论述阴血不足、外受风邪的历节病病机。少阴脉候心、肾。少阴脉弱为心肾阴血不足，故言“弱则血不足”。脉浮提示外有风邪，所以说“浮则为风”。由于阴血先虚，风邪乘虚而入，侵及血脉，正邪相互搏结，以致经脉痹阻，气血瘀滞，不通则痛，故关节掣痛，不能屈伸。本证未提出治法，但据其病机，当以养血为主，兼以祛风，此乃“治风先治血，血行风自灭”之意。因此，可于养血之中加祛风药进行治疗。

3. 气虚湿盛，汗出当风

【原文】

盛人[1]脉濇小，短氣，自汗出，歷節疼，不可屈伸，此皆飲酒汗出當風所致。（7）

【注释】

［1］盛人：体虚肥胖之人。

【释义】

本条论述气虚湿盛、酒后汗出当风的历节病病机。外形肥胖的人出现涩小的脉象，表明为形盛气衰之体。虽看似有余，实则内已不足。由于气虚不足，腠理不固，所以短气、自汗。卫虚汗出，腠理开泄，本易招致风邪，且肥胖者湿本偏盛，嗜酒则更助其湿，加之酒后汗出当风，风与湿内外相搏，留滞筋骨关节之间，阻滞气血运行，遂致历节疼痛，不能屈伸。

4. 过食酸咸，内伤肝肾

【原文】

味酸則傷筋，筋傷則緩，名曰泄；鹹則傷骨，骨傷則痿，名曰枯；枯泄相搏，名曰斷泄。榮氣不通，衛不獨行，榮衛俱微，三焦無所御，四屬斷絕，身體羸瘦，獨足腫大。黄汗出，脛冷。假令發熱，便為歷節也。（9）

【释义】

本条论述偏嗜酸咸导致历节的病机及其与黄汗病的鉴别。原文可分作两部分理解。

第一部分自“味酸则伤筋”至“独足肿大”，阐述偏嗜酸咸损伤肝肾，导致历节的病机。饮食五味适宜，则能益人，而偏嗜五味，足以伤人。酸味本能补肝，过食酸则反伤肝。肝藏血而主筋，肝伤则血泄不藏，筋脉失养，导致弛缓不用，故称之为“泄”；咸味本能益肾，过食咸则反伤肾。肾藏精而主骨生髓，肾伤则精髓不生，骨失充养，以致骨痿软不能行立，故称之为“枯”。总而言之，偏嗜酸咸终致肝肾俱伤，精血亏虚，筋骨失养而痿软不用，此即“枯泄相搏，名曰断泄”之意。肝肾既虚，久则精血衰少，营卫气血亦不足。“营卫俱虚，三焦无所

NOTE

御，四属断绝”，历代注家有不同认识，一般认为是营卫俱虚，不能濡养、温煦全身，四肢之皮、肉、脂、髓失于充养，所以身体日渐消瘦。三焦气化失司，决渎失职，以致湿浊不去，流注于下，故唯独两足肿大。

第二部分自“黄汗出，胫冷”至“便为历节也”，指出黄汗与历节的区别。历节病与黄汗病均可见黄汗出，但前者两胫发热，后者两胫发冷。此外，历节病多见关节肿痛处出黄汗，而黄汗病为全身出黄汗，且无关节肿痛，可资辨别。

5. 胃有蕴热，复感风湿

【原文】

趺陽脉浮而滑，滑則穀氣實，浮則汗自出。（5）

【释义】

本条论述胃有蕴热、复感风湿的历节病机。趺阳脉候胃气，脉滑为谷气实，谷气实则胃热盛；脉浮为风，风性疏泄，则腠理开。胃热盛而腠理开，故汗自出。假如汗出当风，或汗出入水中，内外相感，亦能成为历节病。

【辨治要领】

历节病由内虚外邪相合而成，故临床上在祛风散寒化湿的同时，应注意补肝肾、益气血，可根据证候加入杜仲、桑寄生、当归、黄芪等药物。

（二）证治

1. 风湿历节

【原文】

諸肢節疼痛，身體魁羸①[1]，脚腫如脱[2]，頭眩短氣，温温[3]欲吐，桂枝芍藥知母湯主之。（8）

桂枝芍藥知母湯方：

桂枝四兩　芍藥三兩　甘草二兩　麻黄二兩　生薑五兩　白术五兩　知母四兩　防風四兩　附子二枚（炮）

上九味，以水七升，煮取二升，温服七合，日三服。

【校勘】

①魁羸：原作“魁瘰”，据赵开美本改。

【注释】

[1] 身体魁羸：形容关节肿大，身体瘦弱。

[2] 脚肿如脱：两脚肿胀，且麻木不仁，似与身体脱离。

[3] 温温：作“蕴蕴”解，指心中郁郁不舒。

【释义】

本条论述风湿历节的证治。关节疼痛是因风湿流注于筋脉关节，气血通行不畅所致。身体逐渐消瘦，痛久不解，正气日衰，邪气日盛，湿无出路，渐次化热伤阴，流注下肢，则两脚肿胀且麻木不仁。风与湿邪上犯，清阳不升，则头眩；湿阻中焦，气机不利则短气，胃失和降则呕恶。治以桂枝芍药知母汤祛风除湿，温经散寒，佐以滋阴清热。方中桂枝与附子通阳宣痹，温经散寒；桂枝配麻黄、防风，祛风而温散表湿；白术、附子助阳除湿；知母、芍药益阴清热；甘草和胃调中。诸药相伍，表里兼顾，且有温散而不伤阴、养阴而不碍阳之妙。

NOTE

本证发热是由风湿郁遏日久所致，所生邪热进而伤及阴液，故治以祛邪为首务，兼顾养阴，俾风湿去，则痹宣经通，热去阴复，诸证可愈。

【辨治要领】

（1）本证辨证要点为身体消瘦，关节疼痛、肿大或变形。

（2）本证病程日久，本虚标实，桂枝芍药知母汤祛风散寒与益阴清热并用，因此，临床上应根据证候的复杂情况，或扶正祛邪同用，或寒温药物并投。

【临床应用】

本方可用于感受风湿，化热伤阴之痹证。其症见发热恶寒，遍身关节疼痛、肿大并伴有灼热，或全身表现为虚寒之象而局部有热者。若掣痛难以屈伸，得热痛减者，重用麻黄、附子；身体关节重着肿胀，遇阴雨加剧者，重用白术；湿已化热，关节红肿热痛者，重用芍药、甘草、知母。目前常用本方治疗急慢性风湿性关节炎、类风湿性关节炎以及神经痛等。本方治疗类风湿性关节炎发热者，加生石膏、薏苡仁；血虚肢节肥大者，加鸡血藤、鹿衔草；湿盛肢节肿大者，加萆薢、泽泻、防己；气虚者，加黄芪。若服药后见胃脘不适，可与蜂蜜同服。

2. 寒湿历节

【原文】

病歷節不可屈伸，疼痛，烏頭湯主之。（10）

烏頭湯方：治脚氣疼痛，不可屈伸。

麻黄　芍藥　黄耆各三兩　甘草三兩（炙）　川烏五枚（㕮咀，以蜜二升，煎取一升，即出烏頭）

上五味，㕮咀四味，以水三升，煮取一升，去滓，内蜜煎中，更煎之，服七合。不知，盡服之。

【释义】

本条论述寒湿历节病的证治。寒性收引凝滞，故寒湿之邪痹阻关节，可致气血运行阻滞而关节疼痛剧烈，屈伸活动不利。治当温经散寒，除湿宣痹，方用乌头汤。方中乌头温经散寒，除湿止痛；麻黄宣散透表，以祛寒湿；芍药敛阴养血，配甘草缓急止痛；黄芪益气固卫，助麻黄、乌头温经止痛；白蜜甘缓，解乌头之毒。诸药相伍，使寒湿得去而阳气宣通，关节疼痛解除而屈伸自如。

表 5–2　风湿历节与寒湿历节的鉴别

	风湿历节	寒湿历节
病机	风寒湿痹阻日久，渐次化热伤阴	寒湿痹阻
症状	诸肢节疼痛，身体魁羸，脚肿如脱，头眩短气，温温欲吐	关节剧痛，痛处不移，不可屈伸
治法	祛风利湿，温经散寒，清热养阴	温经散寒，除湿宣痹
主方	桂枝芍药知母汤	乌头汤

本条与上条同为历节病，但两者在病机、症状和治法上均不同。桂枝芍药知母汤治风湿历节，以关节肿痛、痛处游走、发热为主，故治疗重在祛风除湿，行痹清热；乌头汤治寒湿历节，以关节疼痛不可屈伸、遇冷加剧为主，故治疗专于温经祛寒，除湿止痛。

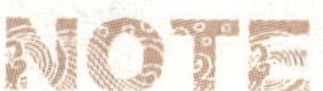

【辨治要领】

（1）本证的辨证要点为关节疼痛剧烈，遇冷加剧，关节不可屈伸。

（2）乌头汤主治寒湿历节，重用川乌，配以麻黄，温经散寒、化湿止痛是其要点。

（3）注意药物配伍和煎煮方法，以减轻药物毒副作用，是张仲景重要论治思想之一。本方配以芍药、甘草，并用蜜煎乌头，旨在发挥乌头治疗作用的同时防止其毒副作用。

【临床应用】

本方可治疗风湿性关节炎、类风湿性关节炎、肩关节周围炎、三叉神经痛、腰椎骨质增生症属寒湿痹阻者。

临证时要注意随证加减用药：病在上肢者，加桑枝、秦艽；病在下肢者，加桑寄生、牛膝；寒甚痛剧者，加草乌、桂枝；病久夹有瘀血者，加乳香、没药、全蝎、蜈蚣、乌梢蛇；兼气血两亏者，加人参、当归；寒阻痰凝，兼有麻木者，酌加半夏、桂枝、南星、防风；病久肝肾阴虚，关节畸形，酌加当归、牛膝、枸杞子、熟地等。此外，有用本方加虫类药治疗硬皮病获效者。

方中乌头为峻猛有毒之品，需炮制后使用，且煎药时间宜长，或与蜂蜜同煎，以减其毒性。服乌头汤后，若唇舌肢体麻木，甚至昏眩吐泻，应予注意。如脉搏、呼吸、神志等方面无大的变化，则为“瞑眩”反应。古人有“药弗瞑眩，厥疾难瘳”之说。如服后见呼吸急促、心跳加快、脉搏有间歇等现象，甚至神志昏迷，则为中毒反应，应当立即采取急救措施。

【医案举例】

王某，女，23岁，农民。1977年10月18日就诊。自述3天前因挖井下水，又感风邪，而致双膝关节冷痛难忍，不能行走，伸屈痛甚，关节肿胀，右膝明显，急赴本院求治。服桂枝芍药知母汤之类2剂后，痛非不减，反而加重。现膝部痛如锥刺，局部发凉，不时呼叫，屈伸不利，不能坐、立、行，只能取卧位。检查：血白细胞计数12×10^9/L，中性粒细胞75%，血沉24mm / h。舌质淡，苔白，脉沉紧。证属气血亏虚，寒湿阻络。治宜补气养血，散寒除湿，活络止痛。遵《金匮要略》乌头汤加味：黄芪15g，白芍30g，制乌头12g，麻黄15g，桂枝10g，木瓜30g，防己20g，炙甘草6g。生姜3片、大枣5枚为引。上方服2剂后，膝关节疼痛明显减轻，肿消过半，能坐、站一时许，行走丈余，但夜间仍痛，舌质淡，苔白，脉沉细微迟。寒湿未尽，原方加干姜12g，又服4剂，膝关节痛肿基本消失。为巩固疗效，又以前方加减服5剂，痛止，行走方便。[王海洲.运用经方治疗急症验案四则.国医论坛，1990，（1）：17]

【原文】

礬石湯：治脚氣衝心。

礬石二兩

上一味，以漿水一斗五升，煎三五沸，浸脚良。

【释义】

本条论脚气冲心的外治法。脚气病以腿脚肿胀痛重，或软弱无力、麻木不仁为特点，严重时可发展为脚气冲心，出现心悸、气急、胸中胀闷、呕吐等症。此病乃心阳不振、脾肾两虚所致。脾虚水湿不运，肾虚气化失常，以致湿浊内盛，并乘心阳之虚上冲于心，故见上述诸症。用矾石汤外洗，可燥湿降浊，清热解毒。

NOTE

【原文】

附方：《古今錄驗》續命湯治中風痱，身體不能自收，口不能言，冒昧不知痛處，或拘急不得轉側姚云：與大續命同，兼治婦人產後去血者及老人小兒。

麻黄　桂枝　當歸　人參　石膏　乾薑　甘草各三兩　芎藭一兩　杏仁四十枚

上九味，以水一斗，煮取四升，温服一升，當小汗，薄覆脊，憑几坐，汗出則愈；不汗，更服。無所禁，勿當風。并治但伏不得卧，咳逆上氣，面目浮腫。

《千金》三黄湯治中風，手足拘急，百節疼痛，煩熱心亂，惡寒，經日不欲飲食。

麻黄五分　獨活四分　細辛二分　黄耆二分　黄芩三分

上五味，以水六升，煮取二升，分温三服。一服小汗，二服大汗。心熱加大黄二分，腹滿加枳實一枚，氣逆加人參三分，悸加牡蠣三分，渴加栝樓根三分，先有寒加附子一枚。

《近效方》术附湯治風虛頭重眩，苦極，不知食味，暖肌補中，益精氣。

白术二兩　附子一枚半（炮，去皮）　甘草一兩（炙）

上三味，锉，每五錢匕，薑五片，棗一枚。水盞半，煎七成，去滓，温服。

崔氏八味丸治脚氣上入，少腹不仁。

乾地黄八兩　山茱萸四兩　薯蕷四两　澤瀉　茯苓　牡丹皮各三兩　桂枝一两　附子一兩（炮）

上八味，末之，煉蜜和丸，梧子大。酒下十五丸，日再服。

《千金方》越婢加术湯治肉極，熱則身體津脱，腠理開，汗大泄，厲風氣，下焦脚弱。

麻黄六兩　石膏半斤　生薑三兩　甘草二兩　白术四兩　大棗十五枚

上六味，以水六升，先煮麻黄，去上沫，内諸藥，煮取三升，分温三服。惡風加附子一枚（炮）。

小　结

【关键词】

中风　历节　桂枝芍药知母汤　乌头汤

Key Words

ZhongFeng（Apoplexy）; LiJie（acute arthritis）; Guizhi Shaoyao Zhimu Tang（Decoction Ramulus Cinnamomi, Radix Paeoniae and Rhizoma Anemarrhenae）; Wutou Tang（Decoction Rhizoma Aconiti）

【本篇要点】

1. 本篇论述了中风和历节的病因病机、脉症特点及辨证分型，并确立了具体治法。中风的形成，责之于内外两端：内因脏腑虚弱，气血不足；外因风邪入中，以致经络瘀阻，脏腑功能失常，出现口眼㖞斜、半身不遂，甚则昏不识人。根据邪入的深浅、病情的轻重，本病又可分为在络、在经、入腑、入脏。

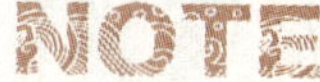

2. 历节病以关节“不可屈伸”“其痛如掣”“诸肢节疼痛，身体魁羸”为主要临床表现。亦有称“白虎历节”者，意即其疼痛如同虎咬。现在一般认为历节病属于痹证的一种，其关节病变比较明显，以关节变形、疼痛、活动受限、僵硬为特征。历节病以肝肾气血不足为内因，风寒湿邪侵犯为诱因。治疗以祛邪通阳宣痹为主，佐以滋补肝肾，或益气养血。若偏于风湿化热伤阴者，用桂枝芍药知母汤；偏于寒湿者，用乌头汤。

血痹虚劳病脉证并治第六

本篇论述了血痹病、虚劳病的脉因证治。

血痹病以肢体局部肌肤麻木为主症，由气血不足，加被微风所引起。血痹与痹证有所不同，后者以肢体筋骨关节疼痛为主症，是风寒湿三气杂感所致，两者应予以鉴别。

虚劳病是劳伤所致的慢性衰弱性疾病的总称。与后世所说的肺痨有所区别。由于论述的重点包括阴阳气血两虚，以及因虚而招邪，因虚而致瘀等，故与一般《中医内科学》中泛论各种虚证有所区别。

因血痹与虚劳发病皆与阴阳气血亏虚有关，治疗皆以扶正为主，兼以祛邪，故合为一篇讨论。

一、血痹病

（一）成因与轻证证治

【原文】

問曰：血痹病從何得之？師曰：夫尊榮人[1]，骨弱肌膚盛，重因疲勞汗出，卧不時動摇，加被微風，遂得之。但以脉自微濇，在寸口、關上小緊，宜鍼引陽氣，令脉和緊去則愈。(1)

【注释】

[1] 尊荣人：养尊处优的人。

【释义】

本条论述血痹的成因与轻证的证治。凡养尊处优的人，肌肉虽然丰盛，实则筋骨脆弱，腠理不固，因而抵抗病邪的能力薄弱。这种有余于外，不足于内的人，每因稍事活动，即体倦汗出，或心烦不安而睡时辗转反侧，且极易感受风邪。风邪虽微，亦足以引起血痹。由此可见，血痹病的形成，气血不足为主因，外为风邪诱发，血行不畅所致。脉微为阳微，涩为血滞，是气虚卫阳不足、血行不畅的反映；脉紧为外受风寒之征，由于受邪较浅，所以紧脉只见于寸口和关上。因血行不畅，阳气为邪气所阻，以致血行滞涩，故用针刺以导引阳气，阳气行则邪气去，邪去则脉和而不紧。如此，则血痹之轻证可愈。可见，因阳气不行而致血滞之病，不当独治血分，而应以通行阳气为主，令气行则血行；因微风而诱发气血不行者，亦不当独祛邪气，而应以流通气血为主，此即“血行风自灭”之意。

（二）重证证治

【原文】

血痹陰陽俱微[1]，寸口關上微，尺中小緊，外證身體不仁[2]，如風痹狀，黄耆桂枝五物湯主之。(2)

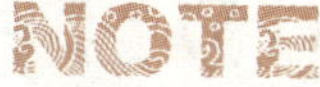

黄耆桂枝五物湯方：

黄耆三兩　芍藥三兩　桂枝三兩　生薑六兩　大棗十二枚

上五味，以水六升，煮取二升，温服七合，日三服一方有人參。

【注释】

［1］阴阳俱微：此指营卫气血皆不足。

［2］不仁：肌肤麻木或感觉迟钝。

【释义】

本条论述血痹重证的证治。阴阳俱微是素体营卫气血不足；寸口关上微，尺中小紧，是阳气不足、阴血涩滞的表现，即阳不足而阴为痹。血痹病以局部肌肤麻木不仁为特征，如受邪较重，可兼有酸痛感，所以说“如风痹状”。但血痹与风痹是有区别的：前者以麻木为主，后者以疼痛为主。黄芪桂枝五物汤，即桂枝汤去甘草，倍生姜，加黄芪组成。方中黄芪甘温益气，倍生姜助桂枝以通阳行痹，芍药和营理血，生姜、大枣调和营卫。五药相合，温、补、通、调并用，共奏益气通阳、和营行痹之效。

本条与前条相比较，虚的程度较重，受邪亦较深，针刺治疗已难以胜任，故用黄芪桂枝五物汤甘温益气，通阳行痹，即《灵枢·邪气脏腑病形》篇“阴阳形气俱不足，勿取以针，而调以甘药”之意。临床上本证亦可采用针药并治法，效果更佳。

表 6–1　血痹轻证与血痹重证的鉴别

	血痹轻证	血痹重证
感邪深浅	感邪较浅	感邪较深
脉象	寸口、关上小紧	尺中小紧
正虚程度	较轻	较重
治疗方法	针刺引动阳气，祛除风邪	内服黄芪桂枝五物汤，助阳和营，益气祛风

【辨治要领】

（1）血痹以肢体局部肌肤麻木、脉涩为其特点。

（2）临床治病应按证情的轻重选择合适的治疗手段。上述原文对血痹病的轻证采用针引阳气，重证用黄芪桂枝五物汤，就是明证。

【临床应用】

本方具有振奋阳气、温通血脉、调畅营卫的作用，所以，凡证属气虚血滞，营卫不和者，皆可选用。血痹病舌质紫暗、脉沉细涩者，可加当归、川芎、红花、鸡血藤；产后身痛可重用黄芪、桂枝；下肢痛加杜仲、牛膝、木瓜；上肢痛加防风、秦艽、羌活；腰疼重加补骨脂、川断、狗脊、肉桂等。

本方对小儿麻痹症、雷诺病、风湿性关节炎、周围神经损伤、腓肠肌麻痹、低钙性抽搐、肢端血管功能障碍、重症肌无力、硬皮病等四肢疾患属营卫不和，血行滞涩者有较好疗效。

【医案举例】

沈某，女，35 岁。产后半个月，先觉上肢麻木，后觉下肢麻木，有时酸楚。现有症状：上下肢常觉麻木不仁、酸楚、恶风怕冷，时已初夏，棉衣着而不能脱，多汗，面无华色，精神疲倦，头眩心慌，舌淡苔白，脉象虚大。病属气血亏虚，风寒痹阻证；治宜益气养血，祛风散寒，调和营卫；方用黄芪桂枝五物汤加减。黄芪 12g，芍药 10g，桂枝 10g，生姜 3 片，大枣 3

NOTE

枚，当归10g，川芎5g。10剂，水煎服。服药10剂后，肢体麻木、酸楚诸症乃除，说明风寒得祛，气血和调，遂告痊愈。[张谷才.从《金匮》方来谈痹证的治疗.辽宁中医杂志，1980，(9)：20]

二、虚劳病

（一）脉象总纲

【原文】

夫男子平人[1]，脉大為勞，極虛亦為勞。(3)

【注释】

[1]平人：外形好像无病，其实内脏气血已经虚损之人。

【释义】

本条论述虚劳病脉象总纲。条文之首"男子"二字，非指虚劳全是男子为病，而是重视房劳伤肾，肾虚精亏的病因病机。脉大是大而无力，为有余于外、不足于内的脉象。凡真阴不足，虚阳外浮者，脉多大或浮大或芤。极虚，是轻按则软，重按极无力，为精气内损的脉象。脉大与极虚，虽形态不同，但都是虚劳病的脉象。

【辨治要领】

(1)据脉辨病，是张仲景诊治疾病的一大特色。临床上有些病人虽然外表看似无病，但在脉象上已反映出来。这说明脉诊在临床上具有重要作用，应予重视。

(2)同一种病证可出现不同的脉象，故临床诊脉应仔细体察。虚劳是阴阳气血不足，虽可见"脉大"，但仔细辨别当是脉大无力。

（二）病机与辨证

1. 阴血亏虚

【原文】

男子面色薄[1]者，主渴及亡血，卒喘悸[2]，脉浮者，裏虛也。(4)

【注释】

[1]面色薄：面色淡白无华。

[2]卒喘悸：病人稍微动作，即突然气喘、心悸。卒，同"猝"。

【释义】

本条论述阴血亏虚的虚劳脉症。心主血，其华在面，阴血亏虚，不能上荣于面，故面色白而无华；血虚心失所养则心悸；血虚阴亏而津液不足，则口渴；肾主纳气，肾虚则肾不纳气而喘；气虚不能摄血故亡血，阴血亏虚故见脉浮大无力，是阳浮于上的表现。本条脉浮里虚，与《脏腑经络先后病》篇的"浮者在后，其病在里"之意相似，前后可以合参。

2. 气血不足

【原文】

男子脉虛沉弦，無寒熱，短氣裏急[1]，小便不利，面色白，時目瞑[2]，兼衄，少腹滿，此為勞使之然。(5)

【注释】

[1]短气里急：指呼吸急促，腹中拘急。

NOTE

［2］目瞑：闭眼为“瞑”，虚劳之人精神不足故也。

【释义】

本条论述气血不足的虚劳脉症。虚劳见到脉沉弦无力，又无外感寒热症状，是气血两虚的征象。面白、目瞑由肝脾血虚所致；脾气虚弱，不能统摄血液，故衄血；肾气虚衰，不能纳气，则见短气；肾阳不足，失于温煦，故里急；肾阳虚衰，不能温化水气，故小便不利，少腹满。凡此脉症，都属于虚劳范畴，所以说“此为劳使之然”。

3. 虚劳脱气

【原文】

脉沉小遲，名脱氣[1]，其人疾行則喘喝[2]，手足逆寒，腹滿，甚則溏泄，食不消化也。（11）

【注释】

［1］脱气：阳气虚衰的病机。

［2］喘喝：气喘。

【释义】

本条论述虚劳脱气属脾肾阳虚的脉症。脉沉小迟是脾肾阳虚的反映；肾虚不能纳气，则疾行气喘；阳虚不能温煦，则手足逆冷；脾肾阳虚，腐熟和运化水谷功能减退，则腹满便溏，饮食不化。本条脉症以脾肾阳虚为主，故前人多主张用附子理中汤以温脾肾之阳，临床可以参考运用。

4. 虚劳无子

【原文】

男子脉浮弱而濇，為無子，精氣清冷一作冷。（7）

【释义】

本条论述虚劳无子的脉症。阳虚精亏，真阳不足，虚阳浮越，则脉浮弱；精亏血少，则脉涩；阳虚不温，精亏不盈，故见精液稀薄而清冷；精气亏虚，不能授胎，故无子。正如巢元方所云：“丈夫无子者，其精清如水，冷如冰铁，皆为无子之候。”治疗当温肾填精，曹颖甫主张用当归生姜羊肉汤。

5. 虚劳盗汗

【原文】

男子平人，脉虚弱細微者，喜盗汗也。（9）

【释义】

本条论述虚劳盗汗的脉象。“男子平人”之意与第三条同。脉见虚弱细微，表明气血阴阳皆虚。阳虚不能外固，阴虚不能内守，故易发生盗汗。在临床上治疗这类盗汗可选用桂枝加龙骨牡蛎汤，或用《外台秘要》所引的《小品》二加龙骨汤（即桂枝加龙骨牡蛎汤去桂枝，加附子、白薇）。如属阴虚火旺的盗汗，脉浮数或弦细、舌红、心烦者，则可用《兰室秘藏》当归六黄汤（当归、生地黄、熟地黄、黄柏、黄芩、黄连、黄芪）化裁治疗。

6. 虚劳脉大

【原文】

人年五六十，其病脉大者，痹侠背行[1]，若腸鳴、馬刀侠瘿[2]者，皆為勞得之。（10）

NOTE

【注释】

［1］痹侠背行：脊柱两旁有麻木感。

［2］马刀侠瘿：生于腋下形如马刀的名“马刀”，生于颈旁如贯珠的名“侠瘿”。

【释义】

本条论述虚劳病的三种证候。人年五六十，其脉大，按之无力，为精气内衰、经脉失养，所以脊背有麻木感觉；若腹中肠鸣，则为脾气虚寒，运化失职所致；如患马刀侠瘿，则为阴虚内热与痰搏结所致。以上三种病证虽有虚寒、虚热、夹痰的不同，但皆为劳伤所致。

7. 虚劳革脉

【原文】

脉弦而大，弦則為減，大則為芤，減則為寒，芤則為虛，虛寒相搏，此名為革。婦人則半産漏下[1]，男子則亡血失精。（12）

【注释】

［1］漏下：非月经期间下血，淋漓不断，亦称“经漏”。

【释义】

本条论述虚劳精血亏损的革脉。革脉包含弦大两脉，但弦脉是按之不移，而革脉的弦，重按则减，所以说弦则为减；大脉洪大有力，但革脉之大，是大而中空，类似芤象，所以说大则为芤。重按减弱的脉象主寒，大而中空的脉象主虚，两脉相合则为革脉。所以说虚寒相搏，此名为革。革脉为外强中空，如按鼓皮，主精血亏损，故妇人见革脉是漏下或半产，男子见革脉为亡血或失精。

8. 虚劳与季节

【原文】

勞之為病，其脉浮大，手足煩，春夏劇，秋冬瘥，陰寒[1]精自出，酸削[2]不能行。（6）

【注释】

［1］阴寒：前阴寒冷。

［2］酸削：两腿酸痛消瘦。

【释义】

本条论述阴虚虚劳的症状与季节的关系。脉浮大，手足烦热是阴虚阳浮于外，或阴虚生内热所致，证属阴虚阳亢。春夏木火炎盛，阳气外浮，则阴愈虚，故病加重；秋冬金水相生，阳气内藏，故病减轻。阴损及阳，肾阳衰竭，不能温煦，故前阴寒冷而滑精。精失则肾更虚，肾虚则骨弱，故两腿酸痛消瘦，不能行动。

以上8条原文，大多涉及阴阳（气血）两虚，这是由于阴阳互根，虚劳病久，阴虚之极必损阳，阳虚之极必伤阴。就五脏而言，因肾为先天之本、真阳真阴所寄之处，脾为后天之本、气血生化之源，故虚劳病发展到一定阶段，往往以脾肾证候表现较为明显。

（三）证治

1. 虚劳失精

【原文】

夫失精家[1]，少腹弦急，陰頭寒，目眩一作目眶痛髮落，脉極虛芤遲，為清穀、亡

NOTE

血、失精。脉得諸芤動微緊，男子失精，女子夢交[2]，桂枝加龍骨牡蠣湯主之。（8）

桂枝加龍骨牡蠣湯方《小品》云虚弱浮熱汗出者，除桂，加白薇、附子各三分，故曰二加龍骨湯：

桂枝　芍藥　生薑各三兩　甘草二兩　大棗十二枚　龍骨　牡蠣各三兩

上七味，以水七升，煮取三升，分温三服。

【注释】

[1] 失精家：经常梦遗、滑精的人。

[2] 梦交：夜梦性交。

【释义】

本条论述虚劳失精梦交的证治。久患失精的病人，阴精损耗难复，精血不能上荣头目，则目眩发落。遗精日久阴损及阳，肾阳亏虚不能温煦，故少腹弦急，外阴部寒冷。“脉极虚芤迟……女子梦交”，说明同一种疾病可出现不同的脉象，如失精家既可见极虚芤迟之脉，亦可见芤动微紧之脉；反之，不同的疾病又可见到相同之脉，如失精、亡血、下利清谷均可见极虚芤迟之脉，失精、梦交可见芤动微紧之脉。极虚芤迟和芤动微紧属同类脉象，均为阴阳两虚所致。阳失去阴的涵养，则浮而不敛；阴失去阳的固摄，则走而不守。阴阳不和，心肾不交，治用桂枝加龙骨牡蛎汤调和阴阳，潜阳固涩。如阳能固涩，阴能内守，则诸症可愈。桂枝加龙骨牡蛎汤由桂枝汤加龙骨、牡蛎组成。外证得桂枝汤可调和营卫以固表，内证得之则交通阴阳而守中，加龙骨、牡蛎则具有潜镇固涩之力。

【辨治要领】

调和阴阳是张仲景治病的特色之一。虚劳失精可以是阳虚不固，也可以是阴虚火旺。本条属阴阳两虚、阴阳不和，故用桂枝汤调和阴阳，加龙骨、牡蛎潜镇固涩。

【临床应用】

本方临床上并不限于失精、梦交，对自汗、盗汗、偏汗、遗尿、乳泣、不射精、早泄、阳痿、脱发、神经官能症、冠心病、小儿夜啼、妇女带下、月经周期性精神病等辨证属阴阳俱虚，不能阳固阴守者，皆有较好疗效。还有用本方加减治疗小儿肺炎后期正虚邪恋、虚多实少之证，亦获得良好疗效。

【医案举例】

卫某，男，24岁，学生。1998年12月29日初诊：频频遗精半年余，始则每月1～2次，近则每夜必遗，头昏腰酸，四肢乏力，遍服金锁固精丸、大补阴丸、知柏地黄丸等方，均乏著效。舌质淡红，苔薄白，脉沉涩。证系心阳不足，寒水内盛，治宜温心安肾，安神涩精。方予桂枝加龙骨牡蛎汤加味：川桂枝、炒白芍、炙甘草各10g，淮山药、补骨脂、煅龙骨、煅牡蛎各12g，大枣10枚，生姜3片，水煎取汁，日2服，忌手淫。1999年1月10日复诊：诉服药5剂仅遗精1次。原方又进5剂，未再遗精。苔脉如前，原方加覆盆子、桑寄生，连服20余剂病愈。（张笑平．金匮要略临床新解．合肥：安徽科学技术出版社，2001.）

【原文】

天雄散方：

天雄三兩（炮）　白术八兩　桂枝六兩　龍骨三兩

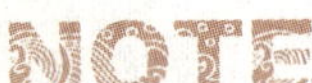

上四味，杵為散，酒服半錢匕，日三服，不知，稍增之。

【释义】

据《方药考》云："此为补阳摄阴之方，治男子失精，腰膝冷痛。"可见本方用于阳虚失精的证治。方中天雄能壮命门之阳以补先天之本，是为君药；白术健脾以培精气之源，桂枝助天雄壮阳补虚，皆为臣药；龙骨收敛浮阳，固摄阴精，是为佐药。全方共奏温阳摄精之功。

【临床应用】

本方对男子肾阳虚衰而见阳痿、失精、腰膝冷痛者有良效。方中天雄与桂枝为辛热温散之品，非脾肾阳虚者，切勿轻易使用。

2. 虚劳里急

【原文】

虚勞裏急[1]，悸，衄，腹中痛，夢失精，四肢痠疼，手足煩熱，咽乾口燥，小建中湯主之。(13)

小建中湯方：

桂枝三兩（去皮） 甘草三兩（炙） 大棗十二枚 芍藥六兩 生薑三兩 膠飴一升

上六味，以水七升，煮取三升，去滓，內膠飴，更上微火消解，溫服一升，日三服嘔家不可用建中湯，以甜故也。

《千金》療男女因積冷氣滯，或大病後不復常，苦四肢沉重，骨肉痠疼，吸吸少氣，行動喘乏，胸滿氣急，腰背強痛，心中虛悸，咽乾唇燥，面體少色，或飲食無味，脅肋腹脹，頭重不舉，多卧少起，甚者積年，輕者百日，漸致瘦弱，五藏氣竭，則難可復常，六脉俱不足，虛寒乏氣，少腹拘急，羸瘠百病，名曰黄耆建中湯，又有人參二兩。

【注释】

[1] 里急：腹中有拘急感，但按之不硬。

【释义】

本条论述脾胃阴阳两虚虚劳里急的证治。阴阳本来是互相维系的，由于虚劳病的发展，不仅阴虚及阳，阳虚及阴，而且阴阳两虚可出现寒热错杂之证。究其原因，关键在于脾胃。一是脾胃为气血生化之源，脾胃病久，营养之源不继，气血并亏；二是脾胃为阴阳升降之枢，中虚失运，则阴阳升降失序。如偏于热，则为衄，为手足烦热，为咽干口燥；偏于寒则为里急，为腹痛。心营不足则心悸；阳虚阴不内守，则梦遗失精。气血不足，不能营养四肢，则酸痛。所有这些，皆是气血亏虚、阴阳失调的虚象。根据"治病求本"的原则，不应简单地以热治寒，以寒治热，而应和其阴阳。《金匮要略心典》说："欲求阴阳之和者，必于中气，求中气之立者，必以建中也。"由此可见，在阴阳两虚的情况下，惟有用甘温之剂以恢复脾胃的健运功能，使气血自生，升降自调，偏寒偏热的症状才能消失。

小建中汤由桂枝汤倍用芍药加饴糖组成。虽以甘温补脾为主，但酸甘可以化阴，甘温可以助阳，故能调和阴阳。方中饴糖、甘草、大枣甘以建中缓急，桂枝、生姜辛以通阳调卫，芍药酸以和营止痛。小建中汤偏于甘温，辨证当以阳虚为主。如阴虚内热明显，见舌红、脉数者，不宜使用。

【辨治要领】

（1）本证为阴阳两虚而偏于阳虚，临床辨证除条文所述症状外，当有自汗、面色不华、舌

NOTE

质淡，脉虚等症。

（2）健脾胃、补中气治疗虚劳病是张仲景"治病求本"、重视脾胃学术思想的集中体现。虚劳病可出现阴阳两虚、气血不足、寒热错杂的症状，然脾胃为后天之本，气血生化之源，故临床应重视健脾胃、补中气的作用。

（3）小建中汤组方关键是在桂枝汤基础上倍用芍药，并加饴糖，从而变调和营卫为建中补脾胃之剂。

（4）小建中汤是补益脾胃的祖方，具有益气生血、调和阴阳之功效，可治疗因脾虚所致的内伤发热。这对李东垣创立补中益气汤及甘温除热方法具有指导意义，影响深远。

【临床应用】

小建中汤临床广泛用于多种消化系统虚弱性病证，如胃脘痛、腹泻、便秘等，特别对消化性溃疡、慢性胃炎、慢性肝炎、贫血、神经衰弱、心律失常、功能性发热等属虚寒者，有较好疗效。

【医案举例】

陈某，女，42岁。患腹痛已年余，经常脐周隐痛，用热水袋温按可止，大便镜检无异常，四肢酸痛，饮食无味，月经愆期，色淡量少，舌苔薄白，脉象沉弦，曾服理中汤无效。此里寒中虚，营卫不足，拟辛甘温阳，酸甘养阴，用小建中汤：桂枝去皮10g，白芍20g，炙草6g，生姜3片，大枣5枚，饴糖30g。服5剂，腹痛、四肢酸痛均减，仍用原方加当归10g，服5剂，月经正常，食欲转佳。（谭日强．金匮要略浅述．北京：人民卫生出版社，1981.）

【原文】

虚勞裏急，諸不足，黄耆建中湯主之於小建中湯内，加黄耆一兩半，餘依上法。氣短胸滿者加生薑；腹滿者，去棗加茯苓一兩半；及療肺虚損不足，補氣加半夏三兩。（14）

【释义】

本条承上条论述脾气虚弱的证治。虚劳里急乃因劳伤内损而腹中拘急，诸不足是气血阴阳俱虚，即上条小建中汤证发展成脾气虚弱者，故于小建中汤内加甘温之黄芪，健脾补虚，扶助阳气。

【临床应用】

本方较小建中汤补虚作用更强。脾胃阴阳两虚偏于气虚者应用黄芪建中汤疗效颇佳。目前常用于溃疡病属虚寒型的患者，症见胃痛日久，痛处喜按，饥饿则痛，得食则减，喜热畏凉，舌苔薄白，脉虚而缓。如有肝胃不和之吐酸、嗳气、呕逆、胀满等，可酌加乌贼骨、煅瓦楞、川楝子。又，本方尚可用于脾胃素虚，卫阳不固，易感外邪者。

3. 虚劳腰痛

【原文】

虚勞腰痛，少腹拘急，小便不利者，八味腎氣丸主之方見脚氣中。（15）

【释义】

本条论述肾气虚的虚劳腰痛证治。腰为肾之外府，肾虚则腰痛；肾气不足，不能化气利水，故少腹拘急、小便不利。治用八味肾气丸温肾助阳，以化肾气。方中以干地黄为主药，滋阴补肾，益髓填精；山茱萸补肝，敛精气；山药健脾益肾精；茯苓健脾益肾；泽泻利湿泄浊，与茯苓相伍，渗湿利尿；丹皮降相火；炮附子、桂枝温补肾阳，鼓舞肾气，意不在补火，而在

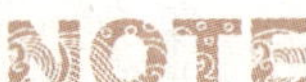

"微微生火，以生肾气"。本方原用桂枝，后改用肉桂，二者虽同属温阳之药，但同中有异。桂枝善于通阳，其性走而不守，故水饮停聚用之较妥；肉桂善于纳气，引火归原，其性守而不走，故命门火衰、虚火上浮、肾不纳气、下焦虚寒、真阳亏损用之较宜。原方干地黄，近多用熟地黄。临床上本方可用丸剂，亦可作汤剂，随症加减。肾气丸在《金匮要略》中先后出现5次，学习时宜前后合参，以加深理解。

【辨治要领】

（1）虚劳腰痛辨证的主要依据是腰部酸痛，劳累时加重，休息可缓解，伴有少腹部拘急不舒，小便不利。

（2）重视补肾是仲景治疗虚劳病的一个特色。因肾为先天之本，主藏精气。本证旨在补益肾气，在干地黄、山茱萸、山药、茯苓、泽泻、丹皮基础上，加桂枝、炮附子，反映了张仲景通过阴阳互生达到阴中求阳的治疗思想。

【临床应用】

八味肾气丸临床应用广泛。凡虚劳病肾气虚、肾阳虚、肾阴阳两虚和肾虚水湿内停者，皆可以本方化裁治之。常用于阳痿早泄、遗精滑精、遗尿尿频、闭经、不孕、泄泻、耳聋耳鸣、眩晕、脱发、痰饮、咳喘、不寐、消渴、水肿等。肾病综合征、慢性肾炎、性功能低下、精少不育、不孕、慢性前列腺炎、尿频遗尿、高血压、糖尿病、慢性支气管哮喘等，证属肾阴阳俱虚而偏于肾阳不足者，也可用本方加减治疗。

4. 虚劳风气百疾

【原文】

虛勞諸不足，風氣[1]百疾，薯蕷丸主之。（16）

薯蕷丸方：

薯蕷三十分　當歸　桂枝　麯　乾地黄　豆黄卷各十分　甘草二十八分　人參七分　芎藭　芍藥　白朮　麥門冬　杏仁各六分　柴胡　桔梗　茯苓各五分　阿膠七分　乾薑三分　白斂二分　防風六分　大棗百枚為膏

上二十一味，末之，煉蜜和丸，如彈子大，空腹酒服一丸，一百丸為劑。

【注释】

［1］风气：泛指病邪，因风为百病之长，风邪侵入人体，能引起多种疾病。

【释义】

本条论述虚劳风气百疾的证治。虚劳病气血阴阳俱虚，抵抗力弱，外邪容易侵入人体致病。因虚劳而感受外邪，治疗时既不能单纯地补虚，亦不能单纯祛邪，而应扶正兼以祛邪，寓祛邪于扶正之中。本证以薯蓣丸调补脾胃，因脾胃为后天之本，是气血营卫生化之源，气血阴阳诸不足者，非脾胃健运，饮食增加，则无由资生恢复。方中重用薯蓣补脾胃，疗虚损，为主药；辅以四君，合干姜、大枣益气温中，四物合麦冬、阿胶养血滋阴，助薯蓣补阴阳气血诸不足；桂枝、防风、柴胡疏散外邪，助薯蓣以祛风；桔梗、杏仁、白蔹下气开郁，豆卷、神曲化湿调中。合而成方，扶正祛邪，补中寓散。凡虚劳夹有风邪，不可专补、专散者，此方可以效法。

【辨治要领】

（1）脾胃是后天之本，气血营卫生化之源，气血阴阳诸不足，必须通过脾胃健运，才能得

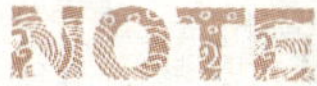

以恢复。临证治疗慢性衰弱性疾患，当以补益脾胃为本。

（2）本条“风气百疾”属慢性久病，故宜缓图而用丸剂。以“百丸为剂”说明治疗此类患者，不可操之过急，否则欲速而不达。

【临床应用】

本条首言“风气百疾”，症状无定，方后又注明“空腹酒服一丸，一百丸为剂”，说明薯蓣丸既可治疗虚劳夹风的头眩、头痛、瘾疹、体痛或麻木等症，又能益卫实表，预防虚劳风气百疾的发生。薯蓣丸临床应用范围较广。近代医家以此治疗肺痨，能明显增强体质，促进空洞愈合；又以本方治疗多种老年性疾病、胃溃疡病、脱肛等，亦有良效。

【医案举例】

冯某，女，36岁，教师。患心悸失眠、头晕目眩数年，耳鸣，潮热盗汗，心神恍惚，多悲善感，记忆力锐减，食少纳呆，食稍有不适即肠鸣腹泻，有时大便燥结，精神倦怠，月经愆期，白带绵绵，且易外感，每感冒即缠绵难愈，已经不能再坚持工作，病休在家。数年来从未间断治疗，经几处医院皆诊断为神经官能症。1963年春，病势日见加重，面色㿠白少华，消瘦憔悴，脉缓而无力，舌淡体胖，舌光无苔。综合以上脉症，颇符合诸虚百损之虚劳证，投以薯蓣丸，治疗3个月之久，共服200丸，诸症如失，完全恢复健康。（赵明锐.经方发挥.太原：山西人民出版社，1982.）

5. 虚劳不寐

【原文】

虛勞虛煩不得眠[1]，酸棗仁湯主之。（17）

酸棗仁湯方：

酸棗仁二升　甘草一兩　知母二兩　茯苓二兩　芎藭二兩　《深師》有生薑二兩

上五味，以水八升，煮酸棗仁，得六升，内諸藥，煮取三升，分温三服。

【注释】

［1］虚烦不得眠：因虚而致心中烦乱，虽卧而不得熟睡。

【释义】

本条论述虚劳不寐的证治。本证由肝阴不足，心血亏虚所致。阴虚内热，神失所养，故症见心烦不得眠。治用酸枣仁汤养阴清热，宁心安神。方中重用酸枣仁养肝阴，知母养阴清热，川芎理血疏肝，茯苓、甘草健脾宁心安神。

酸枣仁汤证与栀子豉汤证均有“虚烦不得眠”的症状，但二者病机与治法明显不同。酸枣仁汤证由肝阴不足，心血亏虚，虚热内扰，心神不安而致“虚烦不得眠”，属虚证，治宜养阴清热，安神宁心。栀子豉汤证为伤寒汗、吐、下后，余热未尽，内扰胸膈而致，属实证，治宜清热透邪除烦。

【辨治要领】

（1）本证的辨证要点是虚烦不眠，烦扰不宁，舌红脉细数。临床可伴潮热、惊悸、盗汗、眩晕等。

（2）本方的要点是重用酸枣仁，起到酸入肝、酸甘化阴的作用。

【临床应用】

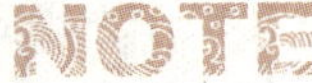

酸枣仁汤对于阴虚内热引起的失眠、盗汗、惊悸、精神抑郁等病症有较好的疗效。临证可

根据病情，随证加减用药。火旺者加黄连；阴虚甚者加百合、生地；烦躁多怒，睡眠不安，加牡蛎、杭芍、石决明；肝阴不足，大便燥结者，可与二至丸合用；素体痰盛，苔腻脉滑，本虚标实者，可与温胆汤合用；精神抑郁，喜悲伤者，可与甘麦大枣汤合用，并酌加夜交藤、合欢皮。

6. 虚劳干血

【原文】

五勞虛極羸瘦，腹滿不能飲食，食傷、憂傷、飲傷、房室傷、饑傷、勞傷、經絡榮衛氣傷，内有乾血，肌膚甲錯，兩目黯黑。緩中補虛，大黃䗪蟲丸主之。(18)

大黃䗪蟲丸方：

大黃十分（蒸） 黃芩二兩 甘草三兩 桃仁一升 杏仁一升 芍藥四兩 乾地黃十兩 乾漆一兩 蝱蟲一升 水蛭百枚 蠐螬一升 䗪蟲半升

上十二味，末之，煉蜜和丸小豆大，酒飲服五丸，日三服。

【释义】

本条论述虚劳干血的证治。五劳、七伤（食伤、忧伤、饮伤、房室伤、饥伤、劳伤、经络营卫气伤）是导致虚劳的病因。劳伤日久不愈，身体极度消瘦。正气虚极，不能推动血脉正常运行，从而产生瘀血，瘀血日久者谓“干血”。瘀血内停，阻滞气机，脾失健运，故腹满不能饮食；瘀血不去，新血不生，肌肤失养，故粗糙如鳞甲状；目睛失养，故两目黯黑。本条因虚致瘀，瘀久成劳，瘀血不去新血不生，故治宜祛瘀生新，以大黄䗪虫丸为主方。方中大黄、䗪虫、桃仁、虻虫、水蛭、蛴螬、干漆活血搜络化瘀；地黄、芍药养血润燥；杏仁理气润肠；黄芩清解郁热；甘草、白蜜益气和中。诸药相合，为久病血瘀之缓剂。因其滋润，攻中寓补，峻剂丸服，意在缓攻，达到扶正不留瘀，祛瘀不伤正的作用，故谓之“缓中补虚”，实为扶正祛瘀之方。

【辨治要领】

（1）本证属虚劳夹瘀，故在虚劳症状基础上，肌肤甲错、两目黯黑是其辨证要点。此外，当见舌有瘀点或瘀斑、脉涩等症。

（2）缓中补虚是张仲景治疗虚劳干血的重要治法。虚劳伴瘀，理应祛瘀，因祛瘀方能生新，然虚劳干血属久病，故只能缓攻瘀血，并扶助正气，这样才能达到扶正祛邪之目的。

【临床应用】

本方常用于良性肿瘤、肝脾肿大、肝硬化、子宫肌瘤、结核性腹膜炎、食管静脉曲张、妇女瘀血经闭、腹部手术后之粘连疼痛、冠心病、高脂血症、脑血栓、脂肪肝、脉管炎等有瘀血征象者。因本方具有很强的破血逐瘀功效，临床也有用本方治疗血栓闭塞性脉管炎、静脉曲张综合征、下肢栓塞性深部静脉炎、四肢浅部静脉炎等周围血管疾病者。

【医案举例】

周某，女，22岁，未婚，长春卷烟厂工人，1996年10月初诊。患者素有月经愆期史，量少，色暗，时有瘀血块，有痛经史。1995年春天，无明显诱因，出现闭经，至今一年又七个月未来潮，现周身乏力，口燥不欲饮水，胸腹胀满，少腹隐痛，痛连腰背，日渐消瘦，纳少，久治未效而来诊。临床所见：患者面色暗红，皮肤干燥，少腹胀痛拒按，双下肢如鱼鳞状，大便燥结，舌质暗红，有瘀斑，舌苔薄黄，脉沉涩。病属虚劳干血之闭经；治宜缓中补虚，祛瘀

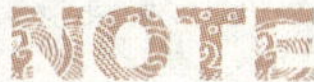

生新；方用大黄䗪虫丸。每日 3 次，每次两丸。患者服药 4 日后月经来潮，经行 6 日，血色暗红有块，量中等，说明瘀血得去，新血得生。经后继服逍遥汤，以调经血，经后 22 天，又以上法服大黄䗪虫丸一周，经血复来如故，次月经行届时而下，终获痊愈。[高鹏翔，徐丹，高鹏武．大黄䗪虫丸治疗闭经 118 例的临床观察．贵阳中医学院学报，2006，28（1）：22]

【原文】

附方：

《千金翼》炙甘草湯一云復脉湯：治虚勞不足，汗出而悶，脉結悸，行動如常，不出百日，危急者，十一日死。

甘草四兩（炙） 桂枝 生薑各三兩 麥門冬半升 麻仁半升 人參 阿膠各二兩 大棗三十枚 生地黄一斤

上九味，以酒七升，水八升，先煮八味，取三升，去滓，内膠消盡，温服一升，日三服。

《肘後》獺肝散：治冷勞，又主鬼疰一門相染。

獺肝一具

炙乾末之，水服方寸匕，日三服。

小 结

【关键词】

血痹 虚劳 干血劳 缓中补虚 黄芪桂枝五物汤 小建中汤 黄芪建中汤 酸枣仁汤 薯蓣丸 大黄䗪虫丸

Key Words

XueBi（arthralgia due to stagnation of blood）; XuLao（consumptive diseases）; Ganxue Lao（emaciation due to blood disorder）; HuanZhongBuXu（relieve middle–Jiao and tonify the deficiency）; Huangqi Guizhi Wuwu Tang（Decoction Five Drugs with Radix Astragali and Rumulus Cinnamomi）; Xiao Jianzhong Tang（Decoction Lesser Jianzhong）; Huangqi Jianzhong Tang（Decoction Radix Astragali Jianzhong）; Suanzaoren Tang（Decoction Semen Ziziphi Spinosae）; Shuyu Wan（Pills of Rhizoma Dioscoreae）; Dahuang Zhechong Wan（Pills of Radix et Rhizoma Rhei and Eupolyphaga seu Steleophaga）

【本篇要点】

1. 血痹病由气血不足，感受风邪，血行不畅，阳气痹阻所引起，以肢体局部麻木不仁或轻微疼痛为特征。在治疗上，轻证可用针刺疗法，稍重的可用黄芪桂枝五物汤，目的皆在于温阳通痹，亦可针药结合治疗。

2. 虚劳病是因虚致损，积损成劳，有阳虚（气虚）、阴虚（血虚）、阴阳两虚的不同。本篇略于治单纯的阴虚或阳虚，而详于病情复杂的阴阳两虚。肾阴亏虚，阴损及阳的失精证，宜用桂枝加龙骨牡蛎汤调和阴阳，固摄精液；脾胃阳虚，阳损及阴的腹痛证，宜用小建中汤甘温健中，调和阴阳；若气虚明显者，宜用黄芪建中汤温中益气，调和阴阳。虚劳腰痛属阳虚者，

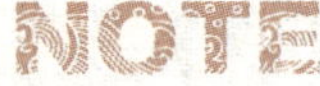

治宜八味肾气丸温补肾气。虚劳兼夹风邪者，治宜薯蓣丸扶正祛邪。虚劳不寐属肝阴虚者，治宜酸枣仁汤养阴清热，宁心安神。虚劳干血者，治宜大黄䗪虫丸祛瘀生新，缓中补虚。

3. 本篇治疗虚劳的特点：一是五脏气血阴阳虚损成劳，在治疗上重视补益脾肾二脏；二是对阴阳两虚的错综复杂病证，治疗的重点是补脾胃，建中气，以达到平衡阴阳的目的；三是虚劳病虚实夹杂，虚多邪少者，宜扶正以祛邪，邪重而致虚者，宜以祛邪为主；四是治法上侧重甘温扶阳，在治疗虚劳的 7 首方剂中有 5 首为甘温调补脾气之方。

NOTE

肺痿肺痈咳嗽上气病脉证并治第七

本篇论述了肺痿、肺痈、咳嗽上气三种疾病的证治。因其病变部位均在肺，故合为一篇讨论。肺痿是肺气痿弱不振，以多唾浊沫、短气为主症，分虚热和虚寒两种证型。肺痈是感受风邪热毒，致使肺生痈脓，以咳嗽、胸痛、吐腥臭脓痰为主症。本篇论述了肺痈三个病理阶段的证治。咳嗽上气，即咳嗽气逆，有虚实之分，本篇所论多是外寒内饮所致咳喘气逆、吐痰或喉中痰鸣、甚则不能平卧的咳喘病证。

一、肺痿

（一）成因、脉症与鉴别

【原文】

問曰：熱在上焦者，因欬為肺痿。肺痿之病，何從得之？師曰：或從汗出，或從嘔吐，或從消渴[1]，小便利數，或從便難，又被快藥[2]下利，重亡津液，故得之。曰：寸口脉數，其人欬，口中反有濁唾涎沫[3]者何？師曰：為肺痿之病。若口中辟辟[4]燥，欬即胸中隱隱痛，脉反滑數，此為肺癰，欬唾膿血。脉數虛者為肺痿，數實者為肺癰。（1）

【注释】

[1] 消渴：指口渴不已，饮水即消。包括消渴病与消渴症。

[2] 快药：泻下峻猛之药。

[3] 浊唾涎沫：浊唾指稠痰，涎沫指稀痰。

[4] 辟辟：形容口中干燥状。

【释义】

本条论述肺痿的成因、肺痿和肺痈的主症及鉴别。条文从开始到“故得之”，论述肺痿的成因；自“寸口脉数”至“咳唾脓血”，指出肺痿和肺痈的主症；最后两句从脉象上对肺痿、肺痈进行了鉴别。

肺为娇脏，喜润恶燥。若上焦有热，肺为热灼则咳，咳久不已，肺气受损，痿弱不振而形成肺痿。导致上焦有热的原因很多，或因发汗过多，或因呕吐频作，或因消渴小便频数量多，或因大便燥结而使用了泻下峻猛的药物，攻下太过。以上种种因素反复损伤津液，阴虚则生内热，从而形成本病。

寸口脉数为上焦有热之象，热在上焦，虚热灼肺，肺气上逆，必然咳嗽。肺气痿弱，津液不能正常输布，反停聚于肺，受热煎熬，遂成痰浊，浊唾涎沫随肺气上逆而吐出，此乃肺痿之特点。

NOTE

若口中干燥，咳则胸中隐隐作痛，脉象滑数，咳唾脓血者，则为肺痈。肺痈是实热蕴肺，与肺痿之虚热显然有别。肺痿、肺痈性质均属热，但肺痿是虚热，故脉数而虚，肺痈是实热，故脉数而实。

【辨治要领】

本条肺痿肺痈两病对举，意在鉴别。两者均有咳嗽、吐痰、脉数，但一虚一实，表现不同，不可混淆。

（二）证治

1. 虚热肺痿

【原文】

大逆①上氣，咽喉不利，止逆下氣者，麥門冬湯主之。（10）

麥門冬湯方：

麥門冬七升　半夏一升　人參二兩　甘草二兩　粳米三合　大棗十二枚

上六味，以水一斗二升，煮取六升，温服一升，日三夜一服。

【校勘】

①大逆：《金匮要略论注》《金匮悬解》等均作“火逆”，宜从。

【释义】

本条论述虚热肺痿的证治。由于津液耗伤，导致肺胃阴虚，虚火上炎，肺气失于清肃，上逆则喘咳；热灼津伤，故咽喉干燥，痰黏难咳。此外，还可有口干欲得凉润、舌红少苔、脉象虚数等症。治疗当滋阴清热，止火逆，降肺气，以麦门冬汤主之。

方中重用麦门冬，养阴润肺，清虚热。半夏下气化痰，性虽温，但与麦门冬相伍则温而不燥。人参、甘草、粳米、大枣养胃益气，使胃得养而气能生津，津液充沛，则虚火自敛，咳逆亦平。

本条原载于咳嗽上气条文中，故有医家认为属虚热咳喘证治，然而大多数医家认为属虚热肺痿之证治。《肘后备急方》即用本方“治肺痿咳唾涎沫不止，咽喉燥而渴”。沈明宗在《金匮要略编注》中说：“余窃拟为肺痿之主方也。”

【辨治要领】

（1）肺痿病虽属阴液亏耗，但肺气痿弱，故方中在以麦门冬为君药滋阴清热的同时，又配伍人参、粳米、甘草、大枣健脾益气。方证相应，收效才会明显。

（2）本病虽属肺燥，因有内生痰浊，故方中补阴与化痰并用，但重用麦门冬，少用半夏，这是配伍特点，应予重视。

（3）咳嗽气喘，或阵发性呛咳，咽喉干燥不利，欲得凉润，舌红少苔，每食辛辣刺激性食物加重，均为阴虚肺热的表现。

【临床应用】

临床上慢性咽炎、慢性支气管炎、百日咳、肺结核、矽肺等表现为肺阴亏虚，虚火上炎者，均可用本方治疗。本方也可以养胃阴，对慢性胃炎、胃及十二指肠溃疡有良好效果。还有报道用此方治疗鼻咽癌、肺癌、喉癌、食管癌放疗后出现的口干、咽干、舌红少津等毒副反应，效果良好。

【医案举例】

李某，女，36岁，已婚，1982年4月8日初诊。患者水肿时起时消2年余，历医十数，

NOTE

用开鬼门、洁净府、去菀陈莝等法，服五苓散、五皮饮、真武汤、疏凿饮子等利水方药，效果不著。经某医院检查化验，诊为“慢性肾炎”，予可地松、环磷酰胺、利尿合剂等治疗，其水肿仍时起时消。医患悉以为苦，遂商恰于我处。查患者一身悉肿，目胞光亮，面白鲜明，两颧红赤，咽喉干燥不利，频频咳吐浊沫，舌体瘦小质红，乏津少苔，脉沉细略数。细揣此案，其病机演变与病证颇与《金匮》之肺痿相似，乃断为“水肿继发肺痿”（虚热型）。拟麦门冬汤加减治之。药用：麦冬30g，太子参20g，法半夏10g，怀山药（代粳米）20g，大枣12g，白芍20g，甘草10g。二诊：上方服完10剂，小便量日渐增多，肿势已轻，浊沫大减。药已中病，遵岳美中教授“慢性病有方有守”之训，原方续服10剂。三诊：服药已1月，水肿消尽，浊沫不吐，为巩固疗效，仍以养阴生津、健脾益肺之剂以善其后。随访5年，病未复发。[唐忠明 . 经方治验三则 . 国医论坛，1989，4（3）：23]

2. 虚寒肺痿

【原文】

肺痿吐涎沫而不欬者，其人不渴，必遺尿，小便數，所以然者，以上虛[1]不能制下故也。此為肺中冷，必眩，多涎唾，甘草乾薑湯以溫之①。若服湯已渴者，屬消渴。（5）

甘草乾薑湯方：

甘草四兩（炙） 乾薑二兩（炮）

上㕮咀，以水三升，煮取一升五合，去滓，分溫再服。

【校勘】

①以温之：《脉经》作“以温其脏”，后无“若服汤已渴者，属消渴”九字。《千金要方》作“若渴者，属消渴法”七字，为小注。

【注释】

[1] 上虚：此指肺虚。

【释义】

本条论述虚寒肺痿的证治。肺痿有虚热和虚寒之分，虚热证是言其常，虚寒是言其变。形成虚寒肺痿的原因，一是虚热肺痿失治，久则阴损及阳；二是素体阳虚，肺中虚冷。上焦阳虚，肺气虚衰，痿弱不振，不能摄纳和输布津液，故频吐涎沫。病属上焦虚寒，故咳嗽不多，口渴不明显。肺主治节，肺气虚寒不能制约下焦，故遗尿、小便数。上焦阳虚，清阳不升，故头眩。治用甘草干姜汤温肺复气。

炙甘草甘温，补中益气；干姜辛温，温复脾肺之阳。两药辛甘合化，重在温中焦之阳以暖肺，因肺为气之主，脾胃为气血生化之源，中阳振，肺可温，寒可消，实乃培土生金之意。

甘草干姜汤也见于《伤寒论》，但两处所用干姜有别，故主治病症及病势也略有不同。《伤寒论》中所用干姜性较猛，主治病势较重的阳虚厥逆证；此处用炮干姜，性较缓，主治病势较缓的虚寒肺痿证。

【辨治要领】

（1）临床辨证应注意知常达变。虚热肺痿是肺痿病中最常见的证型，但虚热日久，阴虚及阳，最终可转化为虚寒肺痿。虚寒肺痿的主症是多涎唾，口淡不渴，小便频数。

NOTE

（2）临床治病还应考虑脏腑间的相互关系，以提高疗效。肺痿病分虚热与虚寒证，分别用麦门冬汤、甘草干姜汤治之，两方都含“培土生金”之意。

【临床应用】

本方除治疗虚寒肺痿外，还常用于眩晕、咳喘、胸痛、胃痛、腹痛、呕吐、吐酸、泄泻、痛经、遗尿、劳淋、过敏性鼻炎等属于虚寒者。

【原文】

附方：《外臺》炙甘草湯：治肺痿涎唾多，心中温温液液者方見虚勞中。

《千金》甘草湯：

甘草

上一味，以水三升，煮減半，分温三服。

《千金》生薑甘草湯：治肺痿欬唾涎沫不止，咽燥而渴。

生薑五兩　人參二兩　甘草四兩　大棗十五枚

上四味，以水七升，煮取三升，分温三服。

《千金》桂枝去芍藥加皂莢湯：治肺痿吐涎沫。

桂枝　生薑各三兩　甘草二兩　大棗十枚　皂莢一枚（去皮子，炙焦）

上五味，以水七升，微微火煮取三升，分温三服。

二、肺痈

（一）病因病机、脉症及预后

【原文】

問曰：病欬逆，脉之何以知此為肺癰？當有膿血，吐之則死，其脉何類？師曰：寸口脉微而數，微則為風，數則為熱；微則汗出，數則惡寒。風中於衛，呼氣不入；熱過於榮，吸而不出。風傷皮毛，熱傷血脉①。風舍於肺②，其人則欬，口乾喘滿，咽燥不渴，多唾濁沫③，時時振寒。熱之所過，血為之凝滯，畜結癰膿，吐如米粥。始萌可救，膿成則死。（2）

【校勘】

①脉：原作“肺”，据《脉经》《千金要方》改。

②舍：原作“含”，据《脉经》《千金要方》改。

③多：原作“时”，据《医统正脉》本改。

【释义】

本条指出肺痈的病因病机、脉症和预后。肺痈病因是外感风邪热毒。初起风热袭于肌表，可表现为寸口脉浮数，还可见自汗出、发热恶寒、咳嗽等症，为“风中于卫”“风伤皮毛”阶段，亦即表证期。其病理为“风中于卫，呼气不入”，病邪尚浅，抵抗力较强，病邪容易祛除。

邪毒留滞在肺，开始生痈，可表现为咳嗽、喘满、多唾浊沫，或咳痰腥臭；热盛津伤，故口燥咽干；热及营分，营阴蒸腾，故不渴；热在气营，阳气入里抗邪，疏于体表而恶寒，“振寒”为恶寒之甚。脉象滑数或数实。此为成痈期，亦即“风舍于肺”阶段。

风热邪毒如随呼吸而深入，到达营分，伤及血脉，热毒炽盛，血液凝滞而败，热盛肉腐，蓄结痈脓。痈脓溃破，可吐出大量米粥样的脓血痰，腥臭异常。此为溃脓期。

肺痈病开始时治疗较容易，化脓后治疗较难，甚或死亡。

NOTE

【辨治要领】

（1）了解疾病的发展规律，有助于对疾病的治疗。本条原文明确了肺痈的三个病理过程：表证期、酿脓期、溃脓期，为宣肺解表、清肺化痰、祛瘀排脓治疗肺痈提供了依据。

（2）肺痈病和其他疾病一样，均应早期治疗。病变早期，风中于卫，病邪较易祛除；热邪进入营血分，治疗较难，预后较差。

（二）证治

1. 邪实壅滞

【原文】

肺癰，喘不得卧，葶藶大棗瀉肺湯主之。（11）

葶藶大棗瀉肺湯方：

葶藶（熬令黄色，擣丸如彈丸大） 大棗十二枚

上先以水三升，煮棗取二升，去棗，内葶藶，煮取一升，頓服。

肺癰胸滿脹，一身面目浮腫，鼻塞清涕出，不聞香臭酸辛，欬逆上氣，喘鳴迫塞，葶藶大棗瀉肺湯主之方見上，三日一劑，可至三四劑，此先服小青龍湯一劑，乃進。小青龍湯方見欬嗽門中。（15）

【释义】

以上两条论述肺痈邪实壅滞的证治。邪犯于肺，肺气壅滞，故咳嗽上气，喘鸣迫塞，胸部胀满而不能平卧；肺失通调，不能输布津液，水气停留，则一身面目浮肿，肺窍不利，故鼻塞，流清涕，嗅觉失灵，不闻香臭酸辛。病属邪热痰浊壅盛、肺气壅塞的邪实气逆，治当葶苈大枣泻肺汤开泄肺气，逐痰去壅。方中葶苈子辛苦寒，能开泻肺气，逐一切痰浊水湿之实邪。因恐其药猛而伤正气，故配以大枣甘温安中，并缓和药性。

【辨治要领】

（1）实邪壅肺，故主症是胸闷气急，喘不得卧。葶苈大枣泻肺汤泄肺之实邪，无论是痰饮内阻还是痰热，抑或是本篇的痈脓，只要是肺气壅滞，皆可使用。

（2）第15条原文有“鼻塞清涕出”之表证，又有饮邪阻肺之里证，可先服小青龙汤，既解表邪，又化里饮。但表证较轻，所以仅服小青龙汤一剂，即转服葶苈大枣泻肺汤，泻肺行水，以治里饮为主。

【临床应用】

葶苈大枣泻肺汤为临床常用方剂，多配合其他药物治疗渗出性胸膜炎、喘息性支气管炎、肺源性心脏病心力衰竭、风湿性心脏病心力衰竭等属实邪壅肺，气机阻滞，症见喘息不得平卧者。

2. 瘀热蕴肺

【原文】

附方：《千金》葦莖湯：治欬有微熱，煩滿，胸中甲錯，是為肺癰。

葦莖二升 薏苡仁半升 桃仁五十枚 瓜瓣半升

上四味，以水一斗，先煮葦莖得五升，去滓，内諸藥，煮取二升，服一升，再服，當吐如膿。

【释义】

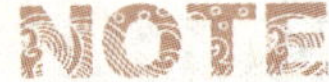

本方具有清肺化痰、活血排脓的作用。方中苇茎清肺泻热；薏苡仁、瓜瓣下气排脓，善消

内痈；桃仁活血祛瘀。本方为治疗肺痈的常用方剂，无论肺痈将成或已成，均可服用。肺痈将成，桃仁化瘀，使脓不成；若脓已成者，薏苡仁、瓜瓣溃脓，以使脓散。

此方名为《千金要方》之方，但据《外台秘要》肺痈门引《古今录验》疗肺痈苇茎汤，作“锉苇一升”，方后注：“仲景《伤寒论》云：苇叶切二升，《千金》、范汪同”，可见本方应是仲景原方。

【辨治要领】

苇茎汤的配伍要点是重用苇茎，清肺泻热为君。其次，既要重视祛瘀，又要注意排脓，故方中分别配伍桃仁和薏苡仁、冬瓜仁。

【临床应用】

苇茎汤临床上常用于肺脓疡、支气管炎、大叶性肺炎、渗出性胸膜炎、支气管扩张等属瘀热蕴肺者。

3. 血腐脓溃

【原文】

欬而胸滿，振寒脉數，咽乾不渴，時出濁唾腥臭，久久吐膿如米粥者，為肺癰，桔梗湯主之。(12)

桔梗湯方亦治血痹：

桔梗一兩[①]　甘草二兩

上二味，以水三升，煮取一升，分温再服，則吐膿血也。

【校勘】

①一两：《千金》作“三两”,《外台》引《集验》作“二两”，存疑待考。

【释义】

本条指出肺痈脓溃的症状和治法。由于热毒壅肺，肺气不利，故咳嗽胸满；邪热壅肺，正邪相争，卫气不能达表以温煦，故振寒脉数；热邪在血分，故口咽干燥而不甚渴；热盛肉腐成脓，痈溃外泄，故时出浊唾腥臭，久久吐脓如米粥。治当排脓解毒，方用桔梗汤。桔梗功善宣肺祛痰排脓，生甘草清热解毒。方后说“分温再服，则吐脓血也”，是服药后促使脓血痰排出，为治疗有效的反应。

【辨治要领】

(1) 痈肿一旦化脓，排脓解毒是最主要的治疗原则。若有形之毒邪不去，则难以彻底治愈，且延误病程。

(2) 病至血腐脓溃时，正气多有损伤，不适宜用峻猛方药。桔梗汤排脓解毒，药性平和而疗效确切。

【临床应用】

桔梗汤为肺痈脓溃之主治方，临床上常与《千金》苇茎汤合用。如再加鱼腥草、败酱草、金银花、蒲公英等清热解毒排脓药物，疗效更好。现临床常用本方加味治疗急慢性咽喉炎、猩红热、肺脓疡、肺炎等痰多者。

【原文】

附方：《外臺》桔梗白散：治欬而胸滿，振寒脉數，咽乾不渴，時出濁唾腥臭，久久吐膿如米粥者，為肺癰。

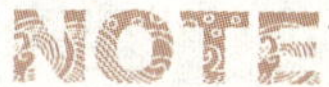

桔梗　貝母各三分　巴豆一分（去皮，熬，研如脂）

上三味，為散，强人飲服半錢匕，羸者减之。病在膈上者吐膿血，膈下者瀉出，若下多不止，飲冷水一杯則定。

三、咳嗽上气

（一）辨证及预后

【原文】

上氣面浮腫，肩息[1]，其脉浮大，不治；又加利尤甚。（3）

上氣喘而躁者，屬肺脹，欲作風水[2]，發汗則愈。（4）

【注释】

［1］肩息：气喘而抬肩呼吸，是呼吸极端困难的表现。

［2］风水：病名，水气病的一种，属水气偏表在肺者，详见《水气病脉证并治》篇。

【释义】

以上两条论述上气的虚与实。前条言上气属正虚气脱的症状和预后。上气而颜面浮肿，呼吸困难以致张口抬肩，脉象浮大无力，按之无根，这是肾气衰竭，不能摄纳之象，病情危急，故曰“不治”。若再见下利，此乃气脱于上，阴竭于下，脾肾两败，阴阳离决，病情尤为险恶。“不治”意指难治，若救治得当，也能转危为安。

后条言上气属邪实气闭的症状和治法。上气喘逆，烦躁不安，属于肺胀。肺胀即肺气胀满，多由风邪外袭，水饮内停，邪实气闭，肺失宣降所致。肺气壅滞，不能通调水道，水气蓄积体内，泛溢肌表，则转化为风水浮肿证。治当发汗宣肺，使外邪与水气从汗而解，则喘躁浮肿自愈，故曰“发汗则愈”。

【辨治要领】

（1）此两条皆为上气，一虚一实，前后对举，相互比较，意在明确辨证，以免发生虚虚实实之误。

（2）推断疾病预后具有重要的临床意义。前条为正虚气脱，多见于久病重症，是病危之象，故预后不良。后者为邪实气闭，多属新病暴发，治疗较易，故预后良好。均反映了“实证易治，虚证难疗”的规律。

（二）证治

1. 寒饮郁肺

【原文】

欬而上氣，喉中水雞聲[1]，射干麻黄湯主之。（6）

射干麻黄湯方：

射干十三枚一法三兩　麻黄四兩　生薑四兩　細辛　紫菀　款冬花各三兩　五味子半升　大棗七枚　半夏（大者，洗）八枚一法半升

上九味，以水一斗二升，先煮麻黄兩沸，去上沫，内諸藥，煮取三升，分温三服。

【注释】

［1］喉中水鸡声：形容喉间痰鸣声连连不断，好像田鸡的叫声。水鸡，即田鸡，俗称蛙。

【释义】

本条论述寒饮郁肺的咳嗽上气证治。寒饮郁肺，肺气失宣，故咳嗽气喘；痰涎阻塞，气道不利，痰气相击，故喉中痰鸣，似水鸡叫声。治疗用射干麻黄汤散寒宣肺，降逆化痰。方中射干消痰开结；麻黄宣肺平喘；半夏、生姜、细辛温散寒饮；款冬花、紫菀温肺止咳；五味子收敛肺气，并制约麻、辛、姜、夏之过散；大枣安中扶正，调和诸药。诸药合用，散中有收，开中有合，共奏止咳化痰、平喘散寒之功，是治疗寒性哮喘的常用有效方剂。射干麻黄汤与小青龙汤均用麻黄、细辛、半夏、五味子，都有温肺散寒、止咳平喘之功，同治寒饮咳喘，但又有区别。射干麻黄汤有射干、紫菀、款冬花，化痰之功较强；小青龙汤有桂枝、芍药、甘草、干姜，能解表散寒，兼调营卫。

【辨治要领】

本条证型属寒饮郁肺，除咳而上气、喉中有水鸡声外，临床表现还应有胸膈满闷、不能平卧、舌苔白滑、脉浮弦或浮紧等症。

【临床应用】

本方对哮喘、喘息性支气管炎、支气管肺炎、肺气肿、肺心病、风心病、百日咳等，以咳喘、喉中痰鸣、咳痰色白为特征者，不论老幼，均有较好疗效。还有报道，用该方治疗急性肾炎、过敏性鼻炎、老年遗尿、癫痫等有效。

【医案举例】

冯某，七月廿一日。自去年初冬始病咳逆，倚息，吐涎沫，自以为痰饮。今诊得两脉浮弦而大，舌苔腻，喘息时胸部兼作水鸡之声。肺气不得流畅，当无可疑。昔人以麻黄为定喘要药，今拟用射干麻黄汤。射干 12g，净麻黄 9g，款冬花 9g，紫菀 9g，北细辛 6g，制半夏 9g，五味子 6g，生姜 3 片，红枣 7 枚，生远志 12g，桔梗 15g。拙巢注：愈。（曹颖甫 . 经方实验录 . 上海：上海科学技术出版社，1979.）

2. 痰浊壅肺

【原文】

欬逆上氣，時時吐唾濁[1]，但坐不得眠，皂莢丸主之。（7）

皂莢丸方：

皂莢八兩（刮去皮，用酥炙[2]）

上一味，末之，蜜丸梧子大，以棗膏和湯服三丸，日三夜一服。

【注释】

［1］吐唾浊：指吐出浊黏稠痰。

［2］酥炙：用牛羊乳制成的奶油涂于药物上，用火烘烤，以减缓其燥烈之性。

【释义】

本条论述痰浊壅肺的咳喘证治。痰浊壅滞于肺，肺失清肃，故咳嗽气喘；黏稠痰液随咳嗽而出，故时时吐浊；卧则痰浊阻塞气道，呼吸更加困难，故但坐不得眠。因痰浊较盛，喘咳气急，故用涤痰除浊之峻剂皂荚丸主治。皂荚辛咸，宣壅导滞，利窍涤痰之力较强；皂荚经酥炙，做成蜜丸，是缓其燥烈之性；用枣膏调服，日三夜一，是取其峻剂缓攻之意。

【辨治要领】

（1）“咳喘，吐唾浊，但坐不得眠”为本证辨证要点。痰浊壅塞气道，呼吸困难，若不速

NOTE

救治，有痰壅气闭之危险，故当急治。

（2）皂荚丸为涤痰利窍之峻剂，使用时要注意其应用方法：酥炙、蜜丸、枣膏调服。

【医案举例】

张某，男，70岁，农民。间断性咳嗽、胸闷20余年……诊为“肺心病合并急性感染”，注射青链霉素、氨茶碱，服双氢克尿塞、安体舒通等，效果不显，要求中医治疗。患者呈半坐位，喘息抬肩，喉中痰鸣，口唇紫绀，颈部青筋暴张。胸呈桶状，四肢不温，下肢水肿，按之陷而不起，舌质紫暗，苔黄腻，脉弦滑无力。证属肺胀，缘因痰浊内壅，阻塞气道，气体易入而难出，致肺气胀满。急宜涤痰逐饮，豁通气道。给皂荚丸，每次1丸，每日4次。服药后次日早晨，痰液变稀，咯出大量稀痰，自觉胸部宽畅，喘咳明显减轻，紫绀亦减。次日拉稀便2次，喘息胸憋续减，至晚已能平卧，紫绀消失，喘咳已平，后以健脾养心、固肾纳气之法巩固。[张宇庆.应用《金匮》皂荚丸治疗肺胀.中医杂志，1984,（10）：7]

3. 饮热迫肺

【原文】

欬而上氣，此為肺脹，其人喘，目如脫狀[1]，脉浮大者，越婢加半夏湯主之。（13）

越婢加半夏湯方：

麻黄六兩　石膏半斤　生薑三兩　大棗十五枚　甘草二兩　半夏半升

上六味，以水六升，先煎麻黄，去上沫，内諸藥，煮取三升，分温三服。

【注释】

[1]目如脱状：形容两目胀突，如将脱出的样子，是呼吸困难病人常见的症状。

【释义】

本条论述饮热迫肺的肺胀证治。肺胀多为素有伏饮，复加外感，内外合邪而为病。饮热交阻，壅塞于肺，致肺气胀满，逆而不降，故上气喘咳，甚则憋胀，胸满气促，两目胀突如脱；浮脉主表，亦主在上，大脉主热，亦主邪实，风热夹饮上逆，故脉浮大有力。治当宣肺散饮，降逆平喘，兼清郁热。方用越婢加半夏汤。麻黄宣肺平喘，石膏辛散水邪，清泄郁热，两者相配，发越水气，兼清里热；生姜、半夏散饮降逆；甘草、大枣安中补脾。本条应与第4条联系起来学习，两者同属肺胀，均属实证，症状应互为补充。

【辨治要领】

（1）“其人喘，目如脱状”是饮热迫肺的主症。

（2）重用麻黄、石膏是本方配伍特色，既可清热除烦化饮，又能平喘，并可防止麻黄发散太过。

【临床应用】

本方对支气管哮喘、支气管炎、肺气肿等急性发作而见饮热迫肺证疗效明显。

4. 寒饮夹热

【原文】

欬而脉浮者，厚朴麻黄湯主之。（8）

厚朴麻黄湯方：

厚朴五兩　麻黄四兩　石膏如雞子大　杏仁半升　半夏半升　乾薑二兩　細辛二兩　小麥一升　五味子半升

上九味，以水一斗二升，先煮小麥熟，去滓，内諸藥，煮取三升，温服一升，日三服。

脉沉者[①]，澤漆湯主之。（9）

澤漆湯方：

半夏半升[②] 紫参五兩一作紫菀 澤漆三斤（以東流水五斗，煮取一斗五升） 生薑五兩 白前五兩 甘草 黄芩 人参 桂枝各三兩

上九味，㕮咀，内澤漆汁中，煮取五升，温服五合，至夜盡。

【校勘】

①脉沉者：《金匮方论衍义》等在此句前有“咳而”两字。

②半升：原作“半斤”，据赵开美本改。

【释义】

以上两条论述寒饮夹热咳喘病邪偏表与偏里的不同证治。两条皆详于方而略于证，学习时须以方测证。

“浮”，既指脉象，也是对病位病机的概括。脉浮一般主表证，而病邪在上，其脉亦浮，可知前条病机是邪盛于上而近于表。《千金要方》认为厚朴麻黄汤是“治咳而火逆上气，胸满，喉中不利，如水鸡声，其脉浮者方”，可供参考。厚朴麻黄汤散饮除热，止咳平喘。方中厚朴、杏仁止咳降气以治标；麻黄、石膏发越水气，兼清里热；半夏、干姜、细辛温化寒饮；五味子收敛肺气；小麦养心护胃安中。

沉脉主里、主水，如咳而脉沉，说明水饮停于胸肺。《脉经·卷二》云：“寸口脉沉，胸中引胁痛，胸中有水气，宜服泽漆汤。”因此，此证除咳嗽、脉沉症状外，还可有咳唾引胸胁痛，或水气外溢肌表出现浮肿，或小便不利等症。治疗用泽漆汤逐水消饮止咳。方中泽漆泻水逐饮，为主药；紫参，《本经》言其利小便，通大便，使水饮从二便出；桂枝、生姜、半夏、白前温阳化饮，止咳平喘；人参、甘草健脾益气，扶助正气；饮邪内结，阳气郁久可化热，故用黄芩苦寒以清泻肺热。

以上两条均属寒饮为主，兼夹郁热证，均以咳嗽为主证，治疗都以祛邪止咳为主，但脉浮、脉沉所示病机不同，所用方药各异。

表 7–1 厚朴麻黄汤证与泽漆汤证的鉴别

	厚朴麻黄汤证	泽漆汤证
病机	饮热偏上而近于表	饮结胸胁而偏于里
主证	咳嗽胸满，烦躁脉浮	咳嗽，胸胁引痛，脉沉，或身肿，或小便不利
治疗	宣肺止咳	逐水消饮
药物	厚朴、麻黄、石膏、杏仁、半夏、干姜、细辛、小麦、五味子	泽漆、紫参、半夏、生姜、白前、黄芩、人参、桂枝、甘草

【辨治要领】

（1）同样是寒饮夹热引起的咳嗽，但有表里之不同，上述两条原文虽叙证简略，但张仲景据脉“浮”“沉”阐述了饮邪偏表与饮邪偏里。

（2）厚朴麻黄汤用麻黄宣肺平喘，配辛寒之石膏以发越水气，可知其脉浮不一定是表证，而是饮邪上迫，病势向表所致。

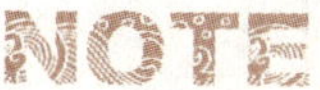

（3）咳喘日久，易伤正气，治当兼顾扶正。厚朴麻黄汤、泽漆汤均有顾护正气的药物。前者病情较急，以祛邪为主，只用小麦顾护心气，五味子收敛肺气；后者病情较缓，耗气亦较重，故用人参、桂枝养心健脾，标本并治。

【临床应用】

厚朴麻黄汤常用于急性支气管炎、支气管哮喘、上呼吸道感染等见本方证者。泽漆汤多用于肺气肿、肺心病、细菌性胸膜炎、结核性胸膜炎、胸腔积液及肺部癌肿等。

【原文】

肺脹，欬而上氣，煩躁而喘，脉浮者，心下有水，小青龍加石膏湯主之。（14）

小青龍加石膏湯方《千金》證治同，外更加脇下痛引缺盆：

麻黄 芍藥 桂枝 细辛 甘草 乾薑各三兩 五味子 半夏各半升 石膏二兩

上九味，以水一斗，先煮麻黄，去上沫，内諸藥，煮取三升。强人服一升，羸者減之，日三服，小兒服四合。

【释义】

本条论述外寒内饮而夹热的咳喘证治。素有水饮内伏，复感风寒而诱发肺胀。水饮犯肺，肺气失于宣降，故喘咳上气、胸胁胀满；饮邪郁而化热，热扰心神，故烦躁；风寒袭表，故脉浮。本证病机为外寒内饮夹热，治当解表化饮，清热除烦，方用小青龙加石膏汤。方中麻黄、桂枝解表散寒；干姜、细辛、半夏温肺化饮；芍药、五味子收敛，以防宣散太过；甘草调和诸药；石膏清热除烦。

本方与射干麻黄汤、厚朴麻黄汤、越婢加半夏汤四方证均是水饮为患，但其病因、症状、治法、用药等互有差异。

表 7-2 小青龙加石膏汤、厚朴麻黄汤、射干麻黄汤、越婢加半夏汤的鉴别

	小青龙加石膏汤	厚朴麻黄汤	射干麻黄汤	越婢加半夏汤
病机	内饮外寒夹热	饮热迫于上而近于表	寒饮郁肺	饮热壅滞于肺
症状	咳喘、烦躁、脉浮，可有发热恶寒表证	咳喘、胸满、脉浮	咳喘、喉中痰鸣、苔白滑、脉浮紧	喘咳气急、目如脱状、脉浮大
治法	解表化饮 清热除烦	化饮除热 止咳平喘	散寒宣肺 降逆化痰	宣肺泄热 化饮降逆
药物	麻黄、桂枝、芍药、半夏、干姜、细辛、甘草、石膏、五味子	厚朴、麻黄、杏仁、石膏、半夏、干姜、细辛、小麦、五味子	射干、麻黄、细辛、生姜、半夏、款冬花、紫菀、大枣、五味子	麻黄、石膏、生姜、大枣、甘草、半夏

【辨治要领】

（1）本条肺胀以肺气胀满、喘咳、烦躁、脉浮为主症。

（2）咳喘的证型是多种多样的，治疗亦应综合考虑。本条证候为外寒内饮，兼有化热，故用麻黄、桂枝散寒，干姜、细辛、半夏化饮，石膏清热除烦。

【临床应用】

本方常用于支气管哮喘、慢性支气管炎、肺气肿等属寒饮素盛，因气候变化而诱发者。

【医案举例】

李某，女，38岁。患“喘息性支气管炎”已10余年，近2年发作频繁，曾服中药以及有关成药，无显效。现面唇略呈青紫，喘息甚剧，胸中烦闷不适，舌苔白滑，舌质红，脉浮滑有

NOTE

力。窃思患者为素有痰饮之人，常为外邪引发，其治是在消炎止咳平喘，而忽视宣肺解表。今观此候，显属内饮兼外感，饮邪夹热之证。遂拟小青龙加石膏汤1剂，嘱服后以观进退。处方：桂枝10g，麻黄10g，白芍12g，甘草3g，干姜10g，五味子5g，细辛5g，半夏10g，石膏30g。3日后，患者谓服1剂后无不良反应，遂连服2剂，喘咳大减，痰较前易咯出，胸中不烦闷。诊其舌苔渐退，脉滑而有力。于前方去麻黄、石膏，加鱼腥草、紫菀、杏仁。服2剂后，诸恙悉平。［陈治恒．运用《伤寒》《金匮》方治疗典型病例．成都中医学院学报，1982，(3)：36］

小　结

【关键词】

肺痿　肺痈　咳嗽上气　麦门冬汤　甘草干姜汤　葶苈大枣泻肺汤　桔梗汤　射干麻黄汤　皂荚丸　厚朴麻黄汤　泽漆汤　越婢加半夏汤　小青龙加石膏汤

Key Words

Fei Wei (pulmonary asthenia); Fei Yong (pulmonary abscess); Cough and Inspiratory Dyspnea; Maimengdong Tang (Decoction Radix Ophiopogonis); Gancao Ganjiang Tang (Decoction Radix Glycyrrhizae and Rhizoma Zingiberis); Tingli Dazao Xiefei Tang (Decoction of Lung-purgation with Semen Lepidii seu Descurainiae and Fructus Ziziphi Jujubae); Jiegeng Tang (Decoction Radix Platycodi); Shegan Mahuang Tang (Decoction Rhizoma Belamcandae and Herba Ephedrae); Zaojia Wan (Pills of Fructus Gleditsiae Sinensis); Houpo Mahuang Tang (Decoction Cortex Magnoliae Officinalis and Herba Ephedrae); Zeqi Tang (Decoction Herba Euphorbiae Helioscopiae); Yuebi jia Banxia Tang (Decoction Yuebi adding Rhizoma Pinelliae); Xiao Qinglong jia Shigao Tang (Decoction Lesser Qinglong adding Gypsum Fibrosum)

【本篇要点】

1. 肺痿即肺气痿弱不振，分虚热肺痿与虚寒肺痿，临床以虚热者多见。本篇首条即论述了虚热肺痿的成因是过伤津液；病机为津伤阴虚，内热熏肺，气逆而咳，久之导致肺气痿弱；其主症为咳吐浊唾涎沫，脉数虚；治疗用麦门冬汤，养阴益气，清虚热。虚寒肺痿病机为上焦阳虚，肺中虚冷，气不布津；临床表现为频吐涎沫，遗尿或小便频数，头眩，无口渴，咳嗽不重；治疗用甘草干姜汤，温肺复气。

2. 肺痈为外感风邪热毒，肺生痈脓。其病理演变可分为三期，即表证期、成痈期和脓溃期。表证期即肺痈初期，表现为发热恶寒、汗出、咳嗽、脉浮数等。成痈期也称酿脓期，表现为咳嗽喘满、口干咽燥不渴、胸痛、咳吐稠痰或腥臭、时时振寒、脉象滑数等。溃脓期表现为咳吐大量脓血痰、形如米粥、腥臭异常等。肺痈初期以疏风清热解毒为主。肺气壅滞，喘不得卧者，可用葶苈大枣泻肺汤泻肺清热；成痈期用《千金》苇茎汤清热解毒，活血消痈；脓溃期以桔梗汤为主，排脓解毒。

3. 咳嗽上气以上气为主证。上气有虚实之分，虚者多属肾不纳气，实者多为痰饮阻肺。痰浊阻肺，以咳逆上气、时时吐浊、但坐不得眠为主症者，治用皂荚丸涤痰祛浊；寒饮阻肺，

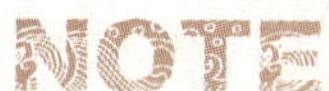

以咳而上气、喉中水鸡声为主症者，治用射干麻黄汤化饮散寒，止咳平喘；寒饮夹热，以咳喘胸满、脉浮为主症者，治用厚朴麻黄汤散寒化饮，行气除满，兼清郁热；寒饮夹热，饮停胸胁，以咳喘、脉沉、胸胁引痛为主症者，治用泽漆汤逐饮通阳，兼以扶正清郁热；饮热迫肺引起的肺气胀满、咳嗽上气、喘急、目如脱状、脉浮大者，治用越婢加石膏汤宣肺泻热，化饮降逆；外有风寒，内有停饮兼郁热引起的肺气胀满、咳嗽上气、烦躁而喘、脉浮、心下有水饮者，治用小青龙加石膏汤解表散寒，化饮清热。

4. 从咳嗽上气诸方中可以看出仲景一些用药规律：咳嗽上气多用麻黄，温化水饮多用半夏、干姜、细辛，郁热烦躁用石膏，痰浊黏稠用皂荚等。在药物配伍方面，麻黄配桂枝，意在发汗解表；麻黄配石膏，意在平喘清郁热；麻黄配射干，意在开痰散结；麻黄配厚朴、杏仁，意在宣肺降气除满。

NOTE

奔豚气病脉证治第八

本篇论述奔豚气病的病因和证治。奔豚气病是一种发作性的病症。病发时患者自觉有气从少腹起，向上冲逆，至胸或达咽，俟冲气下降，发作停止。发时痛苦至极，缓解后却如常人。因病发突然，气冲如豚之奔，故命名为奔豚气病。本篇所述奔豚气病与《内经》之“冲疝”、《难经》之“肾积奔豚”有类似之处，应注意鉴别。

一、成因与主症

【原文】

師曰：病有奔豚，有吐膿，有驚怖，有火邪，此四部病，皆從驚發得之。

師曰：奔豚病，從少腹起，上衝咽喉，發作欲死，復還止，皆從驚恐得之。（1）

【释义】

本条论述奔豚气病的病因和主症。奔豚、吐脓、惊怖、火邪等“四部病，皆从惊发得之”。奔豚气病与惊恐密切相关，“惊怖”乃不良情志因素所致的精神症状；“火邪”病，据《伤寒论》太阳病篇的记载，多因火邪而发生的惊证；至于吐脓，亦谓因惊而得，其实尚难一概言之。

奔豚气的症状，自觉有气从少腹上冲至心胸或咽喉，此时病人极端痛苦，难以忍受，后渐次平复如常。

【辨治要领】

奔豚气病发作的典型症状是气“从少腹起，上冲咽喉，发作欲死，复还止”，不典型发作是气“上冲胸”或“从小腹上至心”。

二、证治

（一）肝郁化热

【原文】

奔豚氣上衝胸，腹痛，往來寒熱，奔豚湯主之。（2）

奔豚湯方：

甘草　芎藭　當歸各二兩　半夏四兩　黄芩二兩　生葛五兩　芍藥二兩　生薑四兩　甘李根白皮一升

上九味，以水二斗，煮取五升，温服一升，日三夜一服。

【释义】

本条论述肝郁化热奔豚的证治。病由惊恐恼怒、肝气郁结化热所致，冲气上逆，故气上冲胸。肝郁则气滞，气滞则血行不畅，故腹中疼痛；肝与胆互为表里，肝郁则少阳之气不和，所以往来寒热。但此往来寒热是奔豚气发于肝的特征，并非奔豚必具之症。治用奔豚汤养血平

NOTE

肝，和胃降逆。方中甘李根白皮善治奔豚气，葛根、黄芩清火平肝，芍药、甘草缓急止痛，半夏、生姜和胃降逆，当归、川芎养血调肝。

【辨治要领】

（1）奔豚汤适宜于肝郁化热的奔豚气病。

（2）甘李根白皮为蔷薇科植物李树根皮的韧皮部，是奔豚汤中的主要药物。《别录》记载："李根皮，大寒。主消渴，止心烦，逆奔气。"《长沙药解》谓其"下肝气之奔冲，清风木之郁热"。有报道可用川楝子、桑白皮代之。

【临床应用】

本方可用于癔病、神经官能症、肝胆疾患等符合本方主症及病机者。

【医案举例】

任某，女，28岁。患者2年来闲居在家，心情不好。近2月来突然发作气自少腹上冲，直达咽喉，窒闷难忍，仆倒在地，发作数分钟后自行缓解，竟如常人，每周发作数次，伴有失眠、多梦、脱发。经各医院检查，未查出阳性病理体征，遂诊断为"癔病"。察舌红苔薄，脉弦细。疑为奔豚气病，遵仲景奔豚汤原方治之：当归、法半夏各9g，生甘草、川芎、黄芩、白芍、生姜各6g，葛根、李根白皮各12g，水煎。连进3剂后，其病顿失。随访4年，未再发作。[钱光明．奔豚汤运用体会．浙江中医杂志，1982，17（5）：225]

（二）阳虚寒逆

【原文】

發汗後，燒針令其汗，針處被寒，核起而赤者，必發奔豚，氣從小腹上至心，灸其核上各一壯，與桂枝加桂湯主之。（3）

桂枝加桂湯方：

桂枝五兩　芍藥三兩　甘草二兩（炙）　生薑三兩　大枣十二枚

上五味，以水七升，微火煮取三升，去滓，温服一升。

【释义】

本条论述误汗后阳虚寒逆奔豚的证治。发汗后，烧针令其汗，若汗出多而阳气受伤，寒邪从针处入侵，阴寒内盛，上凌心阳，可见气从少腹上冲，直至心下。其病机有关心肾两经，当内外并治。外用灸法温经散寒，内服桂枝加桂汤调和阴阳，平冲降逆。所谓"核起而赤者"，盖由"烧针"之处邪热壅聚，为局部红肿之象。"灸其核上"，可促使赤肿消散。关于"桂"有两种说法：一说为桂枝，振奋心阳，降逆平冲；一说加肉桂，温肾纳气。临床可根据病机、症状的不同，灵活运用。

【临床应用】

本方常用于神经官能症、膈肌痉挛、外感以及某些心脏病有奔豚气症状者。

【医案举例】

老友娄某的爱人，年70，患呕吐腹痛1年余。询其病状，云腹痛有发作性，先呕吐，即于小腹虬结成瘕块而作痛，块渐大，痛亦渐剧，同时气从小腹上冲至心下，苦闷"欲死"。既而冲气渐降，痛渐减，块亦渐小，终至痛止块消如常人。按主诉之病状，是所谓中医之奔豚者，言其气如豚之奔突上冲的形状。《金匮要略》谓得之惊发，惊发者，惊恐刺激之谓。患者因其女暴亡，悲哀过甚，情志经久不舒而得此症，予仲景桂枝加桂汤。桂枝15g，白芍药9g，

NOTE

炙甘草6g，生姜9g，大枣4枚（擘）。水煎温服，每日1剂。共服上方14剂，奔豚气大为减轻。（陈可冀.岳美中全集·上编.北京：中国中医药出版社，2012.）

（三）阳虚饮动

【原文】

發汗後，臍下悸者，欲作奔豚，茯苓桂枝甘草大棗湯主之。（4）

茯苓桂枝甘草大棗湯方：

茯苓半斤　甘草二兩（炙）　大棗十五枚　桂枝四兩

上四味，以甘爛水一斗，先煮茯苓，減二升，内諸藥，煮取三升，去滓，温服一升，日三服。甘爛水法：取水二斗，置大盆内，以杓揚之，水上有珠子五六千顆相逐，取用之。

【释义】

本条论述误汗后阳虚饮动欲作奔豚的证治。病者下焦素有水饮内停，气化不利，加之发汗过多，心阳受伤，因而水饮内动，以致脐下筑筑动悸，有发生奔豚的趋势，所以说“欲作奔豚”。治以茯苓桂枝甘草大枣汤通阳降逆，培土制水。方中以茯苓、桂枝为主，通阳化水，以防逆气；甘草、大枣培土制水，以防逆气上冲。

原文第3、4两条均属误治之变证，但病机有所不同，其区别主要在于有无水饮。第4条是汗后阳气受伤，水饮内动，欲作奔豚，所以重用茯苓，淡渗利水以防冲逆；第3条亦因汗后阳气受伤，引发奔豚，所以重用桂枝，振奋阳气以平冲降逆。

【临床应用】

茯苓桂枝甘草大枣汤所治“脐下悸者，欲作奔豚”，可见于现代医学所说的神经官能症、癔病、更年期综合征等。

小　结

【关键词】

奔豚气病　奔豚汤　桂枝加桂汤　茯苓桂枝甘草大枣汤

Key Words

Bentunqi Bing（syndrome with gas rushing from the lower abdomen through the chest to the throat）；Bentun Tang（Decoction Bentun）；Guizhi jia Gui Tang（Decoction Ramulus Cinnamomi adding Ramulus Cinnamomi）；Fuling Guizhi Gancao Dazao Tang（Decoction Poria，Ramulus Cinnamomi，Radix Glycyrrhizae and Fructus Ziziphi Jujubae）

【本篇要点】

1. 本篇论述了奔豚气病的病因证治。奔豚气病的致病因素虽有不同，但发病均与冲脉有关。其主症为气从少腹上冲心胸或至咽喉。在治疗方面，肝郁化热者，可用奔豚汤养血平肝，和胃降逆；因外邪致阳虚寒逆引起气冲的，宜灸核上以散寒除邪，并内服桂枝加桂汤调和阴阳，平冲降逆；因误汗伤阳，水饮有上冲之势的，治用茯苓桂枝甘草大枣汤培土利水，以防冲逆。

2. 奔豚气病多与情志因素有关。临证之时，对其病位在肝、在肾，病性属寒、属热，应予鉴别。

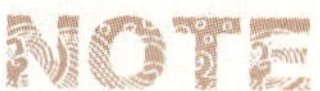

胸痹心痛短气病脉证治第九

本篇篇名虽包括胸痹、心痛、短气三病，但实际上是论述胸痹与心痛的成因、脉症及证治，且以论胸痹为主。痹者，闭也，不通之义，胸痹指胸膺部满闷窒塞甚至疼痛，影响及肺，可见喘息咳唾；心痛与胸痹密切相关，以心痛彻背为主要特点；短气是呼吸短促，为胸痹、心痛病兼见的症状。由于胸痹、心痛及短气都是心胸部位的病变，三者在症状上相互联系，所以合为一篇讨论。

一、病因病机

【原文】

師曰：夫脉當取太過①不及[1]，陽微陰弦[2]，即胸痹而痛，所以然者，責其極虚②也。今陽虚知在上焦，所以胸痹、心痛者，以其③陰弦故也。(1)

【校勘】

①太过：其下《脉经》《千金要方》有“与”字。

②极虚：其下《千金要方》有“故”字。

③以其：其下《脉经》有“脉”字。

【注释】

[1] 太过不及：脉象盛于正常的为太过，弱于正常的为不及。太过主邪盛，不及主正虚。

[2] 阳微阴弦：关前为阳，关后为阴。阳微，指寸脉微；阴弦，指尺脉弦。

【释义】

本条通过脉象论述胸痹、心痛的病因病机。诊脉首先应当辨别其太过与不及，因为一切疾病的发生都离不开邪盛与正虚两个方面。下文举出胸痹、心痛之“阳微阴弦”脉象，是太过与不及的具体表现。“阳微”是上焦阳气不足、胸阳不振之象，“阴弦”是阴寒邪盛、痰饮内停之征，“阳微”与“阴弦”并见，说明胸痹、心痛的病机是上焦阳虚，阴邪上乘，邪正相搏而成。正虚之处，即是容邪之所，故曰“所以然者，责其极虚也”。原文所谓“今阳虚知在上焦，所以胸痹、心痛者，以其阴弦故也”，进一步指出“阳微”与“阴弦”是胸痹、心痛病因病机不可缺少的两个方面。

关于阳微阴弦之“阴阳”的认识，注家意见不一，归纳起来有三种：一种认为是脉浮为阳，脉沉为阴；另一种认为是右脉为阳，左脉为阴；还有一种认为是寸脉为阳，尺脉为阴。根据本篇第3条分为寸口、关上，似以第三种意见为妥。

【辨治要领】

切脉当辨“太过不及”，此诊脉之要诀。明析于此，则病之虚与实了然心中。

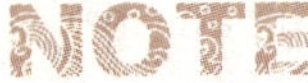

【原文】

平人無寒熱，短氣不足以息者，實也。（2）

【释义】

本条论述因邪实所致胸痹短气的病机。“平人”谓貌似无病之人，忽然发生胸部痞塞而呼吸短促，既无恶寒发热之表证，又不见“阳微”之虚象，很可能是痰饮或瘀血或宿食等有形实邪导致了心胸气机失常，故曰“实也”。

胸痹心痛短气病的基本病机为正虚邪实。本条与上条相比较，上条强调正虚，本条强调邪实。临证之时，患者或以正虚为主，或以邪实为主，应当仔细辨别。

二、证治

（一）胸痹证治

1. 主证

【原文】

胸痹之病，喘息咳唾，胸背痛，短氣，寸口脉沉而遲，關上小緊數[1]，栝樓薤白白酒湯主之。（3）

栝樓薤白白酒湯方：

栝樓實一枚（搗） 薤白半斤 白酒七升

上三味，同煮，取二升，分温再服。

【注释】

[1] 关上小紧数：指关脉稍弦，为第1条“阴弦”的互辞。

【释义】

本条论述胸痹病的主要脉症和主方。冠以“胸痹之病”，可知条文所述即胸痹病的主要脉症。寸候上焦，寸口脉沉而迟为胸阳不振，与本篇第1条“阳微”同义；关候中焦，关上小紧数，为寒饮内停、正邪交争之脉象。由于胸阳不振，肺失肃降，故喘息咳唾，短气；痰浊阻滞，胸阳不宣，心脉痹阻，故胸背痛。治宜通阳宣痹，用栝楼薤白白酒汤治疗。方中栝楼实苦寒滑利，豁痰宽胸；薤白辛温，通阳散结，《灵枢·五味》篇有“心病宜食薤”之说；白酒功善通阳，可助药势。诸药配伍，使痹阻得通，胸阳得宣，则诸症可解。

【辨治要领】

（1）本条胸痹病属胸阳不振，阴邪阻滞。其主症为“喘息咳唾，胸背痛，短气”，而“胸背痛，短气”是辨证的关键。

（2）栝楼薤白白酒汤中白酒的作用不可忽视。《金匮要略语译》谓：“米酒初熟的称为白酒。”目前可用黄酒或各种白酒代之，皆有温通阳气的功用。

【临床应用】

以栝楼薤白白酒汤与下文栝楼薤白半夏汤为主方，适当加味，治疗心、肺疾病有良效，并可治疗胸胁、乳腺等疾患。

2. 重证

【原文】

胸痹，不得卧，心痛徹背者，栝樓薤白半夏湯主之。（4）

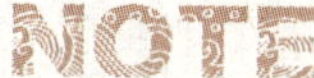

栝樓薤白半夏湯方：

栝樓實一枚（搗） 薤白三兩 半夏半斤 白酒一斗

上四味，同煮，取四升，温服一升，日三服。

【释义】

本条论述胸痹痰饮壅盛重证的证治。胸痹的主症是喘息咳唾，胸背痛，短气。本条冠以胸痹，理当具备上述症状。胸痹而不得平卧，较上条“喘息咳唾”为重；“心痛彻背”较上条“胸背痛”多一个“彻”字，说明胸背痛之势加剧。究其致病之因，是痰饮壅塞较盛，故于栝楼薤白白酒汤基础上加半夏以逐痰饮。

【医案举例】

陈某，男，61岁。胸骨后刀割样疼痛频发4天，心电图提示“急性前壁心肌梗塞”，收入病房。刻下胸痛彻背，胸闷气促，得饮则作恶欲吐，大便3日未解，苔白腻，脉小滑。阴乘阳位，清阳失旷，气滞血瘀，不通则痛。《金匮要略》曰：“胸痹不得卧，心痛彻背者，栝楼薤白半夏汤主之。”治从其意：栝楼实9g，薤白头6g，桃仁9g，红花6g，丹参15g，广郁金9g，制香附9g，制半夏9g，茯苓12g，橘红6g，全当归9g，生山楂12g。本例痰浊内阻，气滞血瘀，先用栝楼薤白半夏汤加味，通阳散结，豁痰化瘀，服15剂，症状消失。心电图提示急性前壁心肌梗塞恢复期，后以生脉散益气养阴调治，共住院25天，未用西药。（张伯臾.张伯臾医案.上海：上海科学技术出版社，1979.）

3. 急证

【原文】

胸痹缓急者，薏苡附子散主之。（7）

薏苡附子散方：

薏苡仁十五兩 大附子十枚（炮）

上二味，杵為散，服方寸匕，日三服。

【释义】

本条论述胸痹急性发作的救治。“缓急”是一个偏义复词，应着眼于“急”字。胸痹缓急是说胸背痛等症突然发作。以方测证，乃因阴寒凝聚不散，阳气痹阻不通。治当温阳通痹止痛，用薏苡附子散。本方为胸痹心痛急性发作而设，方中薏苡仁“主筋急拘挛”(《神农本草经》)，炮附子温通阳气。两味杵为散剂，使仓猝之时便于急用。

本条所述“缓急”，历来注家有不同见解：有的认为是指胸痹心痛时发时止、时缓时急者；有的认为是指四肢筋脉拘急者；有的认为“缓”字意为“缓解”，指治法。综合而言，似以第一种见解更符合临床。

【辨治要领】

不同的疾病有不同的发病特点。胸痹心痛的发病特点为“卒发性”，即卒发而至，时缓时急。临床应根据证情缓急分别论治。

【临床应用】

目前，有用薏苡附子散或改为汤剂适当加味治疗心绞痛者；也有用薏苡附子散合芍药甘草汤加味，重用薏苡仁60～90g，治疗坐骨神经痛者。

NOTE

【医案举例】

吴某，女，49岁，干部。患冠心病心绞痛已近2年，常感胸膺痞闷，憋气，甚则不能平卧，服栝楼薤白半夏汤加丹参、鸡血藤、降香等多剂，证情已趋和缓。今日突然心胸疼痛，痛连脊背，呻吟不已，口唇青紫，手足冰冷，额汗如珠，家属急来邀诊，舌暗水滑，脉弦迟极沉。询其原因，系由洗头劳累受凉所致。此属寒甚而阳衰，痹甚而血阻，若疼痛不解，阳将脱散，生命难保，故急以大剂薏苡附子散合独参汤加味救治：薏苡仁90g，熟附子30g，人参30g，参三七24g。先煎参、附，后纳苡仁、三七，浓煎频呷。只2剂，疼痛即缓解，厥回肢温，额汗顿止。（杨医亚，王云凯．中医自学丛书·金匮．石家庄：河北科学技术出版社，1985.）

4. 轻证

【原文】

胸痹，胸中氣塞，短氣，茯苓杏仁甘草湯主之；橘枳薑湯亦主之。（6）

茯苓杏仁甘草湯方：

茯苓三兩　杏仁五十個　甘草一兩

上三味，以水一斗，煮取五升，温服一升，日三服。不差，更服。

橘枳薑湯方：

橘皮一斤　枳實三兩　生薑半斤

上三味，以水五升，煮取二升，分温再服。《肘後》《千金》云："治胸痹，胸中愊愊如滿，噎塞，習習如癢，喉中澀，唾燥沫。"

【释义】

本条论述胸痹轻证的证治。胸痹原有胸痛、短气症，而本条冠以"胸痹"，复言"短气"，不言"胸痛"，但言"气塞"，可知此证胸中不痛，而以胸中气塞、短气为特点。气塞、短气虽同由饮阻气滞所致，但在病情上有偏于饮邪与偏于气滞的差异，治疗时应遵循同病异治原则，分别施以不同方药。饮邪偏盛者，治宜宣肺化饮，方用茯苓杏仁甘草汤；气滞偏重者，治宜行气散结，方用橘枳姜汤。

5. 虚实异治证

【原文】

胸痹心中痞[1]，留氣結在胸，胸滿，脇下逆搶心[2]，枳實薤白桂枝湯主之；人參湯亦主之。（5）

枳實薤白桂枝湯方：

枳實四枚　厚朴四兩　薤白半斤　桂枝一兩　栝樓實一枚（搗）

上五味，以水五升，先煮枳實、厚朴，取二升，去滓，内諸藥，煮數沸，分温三服。

人參湯方：

人參　甘草　乾薑　白术各三兩

上四味，以水八升，煮取三升，温服一升，日三服。

【注释】

［1］心中痞：胸中及胃脘有痞塞不通之感。

NOTE

［2］胁下逆抢心：胁下气逆，上冲心胸。

【释义】

本条论述胸痹的虚实异治。其病机为“气结在胸”，主症为经常性“胸满”，阵发性“心中痞”“胁下逆抢心”等。治疗时应辨其本虚标实孰轻孰重之不同，采取不同的治疗方法。偏于实者，由于阴寒痰浊上乘，凝聚胸间，其脉必以阴弦为著，且感心胸满闷，膨膨然气不得出等；偏于虚者，由于阳气虚馁，阴霾不散，蕴结心胸，除原文所述外，其脉必以阳微为著，并觉倦怠少气，甚则四肢不温等。偏于实者，以枳实薤白桂枝汤祛邪为先；偏于虚者，以人参汤扶正为急。本条同是胸痹气逆痞结之证，因有偏虚、偏实之异，故立通、补两法，属同病异治之例。

【辨治要领】

病同证异，当对证而治。本条体现了张仲景同病异治的辨证论治思想。

【临床应用】

人参汤是治疗脾胃虚寒、心阳虚衰的主方之一。临床上以心脾阳虚证候为主者，都可用本方为主治之。

（二）心痛证治

1. 轻证

【原文】

心中痞，諸逆[1]，心懸痛[2]，桂枝生薑枳實湯主之。（8）

桂枝生薑枳實湯方：

桂枝　生薑各三兩　枳實五枚

上三味，以水六升，煮取三升，分温三服。

【注释】

［1］诸逆：泛指病邪向上冲逆。

［2］心悬痛：指心窝部向上牵引疼痛。《医宗金鉴》说：“心悬而空痛，如空中悬物动摇而痛也。”

【释义】

本条论述寒饮上逆心痛的证治。程林曰：“心中痞，即胸痹也。”（《金匮要略直解》）诸逆，泛指阴寒、痰饮等病邪向上冲逆；心悬痛，为心如牵引悬空似的难受或疼痛。总之，本条所述为病邪上逆、阻痹心胸之候。治以桂枝生姜枳实汤通阳气，降逆气。

本方与橘枳姜汤仅一味之差。本方以桂枝易橘皮，加强通阳降逆之力；橘枳姜汤以橘皮配生姜、枳实，专于理气散结。橘枳姜汤以胸中气塞为甚，本条以气逆心悬痛为著。

2. 重证

【原文】

心痛徹背，背痛徹心，烏頭赤石脂丸主之。（9）

烏頭赤石脂丸方：

蜀椒一兩一法二分　烏頭一分（炮）　附子半兩（炮）一法一分　乾薑一兩一法一分　赤石脂一兩一法二分

上五味，末之，蜜丸如梧子大，先食服[1]一丸，日三服。不知，稍加服。

【注释】

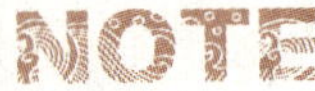

［1］先食服：进食前服药。先食，即先于食。

【释义】

本条论述阴寒痼结心痛的证治。本条所述“心痛彻背，背痛彻心”的特点是：心胸部疼痛牵引到背，背部疼痛又牵引到心胸，形成胸背互相牵引的疼痛症状。若其痛势急剧而无休止，甚者伴发四肢厥冷，冷汗出，面色白，口唇紫，舌淡胖紫暗，苔白腻，脉沉紧甚至微细欲绝，乃阳气衰微、阴寒极盛之危候。治宜温阳逐寒，止痛救逆，方用乌头赤石脂丸。方中乌、附、椒、姜乃大辛大热之品，协同使用，逐寒止痛之力强；佐以赤石脂，取其固涩之性收敛阳气，以防辛热之品温散太过；以蜜为丸，既可解乌、附之毒，又可缓乌、附辛热之性。首次服小量，“不知，稍加服”，可谓慎之又慎也。

本方乌头与附子同用。乌头与附子为同科植物之母根与旁生子根。虽属同科，但其功用略有不同：乌头长于起沉寒痼冷，并使在经的风寒得以疏散；附子长于补助阳气，并可温化内脏的寒湿。温阳散寒止痛是“母与子”协同之功。本方证乃阴寒邪气病及心胸内外、脏腑经络，故仲景取乌、附同用，以达到振奋阳气、驱散寒邪而止痛之目的。

本方大辛大热，过用容易耗伤气阴，因此不可久服。

【辨治要领】

（1）本条心痛的特点是心痛甚剧，彻及后背，痛无休止。

（2）仲景善用附子或乌头治疗多种痛证，但本方两者并用，值得研究。

表 9–1 乌头赤石脂丸证与栝楼薤白半夏汤证的鉴别

	栝楼薤白半夏汤证	乌头赤石脂丸证
病名	胸痹病	心痛病
主症	胸痹不得卧，心痛彻背，痛有休止	心痛彻背，背痛彻心，痛无休止
病机	胸阳不振，痰浊壅塞，证较轻	阳气衰微，阴寒痼结，证较重
治法	通阳宽胸，化痰降逆	温阳逐寒，止痛救逆

【临床应用】

乌头赤石脂丸为古人治疗“真心痛”的救急药。目前可辨证采用本方治疗冠心病心绞痛、心肌梗塞以及沉寒痼冷性脘腹痛等。

【医案举例】

刘某，男，73 岁。患冠心病、心肌梗塞，住某军医院。脉症：心痛彻背，背痛彻心，面色发绀，汗出肢冷，舌质紫黯，脉象沉细。此为心阳衰弱，心血瘀阻，治宜回阳固脱，通瘀止痛。用乌头赤石脂丸：炮乌头 5g，炮附子 10g，川椒 3g，干姜 5g，赤石脂 10g，加红参 10g，苏木 10g，作汤剂服，并配合西药抢救。一剂汗止肢温，再剂心痛渐止，继用柏子养心丸调理。[谭日强 . 金匮要略浅述 . 北京：人民卫生出版社，1981.]

【原文】

附方：九痛丸，治九種心痛。

附子三兩（炮） 生狼牙一兩（炙香） 巴豆一兩（去皮心，熬，研如脂） 人參 乾薑 吴茱萸各一兩

上六味，末之，煉蜜丸如梧子大，酒下。强人初服三丸，日三服；弱者二丸。兼治卒中惡，腹脹痛，口不能言；又治連年積冷，流注心胸痛，並冷衝上氣，落馬墜車

NOTE

血疾等，皆主之。忌口如常法。

小 结

【关键词】

胸痹 心痛 短气 阳微阴弦 栝楼薤白白酒汤 人参汤 乌头赤石脂丸

Key Words

Xiong Bi（pectoral stuffiness pain）；Precordial pain；Shortness of Breath；Yang Wei Yin Xuan（feebleness at Yang and tightness of Ying）；Gualou Xiebai Baijiu Tang（Decoction Fructus Trichosanthis，Bulbus Allii Aacrostemi and Wine）；Renshen Tang（Decoction Radix Ginseng）；Wutou Chishizhi Wan（Pills of Rhizoma Aconiti and Halloysitum Rubrum）

【本篇要点】

1. 本篇讨论了胸痹、心痛的病机、脉症与治疗。古人有“九种心痛”之说，而本篇只是论述了与胸痹密切相关的心痛。所述短气仅是胸痹、心痛的并发症。由于胸痹、心痛的主要病机是“阳微阴弦”，本虚标实，故治疗应以扶正祛邪为原则。祛邪以通阳宣痹为主，扶正以温阳益气为要。

2. 胸痹病主症是喘息咳唾，胸背痛，短气，治疗主方是栝楼薤白白酒汤。若胸痹痰饮壅盛，不能平卧，心痛彻背者，用栝楼薤白半夏汤。若胸痹而心中痞，胸满，胁下逆抢心等，其病机或偏于邪实，或偏于正虚，祛邪用枳实薤白桂枝汤，扶正用人参汤。若胸痹较轻，饮阻气滞，胸中气塞，短气，偏于气滞者，用橘枳姜汤；偏于饮停者，用茯苓杏仁甘草汤。若胸痹急性发作，救急之时应用薏苡附子散。心痛轻证，寒饮上逆，心中痞，心悬痛者，用桂枝生姜枳实汤；其重证，阳微阴盛，心痛彻背，背痛彻心，痛无休止者，以乌头赤石脂丸救治。

3. 本篇以胸痹病为重点，其治疗的随证加味颇有规律，如痰盛加半夏，气逆加桂枝，痞重加枳实、厚朴，其他如橘皮、茯苓、杏仁、生姜等理气化痰药，都可作为辅助药随证加入。

4. 本篇所述方药治疗心、肺、胃疾患，只要方证相对，就可获得良效。特别是对于冠心病心绞痛的治疗，在临床上有重要的实用价值。

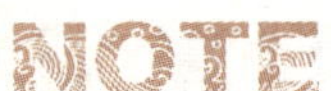

腹满寒疝宿食病脉证治第十

本篇论述腹满、寒疝、宿食病的病因、病机、脉证和治疗。腹满是以腹部胀满为主要症状，常见于以脾胃病为代表的多种疾病的病变过程中，病因病机较复杂。按《素问·太阴阳明论》“阳道实，阴道虚”的理论，本篇腹满可概括为两类：属于实证热证的病变多与胃肠有关，属于虚证寒证的病变多与脾肾有关。寒疝是指因寒气攻冲而引起的以腹中拘急疼痛为特征的一种病证，与后世所述疝气病不同。其除少数属于表里俱寒外，多数属于里寒。宿食即伤食，又称食积，是因脾胃功能失常或暴饮暴食致使食物滞留于胃肠，经宿不化而引起的一种疾病。因三病的病位、症状、治法有相类之处，即病位涉及胃肠，症状多为腹满或疼痛，治法可互参，故合为一篇讨论。

一、腹满

（一）辨证与治则

1. 虚寒证

【原文】

趺陽脉微弦，法當腹滿，不滿者必便難，兩胠[1]疼痛，此虛寒從下上也，當以溫藥服之。（1）

腹滿時減，復如故，此為寒，當與溫藥。（3）

【注释】

［1］胠（qū 区）：胸胁两旁当臂之处。

【释义】

以上两条论述虚寒性腹满的病机、辨证和治则。趺阳脉候脾胃。脉微为中阳不足，脾胃虚寒；脉弦为下焦肝寒或肾寒之气上逆于中焦，所谓“此虚寒从下上也”。脾虚失运、寒气壅逆则腹满，升降失司、传导不利则便难，肝失疏泄、气机上逆则胁痛。故治疗“当以温药服之”。需要指出的是，应将“不满”看作腹满较轻，才符合实际。又因便难、胁痛可为腹满和寒疝病的共同伴见症状，故有些注家认为本条乃总论虚寒性腹满和寒疝的病机，可参。“腹满时减，复如故”是虚寒性腹满的一大临床特征。由于寒气时聚时散，故腹满时而减轻，时复如故。虚寒性腹满当用温药治疗，如理中汤或附子理中汤。

【辨治要领】

（1）虚寒性腹满的辨证要点是“趺阳脉微弦”和“腹满时减，复如故”。临床可见舌质淡、多齿痕、苔薄白、怯冷、吐涎、喜热饮、喜覆衣被等症。

（2）治疗虚寒性腹满，当辨清证候兼夹分别而治。本证乃“虚寒从下上也”，何不言“当以温药补之”？因临床可能兼有痰凝、血瘀、气滞等，这就需要在温补的基础上分证治之。

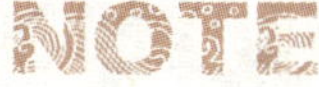

2. 实热证

【原文】

病者腹滿，按之不痛為虛，痛者為實，可下之；舌黃未下者，下之黃自去。（2）

【释义】

本条论述腹满的虚实辨证和实证的治法。腹满有虚实之分，其鉴别有多种方法，其中尤以腹诊、舌诊具有重要的价值。根据按压疼痛与否分虚实：痛者多为实证，拒按；不痛者多为虚证，喜按。根据舌苔黄与否分虚实，苔黄者为有形或无形实邪化热之象，属实热证，用下法。唯苔黄未下者，才能用下法，这时黄苔一般都可因积滞排出而得以消除。

表 10–1 虚寒性腹满与实热性腹满的鉴别

	虚寒证	实热证
主症	腹部胀满时减，复如故	腹部胀满无已时
舌诊	舌质淡，多齿痕，苔薄白	舌质红，苔黄厚
脉诊	脉细虚弦迟	脉滑数
腹诊	按之不痛，喜按喜温	按之痛，拒按
病机	脾胃虚寒，气机阻滞	实邪积滞胃肠，气机闭塞
治法	温中	寒下

【辨治要领】

（1）腹满证寒热虚实的辨治要点，主要在于腹诊拒按与否辨虚实和舌苔色黄与否辨寒热。这是仲景辨证的一大特色。

（2）治法应与证情相应。本条提出“可下之”，而非“当下之”，提示临证在运用下法时应反复斟酌。只有辨明积滞于胃肠的有形之邪化燥成实而见苔黄的实热性腹满证，且尚未下者，才能投承气汤寒下之；已下者，则应详审是否伴有耗气伤津等情况而治，切不可贸然下之。

3. 表里俱寒证

【原文】

寸口脈弦，即脇下拘急而痛，其人嗇嗇[1]惡寒也①。（5）

【校勘】

①寸口……恶寒也：《巢源》作“寸口脉双弦，则胁下拘急，其人啬啬而寒”。《千金要方》“寸口”上有“右手”两字，“啬啬”作“濇濇”。

【注释】

［1］啬（sè 色）啬：形容恶寒瑟缩之状。

【释义】

本条论述腹满表里俱寒的脉证。寸口脉主表，弦脉主寒，寸口脉弦，是寒在表，故啬啬恶寒。弦脉又属肝，胁下是肝的部位，肝气夹寒邪为病，故胁下拘急而痛。也有注家认为本条系论寒疝病的脉症，可资参考。

【原文】

夫中寒家，喜欠，其人清涕出，發熱色和者，善嚏。（6）

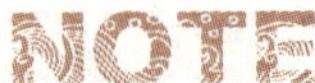

中寒，其人下利，以裏虛也，欲嚏不能，其人肚中寒。一云痛。（7）

【释义】

此两条承上条，续论腹满表里俱寒证。前条论述素体虚弱的人易感受寒邪，当感受寒邪后，在表之阳虽受阻遏，但里阳不虚，仍有伸展之机，此时邪正相争，阴阳相引，故频频呵欠。如果其人鼻流清涕，发热而面色如常人，这是新感外邪的表现。由于里阳不虚，正气有驱邪外出之势，故常嚏。

后条论述感受寒邪后，很快发生下利，这是里阳素虚，脾胃为寒邪侵犯所致。又因下利更损阳气，不能驱邪外出，故欲嚏不能。

此两条似与前后原文不谐，从其表述方法和内容来看，很可能系后世医家传抄时误将本属《五脏风寒积聚病脉证并治》篇中的条文错置于此。

【辨治要领】

（1）对于表里俱寒腹满的辨证，应注意区别表里之寒的程度。第6条里寒轻而仅见喜欠，表寒重而并见发热、流清涕、善嚏等；第7条里寒甚而见下利乃至洞泄，表寒轻而仅见欲嚏不能。

（2）呵欠与嚏，临床辨证颇有意义。凡初感风寒，如禀赋不足，或疲劳倦怠及重病之人，多喜呵欠。喷嚏则多见于外感风寒表证。

4. 寒实证

【原文】

其脉數①而緊乃弦，狀如弓弦，按之不移。脉數弦者，當下其寒；脉緊大②而遲者，必心下堅；脉大而緊者，陽中有陰，可下之③。（20）

【校勘】

①其脉数：《脉经》作“其脉浮”。

②紧大：《脉经》作“双弦”。

③可下之：《脉经》此后有“宜大承气汤”五字。

【释义】

本条论述寒实可下的脉证和治法。寒实证的主要脉象为紧脉或弦脉。紧脉与弦脉相类，均主寒主痛，故临床常相兼而见。“脉数而紧乃弦”，这里的数含有来势急迫之意。脉弦而紧，来势急迫，按之挺直不移，状如弓弦。数弦之脉，主阴寒之邪内结于肠胃。寒当温，而邪盛于里则可下，故治疗宜温下驱逐阴寒。“脉紧大而迟”，指大而有力的迟脉，因寒实之邪凝聚肠胃，痼结更甚，则心下痞硬，脉来迟紧。“大而紧”指大而有力之脉，可见阳为阴遏的寒实之证，治疗以温下法祛其寒实，可选用大黄附子汤等。

【辨治要领】

据脉辨治是仲景诊治疾病的重要特点，然仲景也注意脉症合参，以保证诊治的准确性。“脉数弦者，当下其寒；脉紧大而迟者，必心下坚；脉大而紧者，阳中有阴，可下之”，均反映了这种思想。

5. 邪盛正衰危重证

【原文】

病者痿黄[1]，躁而不渴，胸中寒實而利不止者，死①。（4）

NOTE

【校勘】

①病者……死：《脉经》本条列于《呕吐哕下利病脉证治》篇中，"胸中"作"胃中"，"而"下有"下"字。《千金要方》作"下利，舌黄，燥而不渴，胸中实，下利不止者死"。《医宗金鉴》"躁"作"燥"。

【注释】

[1] 痿黄：指肤色枯黄而无光泽。痿，同"萎"。

【释义】

本条论述腹满寒实内结、里阳衰竭的症状与预后。其症除不渴之外，应具有腹满胀痛、右关脉弦紧而六脉重按无力等。胃中寒实延久，势必损伤脾胃阳气，脾气衰败则肤色萎黄；阴盛阳微，即躁而不烦，邪实正衰，治疗本已棘手，又见下利不止，属中阳败绝，脏气下脱，病情更为险恶，故曰"死"。

本条中的"躁"，义同于《伤寒论》第298条"少阴病，四逆，恶寒而身踡，脉不至，不烦而躁者，死"之"躁"，为阴躁，系阴盛阳微致使残阳欲散之兆。

【辨治要领】

腹满多有大虚似实之候，不可妄用攻下，否则易致里阳下竭而不治。若面色萎黄、躁而不渴，属阴盛阳微的，应及早回阳救逆，以免错失生机。

（二）证治

1. 里实兼表证

【原文】

病腹滿，發熱十日，脉浮而數，飲食如故，厚朴七物湯主之。（9）

厚朴七物湯方：

厚朴半斤　甘草　大黄各三兩　大棗十枚　枳實五枚　桂枝二兩　生薑五兩

上七味，以水一升，煮取四升，温服八合，日三服。嘔者加半夏五合，下利去大黄，寒多者加生薑至半斤。

【释义】

本条论述腹满里实兼表证的证治。病腹满，发热十日，说明腹满出现在发热之后。病十日，脉不浮紧而浮数，腹部又见胀满，可见病情不完全在表，已趋向于里，并且里证重于表证。饮食如故，表示病变重点不在胃，而在肠。证系太阳表证未解兼见阳明腑实，故用表里双解的厚朴七物汤治疗。

厚朴七物汤即桂枝汤去芍药合厚朴三物汤。方中桂枝汤解表而和营卫；厚朴三物汤行气除满以去里实；去酸敛之芍药，是因其证但满不痛，并避免敛邪。

【辨治要领】

（1）表里同病，当根据其证候的不同分别确定治法。一为表重里轻者，先解表后治里；二为表轻里重者，先救里后解表；三为表里并重者，表里同治。本条如仅解表则里实增剧，仅攻里则表邪不解，反增里实，唯有表里双解，才不至于顾此失彼。

（2）据证论治、随症化裁是张仲景治病灵活性的具体体现。本条厚朴七物汤下提出呕加半夏，下利去大黄，寒多重用生姜，就是根据证情变化所作的灵活加减。

【临床应用】

厚朴七物汤常用于治疗寒实内结与寒热错杂性腹满，还可用于表里同病的胃肠型感冒、急性肠炎、痢疾初起、肠梗阻等疾病。

【医案举例】

潘某，男，43岁。先因劳动汗出受凉，又以晚餐过饱伤食，致发热恶寒，头疼身痛，脘闷恶心。单位卫生科给以藿香正气丸3包不应，又给保和丸3包，亦无效，仍发热头痛，汗出恶风，腹满而痛，大便3日未解，舌苔黄腻，脉浮而滑。此表邪未尽，里实已成，治以表里双解为法，用厚朴七物汤：厚朴10g，枳实6g，大黄10g，桂枝10g，甘草3g，生姜3片，大枣3枚，加白芍10g，嘱服2剂，得畅下后即止后服，糜粥自养，上症悉除。（谭日强.金匮要略浅述.北京：人民卫生出版社，1981.）

2. 里实兼少阳证

【原文】

按之心下满痛者，此為實也，當下之，宜大柴胡湯。（12）

大柴胡湯方：

柴胡半斤　黄芩三兩　芍藥三兩　半夏半升（洗）　枳實四枚（炙）　大黄二兩　大棗十二枚　生薑五兩

上八味，以水一斗二升，煮取六升，去滓，再煎，温服一升，日三服。

【释义】

本条论述里实兼少阳证的心下满痛证治。“按之心下满痛者”，是辨证的重点。这里的心下，包括胃脘及两胁。心下痞满，又按之作痛，可知内有实邪。实者当下，但由于病位较高，邪在少阳、阳明，病虽在里，而连于表，故用大柴胡汤双解表里。

大柴胡汤系小柴胡汤去人参、甘草，加枳实、芍药、大黄，并重用生姜。方中柴胡、芍药、黄芩、半夏、生姜和解少阳，大黄、枳实攻逐阳明热结，大枣安中。诸药相合，表里兼治。本方用芍药是所治腹满为痛满并见，前述厚朴七物汤去芍药所治腹满为但满不痛，可见仲景取舍芍药的根据乃在于有无疼痛。

【辨治要领】

（1）据腹诊按之痛否辨其虚实是仲景常用的方法，本条即以“按之心下满痛”而断为实证。

（2）本证的主症是心下满痛。《伤寒论·辨太阳病脉证并治》第101条曰：“有柴胡证，但见一证便是，不必悉具。”本条据心下及两胁满痛的表现，辨其证为阳明里实，兼涉少阳。一般尚见往来寒热，胸胁苦满，心烦喜呕，苔黄，脉弦有力等。

【临床应用】

大柴胡汤广泛用于以急性胆囊炎、急性胰腺炎等急腹症为代表的内、外、妇、儿诸科疾病。

3. 里实胀重于积

【原文】

痛而閉①[1]者，厚朴三物湯主之。（11）

厚朴三物湯方：

厚朴八兩　大黄四兩　枳實五枚

NOTE

上三味，以水一斗二升，先煮二味，取五升，内大黄，煮取三升[②]，温服[③]一升。以利為度[④]。

【校勘】

①痛而闭：《脉经》作“腹满痛”。

②三升：其后《千金要方》有“去滓”两字。

③温服：原作“温分”，据赵开美本改。

④以利为度：《千金要方》作“腹中转动者勿服，不动者更服”。

【注释】

[1] 闭：指大便闭结不通。

【释义】

本条论述腹满胀重于积的证治。“痛而闭”，即腹满胀痛而大便秘结，其病机是实热内积，气滞不行，且气滞重于实积，治宜行气除满，通便泻热，用厚朴三物汤。方中重用厚朴行气除满，大黄、枳实通腑去积泄热。诸药相合，则腹满痛闭皆除。方后注明后“内大黄”，是发挥其泻热通腑作用，“以利为度”是要求“中病即止”，防止再度利下反伤脾胃。

【辨治要领】

（1）本方证与厚朴七物汤证相比，此属里实证较重，彼属里实证较轻但兼表寒，故此用厚朴三物汤（大黄后下）攻下，彼既用厚朴三物汤（大黄同煮）攻下，又用去芍药之桂枝汤解表。

（2）本方与小承气汤的药物组成相同，仅因各药用量不同而使功效、主治有差异。此重用厚朴，功专行气，主治肠胃间胀重于积之证；彼重用大黄荡涤，主治肠胃间积重于胀之证。

（3）临证应根据用药后的反应决定疗程的长短。本条方后“以利为度”，旨在说明攻下之后，腑气得通，中病即止。

【临床应用】

厚朴三物汤主要用于以脐腹痞满胀痛、便秘为主要表现的病证，如急性肠炎、痢疾、肠功能紊乱、不完全性肠梗阻等。一般都需随症加味，才能获取较好疗效。

4. 里实积胀俱重

【原文】

腹滿不減，減不足言，當須下之，宜大承氣湯。（13）

大承氣湯方見前“痙病”中。

【释义】

本条论述腹满积胀俱重的证治。“腹满不减，减不足言”，是指腹部持续胀满，没有减轻之时。此为腹满里实证的重要特征，实由燥屎内结与腑气壅滞引起，故宜用大承气汤攻下里实。如腹满有时减轻，则属虚证，因为虚证里无实邪，故其满时减时增，与实证截然不同。

腹满里实见于厚朴七物汤、大柴胡汤、厚朴三物汤、大承气汤四汤证，现就彼此间的差异归纳如下（表 10–2）：

【辨治要领】

本条的主症是腹满持续不减，属里实热证。当有腹胀痛，按之坚硬痛甚，便秘或下利秽臭，舌苔老黄或起芒刺，脉沉实等。

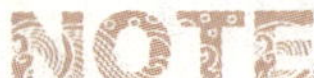

表 10-2 腹满里实四汤证鉴别

	厚朴七物汤证	大柴胡汤证	厚朴三物汤证	大承气汤证
脉症	腹满，发热，饮食如故，脉浮数	心下满痛，往来寒热，心烦喜呕，脉弦有力	腹部痞满胀痛，便秘	腹满不减，痞满燥实俱全
病位	满痛在脐腹，病位在肠兼表	满痛在心下，病位在胃胆	满痛在中脘，病位在胃	满痛在脐周，病位在胃肠
病机	表证未罢，邪热入里，壅滞于肠	病邪在里，并及少阳，阳明少阳合病	实热内积胃腑，气机壅滞，胀重于积	燥屎内结胃肠，积胀俱重
治则	双解表里	和解攻里	行气除满	荡涤肠胃
用药特点	以桂枝汤解表，厚朴三物汤攻里	以小柴胡汤和解少阳，大黄、黄芩、枳实攻逐阳明热结	君厚朴行气除满，臣大黄、枳实通腑泄热	重用大黄、厚朴攻逐积滞，佐芒硝、枳实软坚除痞

5. 寒饮逆满

【原文】

腹中寒氣①，雷②鳴切痛[1]，胸脇逆滿，嘔吐，附子粳米湯主之。（10）

附子粳米湯方：

附子一枚（炮） 半夏半升 甘草一兩 大棗十枚 粳米半斤

上五味，以水八升，煮米熟湯成，去滓，温服一升，日三服。

【校勘】

①气：此后《千金要方》有“胀满”两字。

②雷：《千金要方》作“肠”。

【注释】

[1] 雷鸣切痛：形容肠鸣重，如同雷鸣；腹痛剧，如刀切之状。

【释义】

本条论述中焦虚寒并水饮内停的腹满证治。本条证候的病位在腹中，主症为腹痛肠鸣。病因脾胃阳虚，不能运化水湿，寒饮留滞肠胃，所以雷鸣切痛；寒气上逆，则胸胁逆满，呕吐。治以附子粳米汤散寒降逆，温中止痛。附子温中散寒以止腹痛，半夏化湿降逆以止呕吐，粳米、甘草、大枣扶益脾胃以缓急。

【辨治要领】

（1）本方与《伤寒论·辨太阳病脉证并治》第 386 条理中汤主治中焦虚寒之证相比较，此侧重于散寒降逆，多用于腹痛、肠鸣、呕吐并见之证；彼侧重于健脾补气，多用于腹满、呕吐、下利并见之证。

（2）附子粳米汤证的主症是腹中冷痛、呕吐、肠鸣辘辘、苔白滑、脉沉迟等。

（3）附子大辛大热，粳米、甘草、大枣补中缓急，两者相合，既能温中散寒、止痛缓急，又能防止附子辛热太过。这是仲景用药配伍特点之一。

【临床应用】

附子粳米汤常用于霍乱四逆、胃寒翻胃以及属中焦虚寒停饮的胃痉挛、消化性溃疡等疾病，寒盛痛甚者加干姜、肉桂等，呕甚者加吴茱萸、竹茹等，夹食滞者加神曲、鸡内金等。

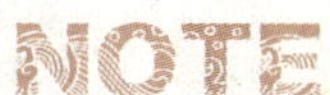

6. 寒饮腹痛

【原文】

寒氣厥逆[1]，赤丸主之。(16)

赤丸方：

茯苓四兩　半夏四兩（洗）一方用桂　烏頭二兩（炮）　細辛一兩《千金》作人參

上四味①，末之，内真朱[2]為色，煉蜜丸，如麻子大，先食酒飲下三丸，日再夜一服；不知，稍增之，以知為度。

【校勘】

①四味：原作“六味”，据赵开美本改。

【注释】

[1] 厥逆：这里并言症状与病机，犹如《伤寒论・辨太阳病脉证并治》第337条所指出：“凡厥者，阴阳气不相顺接，便为厥；逆者，手足逆冷者是也。”

[2] 真朱：即朱砂。

【释义】

本条论述寒饮并发厥逆的腹痛证治。寒气厥逆，谓阳虚阴盛、寒饮上逆之病机。据方测证，当具腹满痛、肢厥、呕吐、心下悸、舌质淡红、多齿痕、苔白滑、脉沉细而迟等症。治当散寒止痛，化饮降逆，用赤丸。方中乌头、细辛共驱腹中沉寒痼冷以止痛救逆；重用茯苓、半夏，化饮降逆以止呕；朱砂重镇降逆；蜜调和乌头与半夏两味反药之性。诸药相合，共同发挥止痛、止呕、救逆之效。

【辨治要领】

（1）重证宜峻剂。凡腹痛甚而肢厥、苔薄白、脉沉细而迟者，为腹中沉寒痼冷夹水饮上逆之重证，宜用大辛大热的赤丸救治。

（2）猛药应缓用。赤丸与乌头、细辛、半夏、朱砂四味有毒药物并用，其中乌头与半夏又属反药，故在通过不同炮制缓解其毒性的基础上，炼蜜为丸，小剂量连续服用，以求缓图，并强调以知为度，中病即止，以防过用伤正，欲速不达。

【临床应用】

赤丸常用于治疗因寒饮上逆所致寒疝、腹痛、心下悸、哮喘，因寒痰蒙窍所致癫痫，以痛痹为主的风湿性关节炎以及胃积水等病证。

7. 脾虚寒盛

【原文】

心胸中大寒痛，嘔不能飲食，腹中寒，上衝皮起，出見有頭足[1]，上下痛而不可觸近，大建中湯主之。(14)

大建中湯方：

蜀椒二合（去汗①）　乾薑四兩　人參二兩

上三味，以水四升，煮取二升，去滓，内膠飴一升，微火煎取一升半，分温再服，如一炊頃[2]，可飲粥二升，後更服，當一日食糜[3]，温覆之。

【校勘】

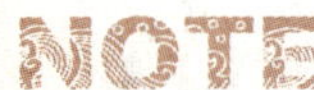

①去汗：原无“去”字，据赵开美本补。

【注释】

[1] 上冲皮起，出见有头足：指腹部皮肤因寒气攻冲而起伏，出现犹如头、足般的块状肠型蠕动。

[2] 如一炊顷：意即大约烧一餐饭的时间。

[3] 食糜：即喝粥。

【释义】

本条论述虚寒性腹满痛的证治。心胸中大寒痛，言其痛势十分剧烈，部位相当广泛。当寒气冲逆时，腹部上冲皮起，似有头足的块状物上下攻冲作痛，且不可以手触近；又因寒气上冲，故呕吐不能饮食。病由脾胃阳虚、中焦寒甚引起，故用大建中汤。方中蜀椒、干姜温中散寒，人参、饴糖补气缓中。诸药相协，大建中气，温阳助运，则阴寒自散，诸症悉除。

本方证与附子粳米汤证同属于脾胃虚寒性腹满痛，又存在诸多差异，现归纳如下：

表 10-3 大建中汤证与附子粳米汤证鉴别

	大建中汤证	附子粳米汤证
主症	其满为上冲皮起，出见有头足，痛为不可触近，呕不能饮食	其满为胸胁逆满，痛为雷鸣切痛，仅呕吐而无不能饮食
病机	脾胃阳虚，阴寒内盛	脾胃虚寒，饮停上逆
治法	大建中气，温中散寒	温中散寒，化饮降逆
用药特点	散寒止痛用干姜，降逆止呕用蜀椒，补脾胃用人参、饴糖，作用较强	散寒止痛用炮附子，降逆止呕用半夏，温补脾胃用粳米、甘草、大枣，作用较缓

【辨治要领】

四诊合参，透过现象看本质，是保证辨证准确的基本方法。本条腹满痛“不可触近”“呕不能食”，看似实证，实为脾胃阳虚、阴寒内盛之重证。据大建中汤推论，当有腹痛部位不固定，腹满时减，兼手足逆冷、苔薄白、脉沉伏等症。

【临床应用】

大建中汤常用于虚寒性吐利以及慢性胃炎、胃痉挛、消化性溃疡、内脏下垂等病证。此外，本方用于疝瘕或蛔虫引起的寒性腹痛，或因寒结而大便不通者，也有一定效果。

【医案举例】

陈某，女，37 岁。素体虚寒，常喜热饮，一日不慎受凉，脘腹急痛如刀割，疼痛放射至肩胛部，痛楚甚剧，时而前俯后仰或弯腰按腹，时而转辗反侧，合眼甩头，伴有恶心，呕吐苦汁，并吐出蛔虫 1 条。触诊在上腹近心窝处剧痛拒按，四肢发凉。察其舌淡，苔薄白，脉象沉弦。诊断为蛔厥，即胆道蛔虫症。治拟温中散寒，安蛔止痛。予大建中汤：川椒 3g，干姜 6g，党参 9g，红糖 1 匙。先煎前 3 味，去滓，纳红糖，微火调烊，趁热小口顿服。服后随即痛止，安然入寐，熟睡一夜，次日下床，一如常态，嘱其节饮食，慎生冷，善自调理。至今 17 年，追访未再发。[王锦槐 . 大建中汤治蛔厥 . 浙江中医杂志，1981，16（5）：210]

8. 寒积积滞

【原文】

脇下偏痛，發熱①，其脉緊弦，此寒也，以溫藥下之，宜大黄附子湯。(15)

大黄附子湯方：

大黄三兩　附子三枚（炮）　細辛二兩

NOTE

上三味，以水五升，煮取二升，分温三服；若强人，煮取二升半，分温三服。服後如人行四五里，進一服。

【校勘】

①发热：《脉经》无此两字。

【释义】

本条论述寒实内结的腹满痛证治。胁下包括两胁及腹部。胁下偏痛，谓一侧胁下痛，而非两侧胁下俱痛。紧弦脉主寒主痛，是寒实内结之征。发热，因其脉不浮不滑，可知既非阴盛阳浮之兆，也非外感表邪之象，更非阳明腑实之征，而是阴寒内盛，阳气被遏，营卫失调的反映。本证虽具大便不通，胁下偏痛，却有别于第 1 条所述“不满者必便难，两胠疼痛”。其区别在于：前者为虚寒，当温补，故曰“虚寒从下上也，当以温药服之”；本条为实寒，当温下，故曰“寒也，以温药下之，宜大黄附子汤”。方中大黄泻下通便，附子、细辛温阳散寒止痛，并制大黄寒凉之性。三药相合，温通大便而泻内结寒实，为后世温下剂的祖方。

【辨治要领】

（1）寒实内结以胁腹疼痛、大便不通、脉弦紧为主要特征。

（2）临床应重视药物配伍。一方之中是寒温并用，还是寒温单用，应据证情而定。大黄附子汤中细辛与附子同用，温阳散寒，合大黄治寒实积聚于里，属温阳通便法。若细辛、附子配麻黄，则为麻黄附子细辛汤，属温经解表法。可见药物配伍灵活是张仲景用药的特色之一。

（3）腹满有寒热虚实之不同，且病因、病位复杂。仲景举例论及实证有偏胀、偏积、兼表之别，虚证有在脾、在肾、兼饮之异，虚实夹杂证则有寒实、虚热之分，并先后提出厚朴七物汤、附子粳米汤、厚朴三物汤、大柴胡汤、大承气汤、大建中汤、大黄附子汤、赤丸八方证，看似杂乱无序，实寓对比、鉴别之意，示人只有掌握了辨证论治的方法，才能做到胸有成竹，左右逢源。

【临床应用】

大黄附子汤常用于寒疝胸腹绞痛、脐痛拘挛急迫等以及慢性痢疾、慢性肾功能不全、肠梗阻等属寒实内结者。

二、寒疝

（一）证治

1. 阴寒痼结证

【原文】

腹痛，脉弦而緊，弦則衛氣不行，即惡寒，緊則不欲食，邪正相搏，即為寒疝。繞臍痛，若發則白汗①[1]出，手足厥冷，其脉沉弦者，大烏頭煎主之。（17）

烏頭煎方：

烏頭（大者）五枚（熬，去皮，不㕮咀）

上以水三升，煮取一升，去滓，内蜜二升，煎令水氣盡，取二升，强人服七合，弱人服五合。不差，明日更服，不可一日再服。

【校勘】

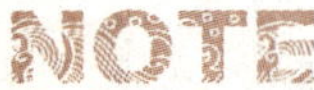

①白汗：《医统正脉》本作“白津”，赵开美本作“自汗”。

【注释】

［1］白汗：剧痛时出的冷汗。

【释义】

本条论述寒疝的病机和证治。本条自“腹痛”至“即为寒疝”论寒疝的病机。腹痛而见弦紧之脉主寒邪凝结，阳气虚衰不能行于外而恶寒，阳气衰于内则不欲食，寒气内结则绕脐部发生剧痛。“绕脐痛”以下论寒疝证治。此时脉象由弦紧而转为沉弦，说明里阳与阴寒相搏进一步深入，由于疼痛逐渐加重，致使气机闭塞，阴阳之气难以顺接，因而四肢逆冷，冷汗淋漓。一般兼见唇青面白、舌淡苔白等症。故用大乌头煎破积散寒止痛。方中以大辛大热的乌头力起沉寒痼冷，温通经脉，缓急止痛；佐蜂蜜缓急补虚，延长药效，并制乌头之毒性。两药相合，则成专治沉寒痼冷所致腹痛肢厥的要方。另《外台秘要》所出的解急蜀椒汤由蜀椒、附子、干姜、半夏、粳米、甘草、大枣组成，主治同大乌头煎，但药性、药力均相对和缓，可供临床参考运用。

【辨治要领】

（1）阴寒痼结寒疝的主症是阵发性绕脐剧痛。寒疝脉象不一，轻者微弦（第1条），重者弦紧，危者沉弦。本条所论重证可伴见面白唇青、汗出肢冷等。

（2）用峻猛之剂应注意兼顾体质，防止毒副作用。大乌头煎性势力峻，方后云“强人服七合，弱人服五合，不差，明日更服，不可一日再服”，可知其药性峻烈，用时宜慎。

【临床应用】

大乌头煎为辛热峻剂，可治疗内寒较重的胃肠神经官能症、胃肠痉挛、痛痹等。

【医案举例】

京师界街贾人井筒屋播磨家仆，年七十余。自壮年患疝瘕，十日五日必一发，壬午秋大发，腰脚挛急，阴卵偏大，欲入腹，绞痛不可忍。众医皆以为必死。先生诊之，作大乌头煎使饮之。斯臾，眩瞑气绝，又顷之，心腹鸣动，吐出水数升，即复故，尔后不复发。（陆渊雷．金匮要略今释．北京：人民卫生出版社，1955.）

2. 血虚内寒

【原文】

寒疝腹中痛，及脇痛裏急者①，當歸生薑羊肉湯主之。（18）

當歸生薑羊肉湯方：

當歸三兩　生薑五兩　羊肉一斤

上三味，以水八升，煮取三升，温服七合，日三服。若寒多者，加生薑成一斤；痛多而嘔者，加橘皮二兩，白术一兩。加生薑者，亦加水五升，煮取三升二合，服之。

【校勘】

①寒疝……里急者：《外台秘要》引《伤寒论》作“寒疝腹中痛引胁痛，及腹里急者”。

【释义】

本条论述血虚内寒的寒疝证治。寒疝多因腹中寒甚而发，多以绕脐剧痛为特点。本条寒疝腹中痛引及胁肋，并伴筋脉拘急，是因肝脉失去气血的温煦与濡养，其痛多轻缓，且喜温喜按，故用药性平和的当归生姜羊肉汤养血散寒。方中当归养血，生姜散寒，遵《素问·阴阳应象大论》“形不足者，温之以气；精不足者，补之以味”之经旨，选用血肉有情之品羊肉补虚

NOTE

生血。当然，临证尚须随症加减，如方后注明寒甚者重用生姜，以增散寒止痛之功；痛甚且呕者加白术、橘皮，健脾行气，和胃止呕。

【辨治要领】

（1）寒疝有阳虚、血亏之异。其鉴别除应询问有无急慢性失血病史外，主要取决于脉症。因于阳虚阴盛者，病危重，多表现为绕脐剧痛、唇青肢厥、出冷汗等；因于血亏气耗者，病轻缓，多表现为腹胁引痛、筋脉拘急等。

（2）治寒疝有逐寒、温经之别。阴寒内盛者，治当力起沉寒，方用峻猛之剂大乌头煎为主；因于血虚内寒者，治从温经散寒，方用平和之剂当归生姜羊肉汤为主。

（3）临床治病应充分发挥医食同源的作用。生活中的谷肉果菜对治疗疾病都有一定的辅助作用。仲景当归生姜羊肉汤治疗血虚寒疝为临床做了示范。

【临床应用】

当归生姜羊肉汤多用作食疗强身，尤其是产后及失血后的调养。对血虚内寒性产褥热、产后恶露不尽、肌衄、久泻以及低血压性眩晕、十二指肠球部溃疡等，使用时应酌情加味。

3. 寒疝兼表

【原文】

寒疝腹中痛，逆冷，手足不仁，若身疼痛，灸刺諸藥不能治，抵當①[1]烏頭②桂枝湯主之。（19）

烏頭桂枝湯方：

烏頭

上一味，以蜜二斤，煎減半，去滓。以桂枝汤五合解之[2]，得一升後，初服二合；不知，即服三合，又不知，復加至五合。其知者，如醉狀，得吐者，為中病。

桂枝湯方：

桂枝三兩（去皮） 芍藥三兩 甘草二兩（炙） 生薑三兩 大棗十二枚

上五味，剉，以水七升，微火煮取三升，去滓。

【校勘】

①抵当：《千金要方》无此两字。

②乌头：《千金要方》作“秋乾乌头实中者五枚，除去角”。

【注释】

[1] 抵当：“只宜”之意。

[2] 解之：混合、稀释之意。

【释义】

本条论述寒疝兼表证的证治。条文先以“寒疝腹中痛，逆冷，手足不仁”说明其证当属第17条因里寒所致寒疝之大乌头煎证。唯其阴寒内盛、阳衰失展的程度比大乌头煎证严重，以致手足由逆冷而至麻痹不仁；后以“身疼痛”一句，揭示其证由外感寒邪所诱发，故须用双解表里寒邪之法，方用乌头桂枝汤。方中大乌头煎起沉寒以缓急痛，桂枝汤和营卫以解表寒。方中未注明乌头用量，一般认为当从《千金要方》，作五枚为宜。

至此已述及寒疝三方证，现就其不同点归纳如下：

NOTE

表 10-4 寒疝三方证的鉴别

	当归生姜羊肉汤证	大乌头煎证	乌头桂枝汤证
主症	胁腹绵绵作痛	发作性绕脐剧痛	绕脐剧痛且身痛
兼症	里急	肢冷汗出	肢冷不仁
病机	血虚有寒	阳虚阴盛	表里俱寒
治法	养血散寒	起沉寒而缓急痛	双解表里寒邪

【辨治要领】

（1）本条寒疝表里同病的辨证关键是腹痛、逆冷、身疼痛。其中“身疼痛”，示其证兼外感表寒，这是仲景述证的又一特点。

（2）乌头用量应据痛证的轻重缓急而定。查仲景用乌头的方剂，有大乌头煎、乌头桂枝汤、乌头汤、赤丸、乌头赤石脂丸五首。乌头的用量以主治寒疝与寒湿历节的前三方为最大，均用五枚，以求力猛而速止剧痛；以主治寒饮腹痛的第四方为中等，用二两，主要赖细辛相助而止痛；以主治心痛重证的第五方为最小，用一分，与大辛大热的附子、蜀椒、干姜相伍，共同发挥止痛作用。可见仲景所用乌头的剂量系据疼痛的轻重缓急而加以灵活变化的。

（3）乌头桂枝汤煎服方法与服后观察的要点，从其方后注可知有三：一是乌头必须蜜煎，以减其毒性，并延长药效；二是服用时从小剂量递增，不知者可渐增用量，以知为度；三是强调服药后所见，如醉、呕吐，为中病“瞑眩”反应，提示沉寒痼冷已温散，阳气能伸展，绝对不可再服，否则必致中毒。一旦出现唇舌或肢体麻木，甚或昏眩、吐泻乃至呼吸、心跳加快，期前收缩，神志昏迷等症时，务必按中毒反应积极抢救。

【临床应用】

乌头桂枝汤常用于痛风、风湿与类风湿性关节炎、坐骨神经痛等辨证属于风寒湿邪外侵且以寒邪为甚者。以上肢痛为主者，加羌活、白芷、威灵仙、姜黄、川芎等；以下肢关节痛为主者，加独活、牛膝、防己、萆薢等；以腰腿痛为主者，加杜仲、桑寄生、狗脊、川断、淫阳藿、巴戟天等；血瘀甚者，加穿山甲、五灵脂等。此外，还常用其加味方治疗腹股沟斜疝，痛引睾丸、少腹者，加橘核、荔枝核、小茴香等；腹中攻痛不解者，加吴茱萸、川椒、乌药等。有人还用本方合人参养营汤治疗血栓闭塞性脉管炎属寒凝血滞、经脉壅塞之证，多获良效。

【医案举例】

袁某，青年农妇。体甚健，经期准，已有子女三四人矣。一日少腹大痛，筋脉拘急而未少安，虽按亦不住，服行经调气药不止，迁延十余日，痛益增剧。迎余治之，其脉沉紧，头身痛，肢厥冷，时有汗出，舌润，口不渴，吐清水，不发热而恶寒，脐以下痛，痛剧则冷汗出，常常有冷气向阴户冲去，痛处喜热敷。此由冷气积于内，寒气搏结而不散，脏腑虚弱，风冷邪气相击，则腹痛里急而成纯阴无阳之寒疝。窃思该妇经期如常，不属于血凝气滞，亦非伤冷食积，从其脉紧肢厥而知为表里俱寒……处以乌头桂枝汤：制乌头 12g，桂枝 18g，芍药 12g，甘草 6g，大枣 6 枚，生姜 3 片，水煎，兑蜜服。上药连进 2 帖，痛减厥回，汗止人安。换方当归四逆加吴茱萸生姜汤……以温经通络，清除余寒，病竟愈。（赵守真 . 治验回忆录 . 北京：人民卫生出版社，1962.）

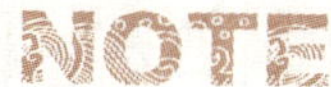

（二）误治变证

【原文】

夫瘦人繞臍痛，必有風冷，穀氣不行[1]，而反下之，其氣必衝，不衝者，心下則痞也。（8）

【注释】

[1] 谷气不行：即水谷不化而大便秘结不行。

【释义】

本条论述寒疝误下的变证。“瘦人”说明脾胃素虚，形气不足，难御外邪。若见绕脐痛、大便秘结不行等，大多因感受风寒影响脾胃功能，传导无力，除绕脐痛、喜按之外，一般还有形寒怯冷、短气乏力、小便清长、舌淡、有齿痕、苔薄白、脉沉细或沉迟等症，治当温阳补气，健脾助运。倘认为瘦人多火，而将绕脐痛、便秘误作燥实之证，用寒下之法，势必克伐脾胃，导致气逆上冲。纵然气不上冲，风冷之邪也将乘虚内结心下而成痞证。

【原文】

附方：《外臺》烏頭湯：治寒疝腹中絞痛，賊風入攻五藏，拘急不得轉側，發作有時，使人陰縮，手足厥逆方見上。

《外臺》柴胡桂枝湯方：治心腹卒中痛者。

柴胡四兩　黄芩　人參　芍藥　桂枝　生薑各一兩半　甘草一兩　半夏二合半　大棗六枚

上九味，以水六升，煮取三升，溫服一升，日三服。

《外臺》走馬湯：治中惡心痛腹脹，大便不通。

巴豆二枚（去皮心，熬）　杏仁二枚

上二味，以綿纏，搥令碎，熱湯二合，捻取白汁飲之，當下。老少量之。通治飛屍鬼擊病。

三、宿食

（一）脉症

【原文】

脉緊如轉索無常者，有宿食也。（25）

脉緊頭痛，風寒，腹中有宿食不化也一云寸口脉緊。（26）

【释义】

以上两条论述宿食病的脉象与兼症。《伤寒论·辨厥阴病脉证并治》第355条早已明言，“病人手足逆冷，脉乍紧者，邪结在胸中，心下满而烦，饥不能食……当须吐之，宜瓜蒂散”，表明紧脉除主寒之外，并主痰涎结胸，宿食停滞膈脘。可见宿食之脉并非始终紧绷若弦，而是时紧时松，疏密不匀，犹如转动而变幻不定的绳索，也可呈紧、滑并见之象。此乃宿食内停、气机不畅，致使脉道内谷气充盈不匀，外为呆滞的气机所紧迫。其症可见嗳腐吞酸，不欲食，乃至胸闷、脘痞、腹痛等。若是外感风寒的脉紧，则当伴有恶寒、发热、头痛、脉浮等。

【辨治要领】

NOTE

临床上每一种脉象都主若干病证，如紧脉主寒、主痛、主宿食等；反之，每一种病证也可见到数种脉象，如宿食病的脉象或紧，或涩，或滑数，或浮大。故临证须四诊合参。

（二）证治

1. 宿食在下

【原文】

問曰：人病有宿食，何以别之？師曰：寸口脉浮而大，按之反濇，尺中亦微而濇，故知有宿食，大承氣湯主之。（21）

脉數而滑者，實也，此有宿食，下之愈，宜大承氣湯。（22）

下利不飲食者①，有宿食也，當下之，宜大承氣湯。（23）

大承氣湯方見前“痙病”中。

【校勘】

①下利不饮食者：赵开美本及俞桥本作“下利不饮食”。

【释义】

此三条共论宿食在下的脉症和治法。宿食多由饮食不节，停滞不化所致。

21条论述宿食内结，气壅于上，所以寸口出现浮大的脉，且大而有力，又因积滞较久，胃肠气滞不通，所以不仅在寸口重按可见到涩脉，而且尺脉重按亦沉滞不起。方用大承气汤下其宿食。

22条滑脉主宿食，数脉主热，滑而兼数，是胃肠有实热。由于宿食新停，胃肠气机壅滞不甚，故脉象数而滑利，故用大承气汤攻下。

23条论述宿食下利的治法。宿食病见到下利，积滞下达，理应胃纳恢复；现虽下利，而仍不欲进食，可知宿食尚未悉去。所谓伤食恶食，可用大承气汤因势利导，下其宿食，此为“通因通用”之法。

食停于下，且属实证，无疑“当下之”。只要形体壮实，皆可选用大承气汤荡涤之，特别是宿食在胃肠停留时间长而内结成实者，更应急投大承气汤。然若宿食内停时间不长，未成或初成内结者，恐大承气汤力峻伤正，临床尚需仔细斟酌。

2. 宿食在上

【原文】

宿食在上脘，當吐之，宜瓜蒂散。（24）

瓜蒂散方：

瓜蒂一分（熬黄） 赤小豆一分（煮）

上二味，杵為散，以香豉七合煮取汁，和散一錢匕，温服之，不吐者少加之，以快吐為度而止亡血及虚者不可與之。

【释义】

本条论述宿食在上的证治。宿食初停上脘，有上越之机，多见胸脘痞闷、温温欲吐、嗳腐、脉紧等，当遵《素问·阴阳应象大论》“其高者因而越之”的治则，因势利导，治用吐法，方用瓜蒂散。方中味苦之瓜蒂涌吐实邪，味酸之赤小豆行水解毒，两药相合，即成酸苦涌吐之法；佐香豉汁开郁结，和胃气，并载药上行。本方仅适用于实邪停在上脘、胸膈而见温温欲吐之症，并“以快吐为度而止”，忌用于年老、体虚、孕妇、久病及各种虚证。

从本篇所论宿食病的治法来看，唯独未为宿食在中脘出治法和治方，为此《医宗金鉴》总

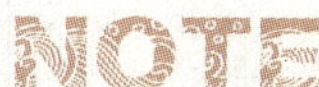

结性地指出："胃有三脘，宿食在上脘者，膈间痛而吐，可吐不可下也；在中脘者，心中痛而吐，可吐可下也；在下脘者，脐上痛而不吐，不可吐可下也。"此说宜从。证之于临床，宿食在中脘，当以消食导滞为主，可选用保和丸、香砂枳术丸等。

【辨治要领】

（1）因势利导是张仲景治病的特色之一。本篇 21～24 条原文就体现了这种特色。宿食在下，则用大承气汤攻下；宿食在上，温温欲吐，则用瓜蒂散涌吐。

（2）应用瓜蒂散以形体壮实为前提，且必须注意下列三点：一是趁热一次性顿服；二是服后不吐或吐之不爽者，可加用以物探吐法，或加量再服；三是吐之爽快者，立即止服。

【临床应用】

本方常用于醉酒、误食毒物而见胸脘痞满、温温欲吐者，亦可用于体壮气厥而痰涎壅塞之证，一般不予加减，径直用之。

【医案举例】

张子和之仆，尝与邻人同病伤寒，俱至六七日，下之不通，邻人已死，仆发热极，投与井中，捞出以吸水贮之槛，使坐其中。适张游他方，家人偶记张治法，曰："伤寒三日不通，不可再攻，便当涌之。"试服瓜蒂散，良久吐胶痰三碗许，与宿食相杂在地，状如一帚，顿快，乃知世医杀人多矣。（清·魏之琇. 续名医类案. 北京：人民卫生出版社，1997.）

小　结

【关键词】

腹满　寒疝　宿食　厚朴七物汤　大柴胡汤　厚朴三物汤　大承气汤　大黄附子汤　附子粳米汤　大建中汤　赤丸　大乌头煎　乌头桂枝汤　当归生姜羊肉汤　瓜蒂散

Key Words

Abdominal Distention; Han Shan (abdominal pain caused by cold); Su Shi (dyspepsia); Houpo Qiwu Tang (Decoction Cortex Magnoliae Officinalis with Seven Drugs); Da Chaihu Tang (Decoction Greater Radix Bupleuri); Houpo Sanwu Tang (Decoction Cortex Magnoliae Officinalis with Three Drugs); Da Chengqi Tang(Decoction Greater Chengqi); Dahuang Fuzi Tang(Decoction Radix et Rhizoma Rhei and Radix Aconiti Praeparata); Fuzi Jingmi Tang (Decoction Radix Aconiti Praeparata and Semen Oryzae Nonglutinosae); Da Jianzhong Tang (Decoction Greater Jianzhong); Chi Wan (Pills of Chiwan); Da Wutou Jian (Decoction Greater Rhizoma Aconiti); Wutou Guizhi Tang (Decoction Rhizoma Aconiti and Ramulus Cinnamomi); Danggui Shengjiang Yangrou Tang (Decoction Radix Angelicae Sinensis, Rhizoma Zingiberis Recens and Mutton); Guadi San(Powder of Pedicellus Melo)

【本篇要点】

1. 腹满虚实寒热的辨证关键及治则：腹满不减且拒按（按之疼痛），属实热，治用下法；腹满时减且喜按（按之不痛），属虚寒，治用温法。

NOTE

2. 实热性腹满的证治：兼表证，表邪入里而甚于里，积滞壅于肠，治宜表里双解，方用厚朴七物汤；兼少阳证，邪在于里而连于表，治宜攻里和表，方用大柴胡汤；胀甚于积证，实热内积，气机壅滞，治宜行气除满，方用厚朴三物汤；积胀俱重证，燥屎内积，气滞腹中，治宜荡涤积滞，方用大承气汤。

3. 虚寒性腹满的证治：寒饮逆满证，治宜温中化饮，方用附子粳米汤；寒饮腹痛证，治宜散寒化饮降逆，方用赤丸；脾虚寒盛证，治宜温阳建中，方用大建中汤。

4. 寒实积滞，虚寒夹杂之证，治宜温下寒积，方用大黄附子汤。此方为温下剂的祖方。

5. 寒疝的证治：寒疝多为阴寒痼结所致虚寒性腹痛，典型证候为发作性绕脐痛、肢冷汗出、脉沉紧等，治宜起沉寒，缓急痛，方用大乌头煎；如兼表寒证，治宜起沉寒，和营卫，方用乌头桂枝汤；如兼血虚证，治宜养血散寒，方用当归生姜羊肉汤。

6. 宿食的证治：宿食即伤食，可因食积的部位不同而治法各异。其中宿食在上者，用吐法；宿食在下者，用下法。由此体现了中医因势利导的治疗思想。

NOTE

五脏风寒积聚病脉证并治第十一

本篇论述五脏风寒、五脏死脉（真脏脉）、三焦各部病证及积、聚、槃气的鉴别。以上诸病均与五脏有关，故合为一篇讨论。

原文五脏风寒部分脱简较多，脾中寒、肾中风、肾中寒和肺、脾、肝、肾四脏“所伤”未论及，三焦各部病证和积聚病证亦略而不详，唯对肝着、脾约、肾着的证治论述较为具体，是本篇之重点。

一、五脏风寒

（一）五脏中风

【原文】

肺中風者，口燥而喘，身運[1]而重，冒而腫脹。（1）

【注释】

[1] 身运：身体运转动摇。

【释义】

本条论述肺中风的症状。肺中风者，气不布津则口燥，肺气上逆则喘。肺失治节，气机郁滞，浊气壅塞则身运而重；肺失清肃，浊气上逆则时作昏冒；肺失通调，气滞水停则身体肿胀。

【原文】

肝中風者，頭目瞤，兩脇痛，行常傴[1]，令人嗜甘。（4）

【注释】

[1] 伛（yǔ 予）：驼背之意。

【释义】

本条论述肝中风的症状。肝中风者，风胜则动，故见头目瞤动；肝主筋，其脉布胁肋，风胜则筋脉拘急，故见两胁痛，行常伛；肝苦急，急食甘以缓之，故令人嗜甘。

【原文】

心中風者，翕翕發熱，不能起，心中饑，食即嘔吐。（8）

【释义】

本条论述心中风的症状。风为阳邪，心中风者，翕翕发热；壮火食气，则身不能起；火动于中，故心中饥；心胃相连，热扰于胃，故食即呕吐。

【原文】

脾中風者，翕翕發熱，形如醉人，腹中煩重，皮目瞤瞤而短氣。（13）

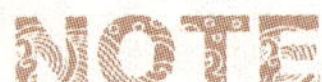

【释义】

本条论述脾中风的症状。风为阳邪，脾主四肢肌肉，风伤于脾，故见翕翕发热而行如醉人，四肢不收；脾居腹中而主湿，风湿相搏，故腹中烦重；上下眼胞属脾，风胜则动，故皮目瞤动；脾不运湿，湿阻气滞，故呼吸不利而短气。

（二）五脏中寒

【原文】

肺中寒，吐濁涕。（2）

【释义】

本条论述肺中寒的症状。肺中寒者，胸阳不布，津液凝聚为浊涕，随咳吐而出。

【原文】

肝中寒者，兩臂不舉，舌本燥，喜太息，胸中痛，不得轉側，食則吐而汗出也。《脉经》、《千金》云："时盗汗，欬，食已吐其汁。"（5）

【释义】

本条论述肝中寒的症状。肝中寒者，因筋脉拘急而两臂不举；肝寒火弱，不能蒸津上润而舌干燥；肝失调达则善太息；肝脉上贯胸膈，肝受寒袭，胸阳不宣，则见胸中痛，不得转侧；肝寒犯胃，胃不受食，故食则吐而汗出。

【原文】

心中寒者，其人苦病心如噉蒜狀，劇者心痛徹背，背痛徹心，譬如蠱注[1]。其脉浮者，自吐乃愈。（9）

【注释】

[1] 蛊注：病名。发作时胸闷腹痛，犹如虫咬之状。

【释义】

本条论述心中寒的症状与预后。心中寒者，因寒邪外束，阳气闭结不通，故心中似痛非痛，似热非热，如同食蒜后的辛辣感觉，甚至心痛彻背，背痛彻心，犹如蛊蛀。其脉浮者，说明邪有上越外出之机，故吐后乃愈。

二、五脏病证治举例

（一）肝着

【原文】

肝著[1]，其人常欲蹈其胸上[2]，先未苦時，但欲飲熱，旋覆花湯①主之。臣億等校諸本旋覆花湯方，皆同。（7）

旋覆花湯方：

旋覆花三兩　葱十四莖　新絳少許

上三味，以水三升，煮取一升，頓服之。

【校勘】

①旋覆花汤：原本缺药物及服法，现将《妇人杂病脉证并治》篇所载移于此。

【注释】

[1] 肝著（zhuó 着）：肝经气血郁滞，着而不行所致之病证。著，同"着"，本义为附着、依附，此

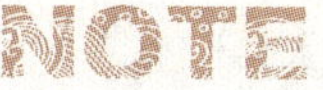

处引申为留滞之意。

[2] 蹈其胸上：蹈，原为足踏之意，此处指用手推揉按压，甚则捶打胸部。

【释义】

本条论述肝着的证治。肝着是由于肝脏受邪而疏泄失常，其经脉气血郁滞，着而不行所致，主要表现为胸胁痞闷不舒，甚或胀痛、刺痛。若用手揉按、捶打胸部，可促使气机舒展，气血运行而症状暂时缓解，故“其人常欲蹈其胸上”。本病初起在气分，若得热饮可使气机通利，痛苦减轻。迨至病成，渐及血分，由于经脉瘀滞，虽得揉按或热饮亦无益，宜用旋覆花汤治疗。方中旋覆花下气而善通肝络，新绛活血行瘀，葱茎通阳散结。三药合用，共奏行气活血、通阳散结之效。

关于新绛，有的医家认为是染成大红色的绯帛（有谓茜草初染，也有谓猩猩血、藏红花汁、苏木染成），陶弘景则认为是新割之茜草。证之临床，以茜草易新绛治疗肝着，确有疗效。

【辨治要领】

（1）肝着以胸胁痞闷或胀痛、刺痛为辨证要点，病变初起喜热饮或揉按、捶打胸部。

（2）肝着病机为肝经气血瘀滞，着而不行，故“通”是治疗肝着的要领。

【临床应用】

目前临床上常用本方加活血化瘀、理气宣络之品治疗肋间神经痛、慢性肝胆疾患、慢性胃炎、冠心病等，也有医家用本方配合祛风药治疗偏头痛和面瘫。

【医案举例】

于某，男，36岁，1980年6月23日初诊。病家自述强力负重后出现左侧胸胁疼痛如刺，痛处不移，且入夜更甚，夜寐不安，以手按揉稍舒，咽喉略燥，喜热饮，舌质偏黯，脉沉涩。治拟活血祛瘀，疏肝通络。旋覆花（包）18g，茜草根6g，归尾、郁金各9g，青葱5支。服药3剂后，胸胁疼痛大减，夜寐随之亦转安宁。续用原方3剂，巩固治之而愈。[何若苹．中国百年百名中医临床家丛书·何任．北京：中国中医药出版社，2001：206]

（二）脾约

【原文】

趺陽脉浮而濇，浮則胃氣强，濇則小便數，浮濇相搏，大便則堅，其脾為約[1]，麻子仁丸主之。（15）

麻子仁丸方：

麻子仁二升　芍藥半斤　枳實一斤　大黄一斤　厚朴一尺　杏仁一升

上六味，末之，煉蜜和丸梧子大，飲服十丸，日三，以知為度。

【注释】

[1] 其脾为约：指胃强脾弱，脾被胃所约束。

【释义】

本条论述脾约的病机和证治。趺阳脉用以候脾胃。脉浮是举之有余，主胃热气盛；脉涩指按之涩滞而不流利，主脾津不足。由于胃强脾弱，脾不能为胃行其津液而肠道失润，故大便干结；胃热气盛，迫使津液偏渗膀胱，故小便频数。治用麻子仁丸泄热润燥，缓通大便。方中麻子仁、杏仁、芍药润燥滑肠，大黄、枳实、厚朴泄热通便，炼蜜为丸可甘缓润肠。诸药合用，使燥热得泄，津液恢复，脾约可愈。

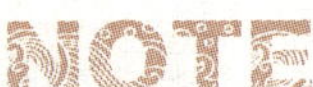

本条也见于《伤寒论·阳明病脉证并治》篇。

【辨治要领】

（1）凭脉辨证当据脉象的具体情况而定。趺阳脉在足背两筋之中，动脉应手处，为足阳明胃经之冲阳穴，以候脾胃之气，现在临床少用。但对危重患者，诊察胃气之强弱仍有参考价值。《金匮要略》中“趺阳脉浮而涩”前后共有两处，一是本条“浮则胃气强，涩则小便数”，一是《呕吐哕下利病》篇第5条讨论“胃反”时，述“浮则为虚，涩则伤脾”。前后互参，本条说明胃热气盛当浮而有力，而胃反条说明胃阳不足当浮而无力。故临证诊脉之时不仅注意脉之体状，还应诊察脉之力势，以别虚实。

（2）脾约证以大便干结，小便频数，食欲旺盛，趺阳脉浮涩为辨证要点。

（3）麻子仁丸组方的要领是泄热通腑、滋阴润肠并用，为攻中润下之法。

【临床应用】

目前本方在临床上多用于习惯性便秘、老年性便秘、腹部及肛门手术后便秘、糖尿病伴有排便困难、尿频等。

（三）肾着

【原文】

腎著之病，其人身體重，腰中冷，如坐水中，形如水狀，反不渴，小便自利，飲食如故，病屬下焦，身勞汗出，衣一作表。裏冷濕，久久得之，腰以下冷痛，腹重如帶五千錢①，甘薑苓术湯主之。（16）

甘草乾薑茯苓白术湯方：

甘草　白术各二兩　乾薑　茯苓各四兩

上四味，以水五升，煮取三升，分溫三服，腰中即溫。

【校勘】

①腹重如带五千钱：《脉经》《千金要方》作“腰重如带五千钱”。

【释义】

本条论述肾着的成因和证治。肾着由寒湿痹着腰部所致，因腰为肾之外府，故名肾着。其成因为劳动汗出，湿衣贴身，致使寒湿侵袭，阳气痹阻。症见腰中冷，如坐水中，形如水状，腰以下冷痛，腰重如带五千钱。因病属下焦，但未及内脏，故口不渴，小便自利，饮食如故。治疗时只需将经络肌肉的寒湿祛除，则肾着可愈。方中干姜配甘草温中散寒，茯苓配白术健脾祛湿。四药合用，共奏温中健脾、散寒除湿之功。因主治肾着，故又名肾着汤。

【辨证要领】

（1）肾着由寒湿侵袭腰部所致，主症是腰及腰以下部位冷、痛、沉重、口不渴等。

（2）治疗肾着病的要领是：在应用健脾化湿药物基础上，加用散寒化湿的干姜，故姜、苓、术的配伍是其关键。

【临床应用】

本方在临床上主要用于寒湿型腰痛、腰椎间盘突出、慢性盆腔疼痛及慢性腹泻等。

【医案举例】

冯某，男，54岁。患腰部冷痛，如坐水中，饮食少思，大便稀溏，舌苔白滑，脉象濡缓。

NOTE

此寒湿着于腰部肌肉之分，腰为肾之府，即《金匮》所谓“肾着”之病。治宜温中散寒，健脾燥湿，用甘姜苓术汤：干姜 6g，甘草 3g，茯苓 10g，白术 12g，服 5 剂，并配合温灸理疗，食欲好转，大便成条。仍用原方加党参 12g，再服 5 剂，腰痛亦止。［谭日强．金匮要略浅述．北京：人民卫生出版社，1981.］

（四）心伤

【原文】

心傷者，其人勞倦，即頭面赤而下重，心中痛而自煩，發熱，當臍跳，其脉弦，此為心藏傷所致也。（10）

【释义】

本条论述心伤的脉症。心伤者，心之气血损伤，一有劳作则气更虚，血更亏，阳气浮于上则头面赤而下身沉重无力；心虚失养，热动于中，则心中痛而自烦、发热；心气虚于上而肾气动于下，则当脐跳动。《素问·平人气象论》云：“夫平心脉来，累累如连珠，如循琅玕，曰心平。”今气血两伤，不能濡养经脉，故脉象由圆润滑利变为长直劲急。

（五）癫狂

【原文】

邪哭[1]使魂魄不安者，血氣少也；血氣少者屬於心，心氣虚者，其人則畏，合目欲眠，夢遠行，而精神離散，魂魄妄行。陰氣衰者為癲，陽氣衰者為狂。（12）

【注释】

［1］邪哭：指精神失常，无故悲伤哭泣，有如邪鬼作祟。

【释义】

本条论述血气虚少出现的精神异常病证。肝藏血，肺主气，而血气之主宰归于心。肝藏魂，肺藏魄，若心之血气虚少，肝肺失养，则魂魄不安而无辜悲伤哭泣；心虚则神怯，故其人畏惧恐怖；神气不足，则合目欲眠；神不守舍，则梦远行；心神不敛，精气涣散则魂魄失统而妄行。如病势进一步发展，阴气虚的可转变为癫证，阳气虚的可转变为狂证。

对“阴气衰者为癫，阳气衰者为狂”一句历代医家有不同见解：①认为是“传写之讹”，以吴谦为代表；②认为“衰”应读为“蓑”，重叠之义，与《难经》所说“重阴则癫，重阳则狂”一致；③认为阴阳指部位而言，以赵以德、徐忠可、曹颖甫为代表；④认为阴阳指人体正气，以魏荔彤、黄元御、黄树曾为代表。上述说法虽各有一定道理，但以第④种说法较有说服力，即《难经》“重阴则癫，重阳则狂”为邪实之证，本条则为正虚之证。

三、三焦病证举例

（一）三焦竭部

【原文】

問曰：三焦竭部[1]，上焦竭善噫[2]，何謂也？師曰：上焦受中焦氣未和①，不能消穀，故能噫耳。下焦竭，即遺溺失便。其氣不和，不能自禁制，不須治，久則愈。（18）

【校勘】

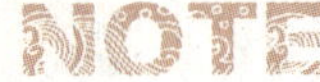

①上焦受中焦气未和：《伤寒论·平脉法》成无已注引本条原文作“上焦受中焦气，中焦未和”。

【注释】

［1］三焦竭部：三焦各部所属脏腑的机能衰退。

［2］噫：嗳气。

【释义】

本条论述三焦各部脏腑生理机能衰退，相互影响或直接发生的病变。三焦各部所属脏腑在生理上相互为用、相互协调、相互维系，在病理上则相互影响。例如上焦受气于中焦，若中焦脾胃机能衰退，不能消化水谷，胃中陈腐之气逆于上焦，则出现嗳气。下焦为肾、膀胱、大小肠所居部位，若这些脏腑机能衰退，不能制约二便，则出现遗尿或大便失禁，这是下焦本部直接发生的病变。善嗳气、遗尿、大便失禁等皆因三焦功能一时失调所致，故不必急于药物治疗，待三焦气和，脏腑功能恢复，其病自愈。

（二）热在三焦与大小肠寒热

【原文】

師曰：熱在上焦者，因欬為肺痿；熱在中焦者，則為堅[1]；熱在下焦者，則尿血，亦令淋秘[2]不通。大腸有寒者，多鶩溏[3]；有熱者，便腸垢[4]。小腸有寒者，其人下重便血，有熱者，必痔。（19）

【注释】

［1］坚：指大便坚硬。

［2］淋秘：淋指小便滴沥涩痛，秘指小便闭塞不通。

［3］鹜溏：鹜即鸭。鹜溏，即鸭溏，形容大便如鸭之大便，水粪杂下。

［4］肠垢：指大便黏滞垢腻。

【释义】

本条论述热在三焦的病证及大小肠有寒有热的证候。热在上焦，熏灼于肺，肺失清肃则气逆而咳，咳久气阴俱伤，可以形成肺痿。热在中焦，消灼脾胃之阴津，肠道失润，则大便燥结坚硬。热在下焦，肾与膀胱受累，热灼络脉，故尿血；热结气分，气化不行，则小便淋漓涩痛或癃闭不通。大肠为传导之官，其病则传导功能失职，但证情有寒热之别。大肠有寒，则水谷杂下而为鹜溏；大肠有热，则大便黏滞垢腻而不爽。小肠为受盛之官，其病则受盛化物功能失常。小肠有寒，阳虚气陷而不能摄血，故见下重便血；小肠有热，则热邪下注而为痔疮。

四、积、聚、槃气

【原文】

問曰：病有積、有聚、有槃氣[1]，何謂也？師曰：積者，藏病也，終不移；聚者，府病也，發作有時，展轉痛移，為可治；槃氣者，脇下痛，按之則愈，復發為槃氣。諸積[2]大法，脉來細而附骨者，乃積也。寸口，積在胸中；微出寸口，積在喉中；關上，積在臍旁；上關上，積在心下；微下關，積在少腹；尺中，積在氣衝[3]。脉出左，積在左；脉出右，積在右；脉兩出，積在中央。各以其部處之。（20）

【注释】

［1］槃气：指水谷之气停积留滞，土壅侮木，肝气郁结的疾病。

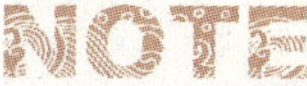

［2］诸积：泛指由气、血、痰、食、虫等积滞所引起的多种疾病，包括《难经·五十六难》所称五脏之积，即心积伏梁、肝积肥气、脾积痞气、肺积息贲、肾积奔豚。

［3］气冲：即气街，穴名，在脐腹下横骨两端。此处指部位。

【释义】

本条论述积、聚、䅽气的区别和积病的主要脉象。积和聚都是指体内包块，但两者有别。积为脏病，推之不移，痛有定处，病属血分，病程较长，病情较重，治疗较难。聚为腑病，聚散无常，痛无定处，病属气分，病程较短，病情较轻，治疗较易。䅽气则是由于饮食停滞，土壅侮木，肝气郁结所致。其主症为胁下胀痛，按之则减，过后复发。治应疏肝理气，消食导滞。积病在脏属阴，故脉来细而沉伏。

至于"寸口，积在胸中……各以其部处之"一段，主要是根据脉出之部位以定积的部位，可供参考。

【辨治要领】

（1）注意鉴别诊断，保证辨病的准确，对于正确治疗及推断预后有重要的作用。积、聚、䅽气三者都有胀痛的症状。䅽气为谷气壅塞，故按之则胁痛减；聚为气滞，故胀痛位置游移不定；积为血瘀在脏，故结块有形，痛有定处。

（2）据脉判断病位是张仲景诊病的特点之一。但要做到据脉辨证，需要长期临床实践的积累，才能真正做到"各以其部处之"。此外，据脉辨证尚需四诊合参，如此方能保证辨证的准确。

五、五脏死脉

【原文】

肺死藏，浮之虚，按之弱如葱葉，下無根者，死。（3）

【释义】

本条论述肺死脏的脉象。肺的真脏脉表现为浮取虚弱无力，按之如葱叶，外薄中空，沉取无根，为肺气已绝之象。

【原文】

肝死藏，浮之弱，按之如索不來[1]，或曲如蛇行[2]者，死。（6）

【注释】

［1］如索不来：脉象如绳索之悬空，漂浮游移，应手即去，不能复来。

［2］曲如蛇行：脉象如蛇行之状，曲折逶迤而不能畅达，无柔和感。

【释义】

本条论述肝死脏的脉象。肝的真脏脉表现为浮取弱小，重按则如索不來，或曲如蛇行，说明脉无胃气，肝之真气已绝。

【原文】

心死藏，浮之實如麻豆，按之益躁疾者，死。（11）

【释义】

本条论述心死脏的脉象。心的真脏脉表现为浮取坚实如弹丸、豆粒样动摇，重按更见躁疾不宁，说明心血枯竭，心气涣散。

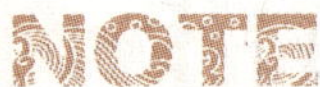

【原文】

脾死藏，浮之大堅，按之如被覆杯潔潔[1]，狀如搖者，死。臣億等詳五藏各有中風中寒，今脾只載中風，腎中風、中寒俱不載者，以古文簡亂極多，去古既遠，無文可以補綴也。(14)

【注释】

[1]按之如覆杯洁洁：形容脉象中空，如覆空杯。

【释义】

本条论述脾死脏的脉象。脾的真脏脉表现为浮取大而坚，毫无柔和之象，重按则如覆杯，外坚而中空，脉律不齐，躁急无根，为脾气败散之象。

【原文】

腎死藏，浮之堅，按之亂如轉丸[1]，益下入尺中者，死。(17)

【注释】

[1]乱如转丸：形容脉象躁动，如弹丸之乱转。

【释义】

本条论述肾死脏的脉象。肾的真脏脉表现为轻取坚而不柔和，重按乱如转丸，躁动不宁，尺部尤为明显，此乃真气不固而外脱之象。

小 结

【关键词】

肝着　脾约　肾着　三焦病证　积　聚　槃气　旋覆花汤　麻子仁丸　甘姜苓术汤

Key Words

Gan Zhuo (liver affection); Pi Yue (splenoasthenic constipation); Shen Zhuo (kidney affection); Diseases and Symptoms of Tri-Jiao; Ji (accumulation); Ju (assemblage); Gu Qi (disorder of Qi due to improper diet); Xuanfuhua Tang (Decoction Flos Inulae); Maziren Wan (Pills of Fructus Cannabis); Gan Jiang Ling Zhu Tang (Decoction Radix Glycyrrhizae, Rhizoma Zingiberis, Poria and Rhizoma Atractylodis Macrocephalae)

1. 本篇首论五脏中风、五脏中寒、五脏病例及五脏死脉，意在说明人体是以五脏为中心。

2. 五脏风寒中，“风”与“寒”分别代表两种不同性质的病邪，即阳邪和阴邪，它们可以由外感而来，也可因五脏功能失调而产生。总之，五脏中风多属阳性症状，五脏中寒多属阴性症状。

3. 本篇是《金匮要略》残缺最多的一篇，但对肝着、脾约、肾着病的理法方药论述完备。肝着为肝经气血郁滞，阳气痹结所致，以胸胁痞闷、疼痛为主要表现，治用旋覆花汤行气活血，通阳散结，后世通络祛瘀法实源于此；脾约为胃强脾弱，燥热伤津所致，以大便干结、小便频数为主要表现，治用麻子仁丸泄热润燥，缓通大便；肾着为寒湿侵袭腰部，阳气痹阻不通所致，以腰及以下部位冷痛、沉重为主要表现，治用甘姜苓术汤温中散寒，健脾除湿。

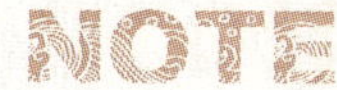

4. 人体五脏六腑分属于上、中、下三焦，其病证有寒热虚实之别。临证应将脏腑辨证与三焦辨证、八纲辨证相结合，才能给疾病准确定位定性。

5. 本篇扼要指出了积、聚、槃气的特点。积病在脏在血，病深难治；聚病在腑在气，病浅可治；槃气是饮食所伤，肝胃气滞，其病易治。

痰饮咳嗽病脉证并治第十二

本篇论述痰饮与咳嗽，重点在于论痰饮。所论咳嗽，仅指由痰饮引起的一个症状，而不包括所有的咳嗽。因饮邪所致的咳嗽是支饮的主症之一，将其冠于篇名之中，提示四饮之中支饮为其重点。

痰饮有广义与狭义之分：篇名之“痰饮”为其总称，属广义，赅痰饮、悬饮、溢饮、支饮四类。四饮之中的“痰饮”属狭义，仅指饮邪停留于肠胃的病变。“痰饮”作为病名是张仲景首创。虽名曰“痰饮”，实质上重在论饮，而“痰”字只是修饰限定“饮”的形容词。因在汉晋唐时期，“痰”字与“淡”“澹”相通。《说文解字》：“澹，水动貌”，说明水饮具有运行流动之特性。因此，《金匮要略》所论“痰饮”与宋·杨仁斋《仁斋直指方》中“稠浊者为痰，清稀者为饮”的概念是不同的。

痰饮病总的治则是“以温药和之”。本篇提出了温、汗、利、下等具体治法以及痰饮咳嗽之随证应变法则，对后世临床实践有重要的指导意义。

一、成因、脉症与分类

（一）成因与脉症

【原文】

夫病人飲水多，必暴喘滿；凡食少飲多，水停心下，甚者則悸，微者短氣。脉雙弦[1]者，寒也，皆大下後善虛①；脉偏弦[2]者，飲也。(12)

【校勘】

①善虛：《医宗金鉴》作“里虚”。

【注释】

[1] 双弦：左右两手脉象皆弦。

[2] 偏弦：左手或右手脉象见弦。

【释义】

本条论述广义痰饮病的成因与主症。可分三个层次来理解：

第一层“夫病人饮水多，必暴喘满”，指出痰饮病骤发的成因。由于病人饮水过多，水湿运化不及，停聚于胃而上逆犯肺，壅遏气机，肺失宣降，故突然发生气喘胸满等症。此为一时性停水证，水饮得去，则喘满自止。

第二层“凡食少饮多……微者短气”，指出饮病渐进而得的原因。由于病人中焦阳虚，脾不健运，胃纳不佳，故“食少”。又因气化失常，气不布津，津不上承则口渴，故“饮多”。“食少饮多”，说明内虚外犯，内外相引而致水停心下，水饮澹荡，重则水气凌心而为心下悸动，轻者妨碍呼吸而为短气。

NOTE

第三层“脉双弦者……脉偏弦者，饮也”，论述寒与饮之脉象辨别。饮脉以弦为主，因为饮邪多侵犯局部，偏注一侧，故单手脉见弦，但弦而有力。如果两手寸关尺六部脉皆弦则主寒，乃过用苦寒药物大下、久下后，体内呈虚寒之脉象，且弦缓无力。因此，饮病弦脉和里虚寒证弦脉是有所区别的。需要指出的是，除脾失健运外，肺脏功能失调，不能通调水道，肾阳虚弱，不能化气利水等，皆可引起痰饮。

【辨治要领】

饮病与里虚寒证皆可见到弦脉，但由于病因病机不同，弦脉出现的部位、力度均有不同。单弦有力为饮病，双弦无力为里虚。

【原文】

脉浮而細滑，傷飲。(19)

【释义】

本条论述痰饮初期饮邪轻浅的脉象。痰饮之脉，一般多弦。本条所论脉象浮而细滑，是因为外饮骤伤，水邪未深之故。因饮水过多，水停心下，饮邪上迫于肺，肺气鼓邪达表则脉浮；水湿阻碍，脉道不利则脉细；水饮内聚则脉滑。曰“伤饮”而不曰“有饮”，是因为外饮骤伤，而非停积之水；脉不见弦而见浮细滑，乃饮病之初，饮邪未深之征。

(二) 四饮与主症

【原文】

問曰：夫飲有四，何謂也？師曰：有痰飲，有懸飲，有溢飲，有支飲。(1)

問曰：四飲何以為異？師曰：其人素盛今瘦[1]，水走腸間，瀝瀝有聲[2]，謂之痰飲；飲後水流在脇下，欬唾引痛，謂之懸飲；飲水流行，歸於四肢，當汗出而不汗出，身體疼重，謂之溢飲；欬逆倚息[3]，短氣不得卧，其形如腫，謂之支飲。(2)

【注释】

[1] 素盛今瘦：谓痰饮病人在未病之前，身体很丰满；既病之后，身体消瘦。

[2] 沥沥有声：水饮在肠间流动时所发出的声音。

[3] 咳逆倚息：咳嗽气逆，不能平卧，须倚床呼吸。

【释义】

以上两条总论痰饮的分类和四饮的主症，为全篇之提纲。篇名冠以“痰饮”，而开篇首条则称“夫饮有四”，说明重在论“饮”。痰饮又可分为痰饮、悬饮、溢饮和支饮四种类型。由于总的病名为痰饮，具体辨证中又有痰饮一证，所以前人对痰饮一词的解释有广义与狭义之分。前者是四种痰饮的总称，后者仅指痰饮留于肠胃的一种类型。痰饮病的形成与人体水液代谢失常密切相关，多由肺、脾、肾气化失常，三焦通调水道失职，影响体内水液的运化、敷布和排泄，水饮停留于不同部位而形成，尤其以脾气虚不能为胃游溢精气为主要病机。仲景对痰饮病的分类，是以病位、症状和饮邪流动之态势为基础，并结合病因病机综合考虑的。

痰饮是水饮聚于胃肠，与脾关系致密。由于水饮的流动与气相击，故肠间发出沥沥声响。健康之人运化正常，饮食入胃以后化为精微，充养全身，故肌肉丰盛。今脾运不及，饮食不化精微，反停聚而成为痰饮，致肌肉不得充养，所以形体消瘦。

悬饮是水饮流注于胁下，累及肝肺。胁下为肝之居所，肝经支脉贯膈，上注于肺，饮邪潴留于胁下，循经上逆射肺，致肝气不升，肺气不降，气机逆乱则产生咳嗽，并牵引胁下

NOTE

作痛。

溢饮是水饮阻于四肢肌表，责之肺脾之脏。因脾主肌肉，肺主皮毛，若脾阳不运，则水饮外溢四肢；渗溢肌肤之水饮本可随汗液排泄，若肺失宣降，腠理开阖失职，当汗而不能汗，阻遏营卫的运行，则致身体疼痛而重滞。

支饮是水饮停留于胸膈，影响心肺。饮聚胸膈，凌心射肺，肺失宣降，心阳被遏则咳嗽气逆，短气不能平卧，须倚床呼吸；肺合皮毛，水随气逆，故兼见外形如肿。

四饮的鉴别要点如下表：

表 12-1 痰饮、悬饮、溢饮、支饮的鉴别

	痰饮	悬饮	溢饮	支饮
病位	胃肠	胁下	四肢肌表	胸膈
病机	脾阳虚弱，水谷不化饮，留于胃肠	水停胁下，肝肺气机不利，升降失常，气饮相搏	水饮流于四肢肌表，肌腠闭塞，壅阻于经络肌肉	饮停胸膈，水邪壅肺，气机不利
主要症状	素盛今瘦，肠间沥沥有声，胸胁支满，目眩，短气，脐下悸，吐涎沫	咳唾，胁下引痛	当汗出不汗出，发热恶寒，身热疼重	咳逆倚息，短气不得卧，其形如肿，冒眩，心下悸，腹满

【原文】

肺飲不弦，但苦喘短氣。(13)

支飲亦喘而不能卧，加短氣，其脉平也。(14)

【释义】

以上两条论述支饮轻证的脉症。所谓“肺饮”，是指水饮犯肺，属支饮之类。饮邪犯肺，宣降失职，气逆于上则咳喘而呼吸短促。痰饮病脉多弦，但饮病初起，病尚轻浅，故此脉不弦。赵以德指出：“脉弦为水为饮，今肺饮而曰不弦，何也？水积则弦，未积则不弦。”

支饮的病变部位主要在胸膈，饮邪停聚，妨碍肺气宣降，饮阻气逆则见咳喘、呼吸短促而不能平卧。因病尚轻浅，在脉象上反映还不太明显，故曰“脉平”。赵以德认为：“虽有支饮，而饮尚不留伏，不停积，以其在上焦，未及胸中，不伤经脉，故脉平。”原文第 12 条有“水停心下，甚者则悸，微者短气”，第 17 条有“夫短气，有微饮”。以上两条亦以“短气”为主症，而脉象上亦无大的变化，由此可断为饮病轻浅之证。

【辨治要领】

弦脉是诊断痰饮病的重要依据之一，但饮病初起或轻浅时脉可“不弦”，甚至还可见“脉平”，因此临床上不可一概执脉断病，拘泥不变，而应知常达变，四诊合参，灵活辨证。

(三) 五脏水饮

【原文】

水在心，心下堅築[1]，短氣，惡水不欲飲。(3)

水在肺，吐涎沫，欲飲水。(4)

水在脾，少氣身重。(5)

水在肝，脇下支滿，嚏而痛。(6)

水在腎，心下悸①。(7)

NOTE

【校勘】

①心下悸：《医宗金鉴》作“脐下悸”。

【注释】

［1］心下坚筑：心下部位满闷痞坚，动悸不宁。

【释义】

以上五条论述水饮波及五脏的证候。痰饮的病位主要在胃肠、胸膈、胁下和肢体肌肤间，也可波及五脏。所谓水在五脏，并非五脏本身有水，而是指五脏受水饮的侵袭和影响，出现与各脏相关的症状。

水饮凌心，抑遏心阳，故心下满闷痞坚，动悸不宁；水饮停聚心下，阻碍气机升降则短气，抑遏胃阳则恶水不欲饮。

水饮射肺，肺气郁遏，气不布津，津聚则化为涎沫，随饮逆上泛，故吐涎沫；气不化津，津不上承，故欲饮水，但饮水量并不多，只是有“欲饮”之念而已。

水饮困脾，脾失健运，精气不生则中气不足，所以“少气”。少气者，气少不足以言，言而微，终日乃复言者是也。脾主肌肉而恶湿，脾被水饮浸渍则身体沉重。

肝居胁下，其经脉布胁贯膈，上注于肺。水饮侵肝，肝气不利，经脉失和则胁下支撑胀满；饮邪循肝的支脉上注于肺，肺气失和则嚏；肝肺经脉相通，饮气相激，故喷嚏时牵引胁下部位作痛。

水饮犯肾，命门火衰，肾气不能化气行水，水饮失制，蓄水向上冲逆，则见脐下动悸不宁。当然，心肾水火是相互交济为用的，下焦水饮随经上凌于心，亦可导致心下悸动。

（四）留饮与伏饮

【原文】

夫心下有留飲，其人背寒冷如手大①。（8）

留飲者，脇下痛引缺盆，欬嗽則輒已［1］一作轉甚。（9）

胸中有留飲，其人短氣而渴，四肢歴節痛。脉沉者，有留飲。（10）

【校勘】

①如手大：《金匮方论衍义》《金匮要略论注》等注本均作“如掌大”。

【注释】

［1］咳嗽则辄已：即咳嗽时疼痛更加剧烈。辄已作转甚、加剧解。

【释义】

以上三条论述留饮在心下、胁下、胸中的脉症。留饮是指饮邪停留不去，时间长、病情深痼而言，并不是四饮之外另有所谓留饮。由于饮邪留聚的病位不同，因而引起不同的症状。

凡饮邪留积的部位，阳气多被阻遏。心之俞穴在背，饮留心下，寒饮注其俞，阳气不能展布，影响督脉温煦功能，故背部感到寒冷。寒冷的范围，视病情轻重而定。缺盆为足少阳胆经之所过，胁下为肝脉所布，又属气机升降之道，足厥阴肝经上行络胆，布胁贯膈，水饮停留在胁下，阻碍气机升降，肺失宣降而咳，影响肝胆经脉，所以，不仅胁下痛，缺盆亦引痛，且咳嗽时振动病所，疼痛加剧。饮留胸中，肺气不利，因而呼吸短气，气不布津则口渴，但这种口渴多为渴而不欲饮。饮邪流注四肢骨节之间，经脉闭阻，阳气不通，故四肢历节痛。

NOTE

留饮虽有病位之异，但均与阳气郁闭有关，与外邪关系不大，故脉沉是水饮在内应有的脉象，也是诊断留饮的一个重要依据。以上留饮3条，均可归属四饮之中：水饮停留心下，属狭义痰饮；在胁下属悬饮；在胸中属支饮；在四肢关节属溢饮。此外，还应与首篇“色鲜明者，有留饮”合参。第10条中的“四肢历节痛”与历节病、痹证的关节疼痛有别。历节病肝肾先虚，病在筋骨，脉沉而弱；痹证乃风寒湿三气杂至，与气候变化有关；留饮“四肢历节痛”属“经络痰饮”，肢体局部顽麻疼痛，痛点固定。

【原文】

膈上病痰，滿喘欬吐，發則寒熱，背痛腰疼，目泣[1]自出，其人振振身瞤[2]劇，必有伏飲[3]。(11)

【注释】

[1]目泣：眼睛流泪。

[2]振振身瞤：形容身体震颤动摇，不能自主。

[3]伏饮：潜伏于体内，根深蒂固，难于攻除，伺机而发的一种饮病。

【释义】

本条论述伏饮发作前后的症状。痰饮久伏于胸膈，阻碍肺气，故经常出现胸满咳喘、咯吐痰涎等症状，但病情较轻。一旦气候转变，或外感风寒，伏饮伺机而发，其病势必加剧。外邪伤及太阳经脉则恶寒发热，背痛腰疼，周身不适。寒束于表，饮伏于内，内外合邪，逼迫肺气则喘满咳吐等症加剧。咳剧则眼泪自出，严重者阳气不得宣通，而见身体震颤动摇，不能自主。本条论伏饮，是外寒引动内饮，并无疑义。深思之，外寒只是诱因，诱因之所以得以乘袭，是因饮久阳虚，外寒有乘袭之机，此乃本证致病的实质。陈修园认为本条是哮喘病，治疗上，如夹热者可用大青龙汤，夹寒咳甚者可用小青龙汤，待病情缓解后，再考虑补益脾肾以固其本。

二、治疗原则

【原文】

病痰飲者，當以温藥和之。(15)

【释义】

本条论述痰饮病的治疗大法。这里所指的痰饮为广义痰饮。痰饮病的形成，是因为肺脾肾三脏阳气虚弱，气化不利，水液停聚而成。饮为阴邪，遇寒则聚，遇阳则行，得温则化。同时，阴邪最易伤人阳气，阳被伤则寒饮难于运行。反之，阳气不虚，温运正常，饮亦自除。所以，治疗痰饮需借助于“温药”以振奋阳气，开发腠理，通调水道。阳气振奋，既可温化饮邪，又可绝痰饮滋生之源。开发腠理、通调水道是疏通祛邪之道，使饮邪能从表从下分消而去。“和之”是指温药不可太过，亦非燥之、补之。专补碍邪，过燥伤正，故应以和为原则，寓调和人体阳气，实为治本之法。

【辨治要领】

(1)“温药和之”是治痰饮病的基本原则。

(2)由于痰饮病以本虚标实为病理特征，故临床治疗时应具体分析。若是正虚，则有治脾与治肾之别；若是邪实，则有行、消、开、导等治法。行者，行其气也；消者，消其痰也；开

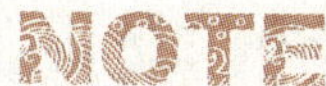

者，开其阳也；导者，导饮邪从大小便出也。此即《金匮要略方论本义》“言和之，则不专事温补，即有行消之品”之意。

三、四饮证治

（一）痰饮

1. 饮停心下

【原文】

心下有痰飲，胸脇支滿[1]，目眩，苓桂术甘湯主之。（16）

茯苓桂枝白术甘草湯方：

茯苓四兩　桂枝　白术各三兩　甘草二兩

上四味，以水六升，煮取三升，分温三服，小便則利。

【注释】

[1] 胸胁支满：胸胁有支撑胀满感。

【释义】

本条论述痰饮停留心下的证治。心下，即胃之所在，故此当属狭义痰饮证。饮停中州，阻碍气机，浊阴不降，弥漫于胸胁则支撑胀满；清阳不升，浊阴上蒙清窍则头昏目眩。病机属脾胃阳虚，痰饮中阻。治用苓桂术甘汤温阳化饮，健脾利水。方中茯苓淡渗利水，化饮降浊，为治饮病之要药，桂枝辛温通阳，振奋阳气以消饮邪，两药合用，可温阳化饮；白术健脾燥湿，甘草和中益气，两药相伍，补土制水。本方是温阳化饮的主要方剂，亦是“温药和之”的具体运用。

【辨治要领】

本证主要临床表现除胸胁支满、目眩外，从方后注推知，当有小便不利。小便不利，饮无去路，停于中则满，逆于上则眩。渗利水湿，使邪有出路，故方中重用茯苓。

【临床应用】

本方临床应用十分广泛，常用于慢性支气管炎、支气管哮喘、脑积水、内耳眩晕症、神经衰弱等属脾虚有痰饮和冠心病、风心病、肺心病、心肌炎等水饮上泛者。亦可用本方加浙贝母、百部、旋覆花、枳壳、桃仁、地龙等治疗百日咳。

【医案举例】

郭某，女，48岁。患头晕1年多，每于饮食不适或者受风寒时即发。头晕时目眩，耳鸣，脘闷，恶心，欲呕不得，食欲减退，不喜饮水，甚时不能起床。脉缓，舌淡，苔白。证属脾胃阳虚，中气虚衰，致水气内停，清阳不得上升，浊阴不得下降。治以苓桂术甘汤。2剂后，头晕及烦满、恶心皆有好转。后宗此方制成散剂，日服12g。服1月痊愈，以后未复发。［赵明锐．经方发挥．太原：山西人民出版社，1982.］

【现代研究】

药理研究表明，桂枝有促进血液循环的功能，能增加肾小球的滤过率；白术、茯苓均含有钾盐，尚有明显的利尿作用，似与抑制肾小管的重吸收有关；甘草能补虚扶正，提高机体免疫功能。（杨百茀，李培生．实用经方集成．北京：人民卫生出版社，1996：76）

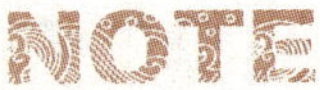

2. 饮及脾肾

【原文】

夫短氣，有微飲[1]，當從小便去之，苓桂术甘湯主之方見上；腎氣丸亦主之方見脚氣中。（17）

【注释】

［1］微饮：饮邪之轻微者。

【释义】

本条论述微饮在脾、在肾的不同证治。微饮是水饮轻微者，即上文所谓“水停心下，微者短气”之证。饮邪虽轻微，但其本在脾肾之阳不化，故必须早为图治。水饮内停，妨碍气机升降则短气，气化不行则小便不利。要使气机畅达，必先除其水饮。尤在泾说：“欲引其气，必蠲其饮。”治水饮可用利小便的方法，故“当从小便去之”是本证治法。化气利小便，使气化水行，饮有去路，则短气之症自除。但饮邪的形成，有因中阳不振，不能运化水湿，水停为饮者，其本在脾，必兼见胸胁支满、头晕目眩、心下悸动等症，治宜健脾渗湿，通阳利水，方用苓桂术甘汤；亦有下焦阳虚，不能化气行水，以致水气上泛心下者，其本在肾，兼见畏寒足冷、腰酸、少腹拘急不仁等症，治宜温肾蠲饮，化气行水，方用肾气丸。两方皆属“温药和之”之治，但治脾、治肾则各有不同。

表 12-2 苓桂术甘汤证与肾气丸证的鉴别

	苓桂术甘汤证	肾气丸证
病机	脾阳虚不能运化水湿，水停心下	肾阳虚不能化气行水，水泛心下
症状	胸胁支满，目眩，心下悸动	畏寒足冷，腰酸，少腹拘急不仁
治法	健脾渗湿，通阳利水	温肾蠲饮，化气行水

【辨治要领】

原文虽曰“当从小便去之”，但从本条所出两方功效来看，并非单纯利小便，而是温阳化气。因此，张仲景旨在通过温阳化气达到通利小便、祛除饮邪的目的。

【医案举例】

沈某，女，64岁。头晕目眩，不能起坐，咳嗽痰稠，胸闷短气，不饮不食，时而肤热，精神恍惚，口唇干燥，苔白少津，脉濡细滑。证属痰饮，治宜温阳逐饮，宣肺散气法，用肾气丸化裁：附子9g，肉桂3g，山萸肉6g，熟地6g，姜半夏9g，桑皮9g，陈皮6g，杏仁9g。服2剂后小便增多，眩晕、胸闷气短等症显著减轻。继服6剂，各症痊愈。（王琦，盛增秀，蒋厚文，等.经方应用.银川：宁夏人民出版社，1981.）

3. 下焦饮逆

【原文】

假令瘦人臍下有悸，吐涎沫而癲眩[1]，此水也，五苓散主之。（31）

五苓散方：

澤瀉一兩一分　猪苓三分（去皮）　茯苓三分　白术三分　桂二分（去皮）

上五味，為末，白飲服方寸匕，日三服，多飲暖水，汗出愈。

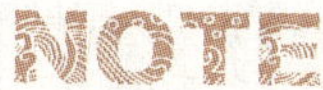

【注释】

［1］癫眩：癫，当作“颠”，《说文》：“颠，顶也。”头位于身体之顶部，故癫眩即头目眩晕之意。

【释义】

本条论述下焦水逆的证治。脾虚，水谷不能化精微而为饮，肌肉失于充养，故形体消瘦，此即“其人素盛今瘦”者。本条主要病机是饮停下焦，气化不利，水饮逆动。“脐下有悸”是指肚脐下筑筑然跳动，为饮邪停于下焦所致，与《奔豚气病脉证治》篇苓桂草枣汤的“脐下悸”同属下焦有水。“脐下有悸，吐涎沫而癫眩”的症状是由于水饮动于下、逆于中、犯于上所致，治疗宜温化下焦，通利水道，使水饮从小便而去，方用五苓散。方中茯苓、泽泻、猪苓淡渗利水，使水饮从小便而去；桂枝解肌发汗以散饮，化膀胱之气以利水，且具平冲降逆之功，使水饮表里分消；白术健脾利水。诸药合用，共奏温阳化气利水之功。方后注云“多饮暖水，汗出愈”，旨在补充水津，扶助胃阳，温行水气以发汗，使水饮内外分消。

【辨治要领】

（1）本条主症除形体消瘦、脐下筑筑悸动、吐涎沫、头目眩晕外，因水无去路，停于下而动逆于上，故还应有小便不利。

（2）饮食的宜忌有助于疾病的治疗。原文“多饮暖水，汗出愈”，是借暖水之温以助药力，通玄府，使部分水饮之邪由汗而解。

【临床应用】

凡水湿蓄积，小便不利的水肿、癃闭，水饮上冲的脑积水、过敏性鼻炎、顽固性头痛、三叉神经痛、视网膜水肿、梅尼埃病、眩晕、急性吐泻、晕厥，水湿外淫，郁于肌肤的湿痹、湿疹、风疹等病证，见舌苔白滑或腻，脉弦紧者，以五苓散加减治疗均有效。本方临床上多用汤剂，应用时还要注意各药的用量比例，即泽泻量宜大，一般在12g以上，桂枝量宜轻，一般3g，余药用9g为宜。方中若加黄芪，能加强利水作用，但黄芪配白术易生腹胀，故还应加陈皮、枳壳或枳实等理气之品。

【医案举例】

严某，女，55岁。自觉口干，吐涎沫，背心冷，腹中辘辘有声，曾予西药治疗未好，又用中药香苏散、理中汤、四逆散等治之罔效。望之神疲，面及肢浮，舌质略淡，苔白润，脉弦滑。此系脾胃升降失司，水湿内停而成饮证。治予健脾利水，温阳蠲饮。方用五苓散（茯苓、泽泻各30g，白术、猪苓各10g，桂枝5g），连服15剂而收效。后以人参健脾丸调其善后。［孙会文．五苓散治愈饮证1例．云南中医杂志，1981，2（6）：54］

4. 饮逆致呕

【原文】

先渴後嘔，為水停心下，此屬飲家，小半夏加茯苓湯主之方見上。（41）

【释义】

本条论述水饮上逆致呕的证治。一般应先呕吐，损伤津液后再出现口渴，本条先口渴后呕吐，是由于病人本为停饮之体，因脾不散津，津不上承而出现口渴。因渴而饮水过多，水停心下成为新饮，水饮不能下行反而上逆，则出现呕吐。故治疗可用降逆止呕、引水下行的小半夏加茯苓汤。小半夏汤蠲饮降逆，加茯苓以增强利水之力，使旧饮去而水津上润，则渴呕自止。

水逆证也是渴欲饮水，水入即吐，与本证相同。水逆证表现虽在上，其本乃水停下焦，故当有小便不利症状；本证为水停心下，在中焦，故无小便不利症状。两者宜加鉴别。

"此属饮家"，提示本证素有水饮内停。因饮阻气机，津液不布而口渴。从"先渴后呕"可知，以前只有渴而无呕，因渴而饮，新饮必助旧饮，逆而作呕。呕出物以清水涎沫为特点。

【临床应用】

本方可治病毒性心肌炎、冠状动脉供血不足、高血压病属风湿痰浊上扰者。另外，肾炎尿毒症、食道癌、胃脘痛、晕车晕船等出现呕吐而辨证与痰饮有关的均可选用本方治疗。

5. 留饮欲去

【原文】

病者脉伏[1]，其人欲自利[2]，利反快，雖利，心下續堅滿[3]，此為留飲欲去故也①，甘遂半夏湯主之。(18)

甘遂半夏湯方：

甘遂(大者)三枚　半夏十二枚(以水一升，煮取半升，去滓)　芍藥五枚　甘草(如指大)一枚(炙)一本作無

上四味，以水二升，煮取半升，去滓，以蜜半升，和藥汁煎取八合，頓服之。

【校勘】

①此为留饮欲去故也：《医宗金鉴》此句在"利反快"之下。

【注释】

[1]脉伏：脉象重按着骨始得，细而有力。

[2]自利：不用攻下药而大便自行下利。

[3]续坚满：心下仍然有坚满之症存在。

【释义】

本条论述留饮欲去的证治。由于水饮停留，阳气不通，脉道不利，所以病人脉伏。假如留饮未经攻下，忽然自欲下利，利后反觉得舒快，为正气驱邪外出，水饮下行，留饮欲去之势。虽有自利，但留饮病根未除，而新饮仍然日积，故见下利后虽然稍感舒适，但不久又感心下坚满如故。饮邪既有欲去之势，此时治疗必须借助药力，因势利导，用甘遂半夏汤。方中半夏既能降逆，又能蠲饮散结，为治饮要药；甘遂攻逐心下留饮，驱水从大便而出，与甘草同用，取其相反相成之意，俾激发留饮得以尽去；芍药、白蜜酸收甘缓以安中，且能缓和甘遂之毒性，共奏开破利导而不伤正之功。甘遂与甘草属于中药配伍禁忌"十八反"之列。除认为两药相互作用、促进水饮排荡外，也有认为是甘草性缓，缓和甘遂之急，可供参考。

【辨治要领】

(1)因势利导是张仲景治病特点之一。本条留饮欲去，采用甘遂半夏汤攻逐去饮就是因势利导法的具体应用。

(2)临床应注意药物煎服方法。本条前四味煎后加蜜合煎，意在缓和药性，减其毒性。方后曰八合顿服，虽力宏效速，有直捣顽邪老巢以尽除留饮的作用，但本方毕竟为攻逐之剂，因此要"顿服"，寓中病即止，不可久服、过服，以免伤正之深刻含义。

【临床应用】

本方目前多用于结核性胸膜炎、胸腔积液、心包积液，见痰饮咳喘、呼吸困难、胸部痞满者；对留饮胃痛、腹壁脂肪增多症亦有效。服药后可见大便泻下黏腻如鱼冻样物。

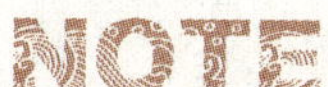

6. 肠间饮聚成实

【原文】

腹滿，口舌乾燥，此腸間有水氣，己椒藶黄丸主之。（29）

防己椒目葶藶大黄丸方：

防己　椒目　葶藶（熬）　大黄各一兩

上四味，末之，蜜丸如梧子大，先食飲服一丸，日三服，稍增，口中有津液。渴者，加芒硝半兩。

【释义】

本条论述肠间饮聚成实的证治。“此肠间有水气”可与“水走肠间，沥沥有声，谓之痰饮”互解。此乃脾胃运化失职，肺气不能通调水道，致使水邪留滞肠间，故见腹中胀满而沥沥有声；水饮不化，津液不能上承，则口舌干燥，但不喜饮水。治疗用己椒苈黄丸宣上运中，导水下行，前后分消。方中防己苦泄，渗透肠间水气；椒目辛散，除心腹留饮。两药合用，导水气从小便而出。葶苈开宣肺气，通利肠道，大黄荡涤肠胃，两药合用，逐水从大便而出。诸药合用，前后分消，共奏攻坚逐饮、化气行水之功。饮邪一去，气机复常，津液上承，则出现“口中有津液”，这是饮去病解之征。若服药后反增加口渴，则为饮阻气结，热滞肠道，可再加芒硝软坚破结，促其下泄。

己椒苈黄丸与甘遂半夏汤、五苓散三方均能去除水饮，为痰饮在肠而设，但在药物组成、功效、主治等方面有显著不同。

表 12-3　己椒苈黄丸、甘遂半夏汤、五苓散的鉴别

	己椒苈黄丸	甘遂半夏汤	五苓散
药物组成	防己、椒目、葶苈子、大黄	甘遂、半夏、芍药、甘草、白蜜	茯苓、猪苓、白术、泽泻、桂枝
功效	通利二便分消水饮	攻下逐水通因通用	化气利水
主治	肠间饮聚成实，病邪滞于中，腹满口燥，二便不利	饮结胃肠，水饮欲去，病势向下，自利，利反快，心下续坚满	肠间停水，饮邪逆动，脐下动悸，头眩吐涎，小便不利

【临床应用】

本方证可兼见大便秘结、小便不利、浮肿、脉沉弦有力等症。病人服药后可泻出痰涎，并有舒适感。本方对肺心病、心包炎、胸膜炎、哮喘、肝硬化腹水、急性肾功能衰竭、幽门梗阻等属饮邪内结、痰热壅滞的实证，均有一定疗效。但脾虚饮停者不宜。

【医案举例】

朱某，男，25岁。春间患风寒咳嗽，及至全身浮肿，医用开鬼门法，浮肿全消，但咳嗽仍紧，腹感满胀……迁延半年，腹大如鼓。吾夏月治其邻人某之病，因来复诊，按脉沉实，面目浮肿，口舌干燥，却不渴，腹大如瓮，有时鸣声胀满，延及膻中，小便黄短，大便燥结，数日一行，起居饮食尚好，殊无羸状。如果属虚，服药当效，而反增剧者，其为实也明甚。审病起源风寒，太阳之表邪未尽，水气留滞，不能由肺外散，反而逐渐深入中焦，与太阴之湿混合为一，并走肠间，辘辘有声，而三焦决渎无权，不从膀胱气化而外溢，积蓄胃肠而成水臌。当趁其体质未虚，乘时而攻去之。依《金匮》法，处防己椒目葶苈大黄丸（改汤）。此以防己、椒目行水，葶苈泻肺，大黄清肠胃积热，可收快利之效。药后水泻数次，腹胀得减。再2剂，

NOTE

下利尤甚，腹又遂消，小便尚不长，用扶脾利水滋阴之法，改服茯苓导水汤配吞六味地黄丸，旬日而瘥。（赵守真．治验回忆录．北京：人民卫生出版社，1962.）

（二）悬饮

【原文】

脈沉而弦者，懸飲內痛[1]。（21）

病懸飲者，十棗湯主之。（22）

十棗湯方：

芫花（熬[2]）　甘遂　大戟各等分

上三味，搗篩，以水一升五合，先煮肥大棗十枚，取八合，去滓，內藥末。强人服一錢匕，羸人[3]服半錢，平旦[4]温服之；不下者，明日更加半錢，得快下後，糜粥自養。

【注释】

［1］内痛：胸胁部牵引疼痛。

［2］熬：用文火焙干的一种炮制方法。《说文》："熬，干煎也。"

［3］羸人：身体瘦弱的人。

［4］平旦：日出之时，即早晨。

【释义】

本条论述悬饮的脉症与治疗。脉沉为病在里，弦脉主饮癖积聚，主痛。悬饮为饮邪积聚在内（胸胁之间），阻碍气机的升降，气与饮相搏击，故胸胁牵引作痛。由于悬饮为"饮癖结积在内"，故非猛力"蠲饮破癖"之剂不能获效。尤在泾说："十枣汤蠲饮破癖，其力颇猛"，为治疗悬饮的有效方剂。本条对悬饮症状与十枣汤适应证叙述简单，当与《伤寒论》第152条合参，以了解其全貌。十枣汤证以心下痞、硬满、引胁下痛为主症，常伴有头痛、干呕、短气、脉沉有力等。初起往往有恶寒发热等表证，可先服小青龙汤以解表。表解里未和，可用十枣汤。十枣汤中甘遂善行经隧水湿，大戟善泄脏腑水湿，芫花善攻胸胁癖饮。三药均为攻逐破水猛药，无论水饮留积在胸腹胁下、脏腑腠理，均能排除。由于三药均有毒性，药性猛烈，易损伤正气，故配以大枣健脾扶正，使峻下而不伤正。

【辨治要领】

（1）十枣汤的配伍要领是在应用芫花、大戟、甘遂逐饮泻浊的同时，重用大枣以达到峻下而不伤正。之所以名十枣汤，一是强调大枣于本方中的配伍作用，即安中益脾制水，缓和三药峻猛伤正之烈性；二是强调大枣的剂量必须用够，既要选用肥大者，还必须用足10枚，如量少则难以承担上述之重任。由此可见，取名十枣汤，寓意深刻。

（2）使用药物剂量的多少应根据患者体质以及服药后的反应而定，这在使用峻猛有毒药物时尤需注意。不同体质的人对峻猛有毒之药的耐受能力有很大差异，因此服用剂量必须因人而异。本条"强人服一钱匕，羸人服半钱"，旨在强调体质壮实者用量应大，体质虚弱者用量宜小。"不下者，明日更加半钱"，说明使用峻猛有毒之品应十分慎重，根据患者服药后的反应，明确药量不够时，才可加量。否则若连续用药，必蓄积过量而伤正。

（3）掌握服药时间，对提高疗效、减轻某些药物不良反应有一定的作用。本方宜"平旦温服"，因平旦乃阳气生发之时，乘势温服，有助于水饮的祛除，减少对正气的克伐，以及防止

NOTE

或减轻恶心呕吐等副作用。

【临床应用】

本方临床用法为：以诸药为末，装入胶囊，每日1次，每次1.5～3g，早晨空腹用枣汤送服，五六日为1疗程。常用于渗出性胸膜炎、肝硬化、急慢性肾炎、晚期血吸虫病所致的胸水、腹水或全身水肿之体质尚实者。还可用于小儿肺炎、胃酸过多症。但用本方获效后应抓紧善后调治，否则胸腹水或水肿易复发。

【医案举例】

张某，女，21岁，咳喘胸痛已十余日，午后发热，咯痰黏稠。入院后体温38℃～39℃，胸部透视为"渗出性胸膜炎"，行胸腔穿刺两次，胸水未见减轻，转中医治疗。病者咳嗽气喘，胸中引痛，脉滑实。此水积胸胁之间，病名悬饮，宜峻下其水，投以十枣汤。服1剂，泻水约两痰盂，咳喘遂减，体温亦下降，饮食增加。隔3日再投1剂，复下水甚多，症状消失，痊愈出院。（福建省中医研究所．福建中医医案医话选编·第二辑．福州：福建人民出版社，1963.）

（三）溢饮

【原文】

病溢飲者，當發其汗，大青龍湯主之；小青龍湯亦主之（23）。

大青龍湯方：

麻黄六兩（去節） 桂枝二兩（去皮） 甘草二兩（炙） 杏仁四十個（去皮尖） 生薑三兩 大棗十二枚 石膏如雞子大（碎）

上七味，以水九升，先煮麻黄，減二升，去上沫，内諸藥，煮取三升，去滓，温服一升，取微似汗。汗多者，温粉粉之。

小青龍湯方：

麻黄三兩（去節） 芍藥三兩 五味子半升 乾薑三兩 甘草三兩（炙） 細辛三兩 桂枝三兩（去皮） 半夏半升（湯洗）

上八味，以水一斗，先煮麻黄，減二升，去上沫，内諸藥，煮取三升，去滓，温服一升。

【释义】

本条论述溢饮的证治。溢饮多因感受风寒外邪，或口渴暴饮，肺气闭郁，饮溢四肢肌表，当汗出而不汗出所致，可见发热恶寒，身体疼重，治当因势利导，采用发汗法，使外溢肌表的水湿从汗而解。但同一溢饮，有外感风邪、内有郁热和外感风寒、内停水饮之异，故必须同病异治。前者除主症外，兼有无汗而喘、烦躁、其脉浮紧，当以大青龙汤发汗，兼清泄郁热。方中麻黄配桂枝、杏仁、生姜发汗解表，宣肺散饮；麻黄配石膏清泄郁热；炙甘草、大枣和中实脾。后者兼有胸脘痞闷、干呕、咳喘、痰稀量多，其脉弦紧或弦滑，当以小青龙汤发汗，兼温化里饮。方中麻黄配桂枝发汗解表散饮，配细辛、干姜、半夏温化寒饮，降逆镇咳；芍药、五味酸收，以防麻、辛、姜、夏辛温发散太过，耗伤正气；炙甘草配芍药酸甘化阴，避免辛温之品温燥伤津。

大小青龙汤证同中有异，相同的是均为表里同病；症状均有恶寒发热，身体疼重；病机均与外感风寒，肺失宣降，饮溢四肢有关。现鉴别如下：

NOTE

表 12–4 大青龙汤证与小青龙汤证的鉴别

	大青龙汤证	小青龙汤证
病机特点	外寒内热，表证偏重	外寒内饮，表证较轻
脉症	无汗而喘，烦躁而渴，脉象浮紧，舌苔薄黄	咳喘痰多，胸痞干呕，脉象弦紧，舌苔白滑
治法	散寒化饮，清热除烦	温里化饮，止咳平喘

【辨治要领】

仲景治疗杂病的发汗，多用微汗。溢饮的治则是“当发其汗”，但只宜微汗，不可峻汗。故大青龙汤用麻、桂，伍以重镇辛寒之石膏，既清泄郁热，又变峻汗为微汗。若汗出过多者，宜用温粉以救之。小青龙汤虽用麻、桂、姜、辛、夏等辛温发散之品，又配芍药、五味子、甘草等酸甘化阴之品以制之，目的在于“取微似汗”，散邪而不伤正。

【临床应用】

小青龙汤除治疗表寒内饮证外，即使无表证，只要属于寒饮咳喘者即可用之，诸如流行性感冒、急慢性支气管炎、肺炎、风湿性胸膜炎、冷哮喘、百日咳、急性胃炎、眼病（结膜炎、泪囊炎、虹膜炎之类）等。本方在临证应用时，剂量不宜过大。如发表为主，剂量宜轻；温里行水为主，剂量可略大，个别药物如麻黄、桂枝、五味子、细辛等分量应灵活掌握。如有高血压、动脉硬化、心动过速，当慎用麻黄，但可加用肉桂。桂枝用于解表发汗时用量宜轻（2～3g）；如作镇痛温通，用量可稍大（6～9g）。细辛用于透表散寒，剂量可稍大；用于镇痛温通，一般中等剂量即可。五味子用量不宜过大，如有喘而冒汗，量可稍加大。

大青龙汤常用于流感、肺炎、支气管哮喘、流行性脑膜炎、麻疹、胸膜炎、急性关节炎、丹毒、急性胃炎、急性皮肤病性浮肿、急性眼病以及急性热性病初起表寒内热。如见高热烦躁者，则石膏用量应大。

【医案举例】

陈某，男，45 岁，教师，1993 年 6 月 7 日首诊。患过敏性鼻炎已逾五载。自诉：每日晨起及逢气候变化时连续喷嚏，水样分泌物，且有嗅觉减退。曾多次服用西药扑尔敏、地塞米松，局部滴用麻黄素液、色甘酸钠等治疗。原先尚有些效果，近年来收效甚微，颇为苦恼。检查：体温 37.1℃，一般情况良好，心肺正常，鼻腔见双侧下鼻甲轻度肿大，鼻黏膜苍白，苔薄白，脉浮。投小青龙汤（麻黄 10g，桂枝 10g，芍药 10g，五味子 6g，干姜 6g，半夏 10g，细辛 6g，甘草 10g）3 日后，症状明显好转，再服 3 日，症状全部消失，嗅觉恢复正常。检查鼻黏膜，色泽恢复正常，鼻甲形态大小正常，通气良好。随访 1 年，未有复发。［桑进 . 小青龙汤治疗变应性鼻炎 53 例 . 南京中医药大学学报，1995，11（4）：14］

【现代研究】

小青龙汤平喘、祛痰、止咳的作用明显。方中麻黄、桂枝、半夏、芍药、细辛、干姜均有扩张气管的作用。麻黄和芍药可拮抗从肥大细胞游离的化学介质的平滑肌收缩作用。麻黄、桂枝作为抗补体剂，可阻止抗原抗体的结合。麻黄有抗 5– 羟色胺的作用。细辛、干姜有抗组织胺及乙酰胆碱的作用。甘草具有抗炎、抗过敏作用。甘草、干姜有促进黏膜排泌功能。芍药、五味子、细辛都有祛痰作用。麻黄、干姜、五味子能抑制多种炎症介质和细胞因子的释放，有效控制气道炎症，预防气道炎症重塑而达到松弛支气管平滑肌的作用。半夏所含的水溶性葡萄

NOTE

糖醛酸衍生物和糖苷有明显的镇咳化痰作用，与细辛、麻黄、五味子、甘草组合，可抑制顽固性发作性咳嗽。桂枝有促进血液循环的作用，加上麻黄、细辛、半夏有消水肿的作用，使支气管和胃肠道黏膜的水液代谢得到改善，呼吸道反应性降低，肥大细胞膜稳定，化学介质的游离被抑制。（柯雪帆．现代中医药应用与研究大系·伤寒及金匮．上海：上海中医药大学出版社，1995.）

（四）支饮

1. 膈间支饮

【原文】

膈間支飲，其人喘滿，心下痞堅，面色黧黑[1]，其脉沉緊，得之數十日，醫吐下之不愈，木防己湯主之。虛者[2]即愈；實者[3]三日復發，復與不愈者，宜木防己湯去石膏加茯苓芒硝湯主之。（24）

木防己湯方：

木防己三兩　石膏十二枚（如雞子大）　桂枝二兩　人參四兩

上四味，以水六升，煮取二升，分溫再服。

木防己去石膏加茯苓芒硝湯方：

木防己　桂枝各二兩　人參　茯苓各四兩　芒硝三合

上五味，以水六升，煮取二升，去滓，内芒硝，再微煎，分溫再服，微利則愈。

【注释】

[1] 黧黑：黑而晦暗。

[2] 虚者：此指痞结虚软。

[3] 实者：此指坚结成实。

【释义】

本条论述膈间支饮的证治。“膈”为心肺与胃肠之分界，“膈间支饮”指水饮停留在心肺胃脘。饮邪上逆迫肺，心阳不布，气机不利，则气喘胸满；心下痞坚为饮停心下之征；饮聚于膈，营卫运行不利，则面色黧黑；脉沉紧为饮邪停伏于里所致。饮病见面色黧黑是病程较长的标志。饮在心下胸膈，不可使用吐法，吐后非但饮邪不去，反而徒伤正气，使其更虚。本证的特点为：病程长，病情重，虚实夹杂。治疗用木防己汤利水降逆，扶正补虚。方中木防己擅行膈间水饮；石膏性沉降，可镇饮邪之上逆；桂枝降逆通阳利水；人参扶正补虚。

服药之后能使痞坚变成虚软，是水去气行的标志。如变成坚硬，是水停气阻，坚结成实之证，病情仍多反复，再用此方已不能胜任，应在原方中去石膏之辛凉，加茯苓之淡渗，以助防己、桂枝行水，加咸寒之芒硝，软坚消积以除其实，用人参益气补虚。

“三日”为虚数词，“三日复发”是指短期内有效，不久又将出现喘满、心下痞坚等症状。“石膏十二枚如鸡子大”，有的医家理解为石膏鸡子大者十二枚，这种剂量似乎太大；有的医家认为是“石膏鸡子大，大枣十二枚”，这种用法毕竟是猜测。从仲景其他方中用石膏的规律来看，石膏剂量大多为“鸡子大”，据此，这里当理解为石膏十二小枚，合起来如鸡子大。这与《金匮要略心典》作“二枚”的剂量比较接近，也比较符合实际情况。因此，临证时宜根据证情考虑用量，不可拘泥不变。

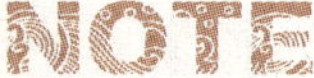

从本证病机以及“微利则愈”推测，本证当有大便不通、小便不利之症。

【辨治要领】

（1）本条支饮的主症有气喘胸满、心下痞坚、面色黧黑、小便不利、脉沉紧。

（2）方随证变是仲景重要的论治思想。本条所言"实者三日复发，复与不愈者"，说明证候已发生变化，治疗也应随之改变，故用木防己汤去石膏加茯苓芒硝汤主之。

【临床应用】

本方常用于胸腔积液、渗出性胸膜炎、渗出性心包炎及慢性支气管炎、肺心病、痹证等。加减法：体虚者，重用党参 25～30g；寒邪内盛，痰饮甚者，重用桂枝 10～15g，轻用石膏 5g；热邪内炽者，重用石膏 30g 以上；湿邪内盛或痹肿严重者，可重用防己。

【医案举例】

刘翁茂名，年近古稀，酷嗜酒，体肥胖，精神奕奕，以为期颐之寿可至。讵意其长子在 1946 年秋因经商折阅，忧郁以死，家境日转恶化，胸襟因而不舒，发生咳嗽，每晨须吐痰数口，膈上始宽，但仍嗜酒，借资排遣。昨日饮于邻居，以酒过量而大吐，遂病。胸膈痞痛，时吐涎沫。医用涤痰汤，有时少安，旋又复作，渐至面色黧黑，喘满不宁，形体日瘠，神困饮少，犹能饮，因循数月，始觉不支，饬价邀治。诊脉沉弦无力，自言膈间胀痛，吐痰略松，已数日未饮酒，食亦不思，夜间口干燥，心烦难寐，如之何而可？吾再三审视，按其心下，似痛非痛，随有痰涎吐出；再从其脉沉弦与胸胀痛而论，实为痰饮弥漫胸胃之间而作痛。又从病理分析，其人嗜酒则湿多，湿停于胃而不化，水冲于肺则发喘，阴不降则阳不升，水势泛滥故面黧，湿以久郁而化热，津不输布故口渴。统而言之，乃脾阳不运，上郁于肺所致。若言治理……莫若《金匮》之木防己汤。方中防己转运胸中之水以下行，喘气可平；湿久热郁，则有石膏以清之；又恐胃气之伤，阳气之弱，故配人参益气，桂枝温阳，以补救石膏、防己之偏寒而助成其用，乃一攻补兼施之良法，极切合于本证者。方是：防己、党参各 12g，石膏 18g，桂枝 6g，另加茯苓 15g，增强燥脾利水功能而大其效。3 剂喘平，夜能成寐，舌现和润，胸膈略舒，痰吐亦少，尚不思食。复于前方中去石膏，增佛手、砂仁、内金调气开胃。又 4 剂各症递减，食亦知味，精神转佳，唯膈间略有不适而已。吾以事不能久留，书给《外台》茯苓饮，调理而归。然病愈至斯，嗣后谅无变和，定可逐步而安。（赵守真 . 治验回忆录 . 北京：人民卫生出版社，1962.）

2. 支饮冒眩

【原文】

心下有支飲，其人苦冒眩[1]，澤瀉湯主之。（25）

澤瀉湯方：

澤瀉五兩　白术二兩

上二味，以水二升，煮取一升，分温再服。

【注释】

［1］冒眩：冒，如有物冒蔽之意；眩，视物旋转。冒眩，即头昏目眩。

【释义】

本条论述支饮上泛，蒙蔽清阳冒眩的证治。心下有支饮，为胃中有水饮。饮停于中，升降受阻，浊阴不能下行，清阳不能上达，因而出现头昏目眩，但无喘满、咳逆，故属支饮轻证。其病机为脾虚饮泛，蒙蔽清阳。治以泽泻汤健脾化饮，降逆止眩。方中重用泽泻利水消饮，导

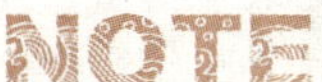

浊阴下行；白术健脾制水，培土以断饮邪之源。两药合用，使浊阴下走，不再上冒清阳，新饮绝源而升降复常。浊阴已降，清阳上达，故冒眩自愈。

【辨治要领】

（1）同为目眩，由于原因不同，程度也会有差别，临证应仔细区别。本条冒眩与苓桂术甘汤的目眩，产生的机理同中有异。苓桂术甘汤的病因是“心下有痰饮”，饮邪弥漫于胸，溢淫于胁，故以胸胁支满为主症。目眩是饮邪中阻，清阳不能上达所致。泽泻汤的病因是“心下有支饮”，支者，逆而向上也。“冒眩”的形成，既与饮阻清阳、不能上达有关，也与浊阴冒逆、蒙蔽清阳有联系。故仲景用一“冒”字阐明致眩的机理，用一“苦”字形容眩的程度。

（2）泽泻汤中泽泻与白术用量比例为 5 ∶ 2，体现了仲景利水除饮为主、健脾制水为辅的论治思路。

【临床应用】

本方广泛用于梅尼埃综合征、突发性耳聋、慢性支气管炎等病。有报道用泽泻汤加减治疗中耳积液者，因“泽泻能使清气上升，除头目诸疾”，配茯苓以减轻迷路水肿，加石菖蒲通九窍，对耳部闷胀不适、耳鸣、听力下降者效佳。痰热者加黄芩、龙胆草，气虚者加党参、炙黄芪，阴虚者加生地、石斛、麦冬，外感风寒者加辛夷花、防风、苍耳子，外感风热者加桑叶、菊花。目前临床常用本方加山楂、丹参等治疗高脂血症。

【医案举例】

朱某，男，50 岁，因病退休在家，患病已两载，百般治疗无效。其所患之病为头目冒眩，终日昏昏沉沉，如在云雾之中，且两眼懒睁，两手发颤，不能握笔写字，颇以为苦，切脉弦而软，视其舌肥大异常，苔呈白滑而根部略腻。辨证：此为泽泻汤的冒眩证。因心下有支饮，心阳被遏，不能上煦于心，故见头冒目眩；正虚有饮，阳不充于筋脉，则两手发颤；阳气被遏，饮邪上冒，所以精神不振，懒于睁眼。至于舌大脉弦，无非是支饮之象。治法：渗利饮邪，兼崇脾气。方药：泽泻 24g，白术 12g。服第一煎，因未见任何反应，患者乃语其家属曰：此方药仅两味，吾早已虑其无效，今果然矣。孰料服第二煎，覆杯未久，顿觉周身与前胸后背汗出，以手拭而有黏感，此时身体变爽，如释重负，头清目亮，冒眩立减。又服 2 剂，继续出此小汗，其病从此而告愈。［刘渡舟 . 谈谈《金匮》泽泻汤证 . 中医杂志，1980，21（9）：17］

3. 支饮腹满

【原文】

支飲胸滿者，厚朴大黄湯主之。（26）

厚朴大黄湯方：

厚朴一尺　大黄六兩　枳實四枚

上三味，以水五升，煮取二升，分温再服。

【释义】

本条论述饮热郁肺腹满的证治。《医宗金鉴》认为“胸满”当作“腹满”。支饮为什么会出现腹满？因为肺合大肠，饮热郁肺，肺气不宣，致大肠气机阻滞。本方证总的病机为饮热郁肺，腑气不通。治疗用厚朴大黄汤理气逐饮，荡涤实邪。

厚朴大黄汤与厚朴三物汤、小承气汤的药物组成相同，但剂量不同，功用与主治亦有区别，现列表鉴别如下：

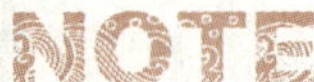

表 12-5 厚朴三物汤、小承气汤与厚朴大黄汤的鉴别

		厚朴三物汤	小承气汤	厚朴大黄汤
药物组成	厚朴	八两	二两	一尺
	枳实	五枚	三枚	四枚
	大黄	四两	四两	六两
配伍特点		枳、朴为君，行气力强，泻下力弱	大黄为君，泻下荡积为主，理气为辅	厚朴为君，理气为主
功用		行气除满，泄热通腑	泻热通便，消积除满	理气逐饮，荡涤实邪通腑
主治		实热内结，气机不畅之腹满痛、大便闭结	燥屎积滞，热结旁流之下利谵语、潮热、腹满痛	饮阻气逆，腑气不通之心下时痛，兼腹满便秘

【辨治要领】

本条支饮，据方测证，当有胸腹胀满、气急、大便秘结等症。

【临床应用】

本方用于支饮兼胸满者，常与化痰止咳方药合用；用于实热脘痛时，可与消导药物同用；用于渗出性胸膜炎时，可与柴胡陷胸汤同用。

【医案举例】

韩某，女，60岁，1962年11月28日初诊。患者自20年前即患咳喘，每年冬季加重，于10天前开始因家务劳累汗出着冷，咳喘加重，终日咯吐稀痰量多。近二三天来痰量增加，胸满憋闷加重，兼见腹胀，大便三日未排，不能进食，难以平卧。邀余诊之，患者面部似有浮肿，但按之并无压痕，呈咳喘面容，舌苔薄黄，脉象弦滑有力。两肺布满干音，两下肺有少许湿音。肝脾未触及，下肢无凹陷性浮肿。被诊为“慢性支气管炎合并感染”。证属痰饮腹实，遂处以厚朴大黄汤合苓甘五味姜辛夏仁汤：厚朴18g，大黄10g，枳实10g，茯苓14g，甘草6g，五味子10g，干姜6g，细辛5g，半夏12g，杏仁10g。上方服1剂后，大便得通，腹胀、胸闷、咳喘症状明显减轻。服用4剂后，胸憋腹胀消失，咳喘已减大半，且可平卧，舌苔转为薄白，脉象仍滑，遂改用二陈汤加减治其痰。（王占玺，张荣显．张仲景药法研究．北京：科学技术文献出版社，1984.）

4. 支饮不得息

【原文】

支飲不得息，葶藶大棗瀉肺湯主之方見肺癰中。（27）

【释义】

本条论述支饮阻肺不得息的证治。“不得息”，即呼吸困难。支饮阻肺，气机不利，故见呼吸困难。治疗用葶苈大枣泻肺汤泻肺逐饮，开闭利气。方中葶苈子泻肺下气，破水逐饮，令肺气通畅，则气行水降；大枣重用（十二枚），安中护正，并缓解葶苈子峻猛之性，以防伤正之弊。

【辨治要领】

（1）本证除“不得息”之主症外，还当有胸满，或张口抬肩，口吐稀涎，咽干不欲饮，脉滑数等症。

（2）临床治病重在辨证，只要证候相同，异病也可同治。本方既可用于“肺痈喘不得卧者”，亦可用于“支饮不得息”。虽然一属肺痈，一归痰饮，但两者的病机都是痰涎壅盛，邪实

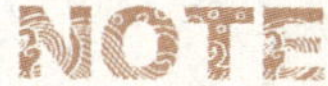

气闭，故可异病同治。

【临床应用】

凡渗出性胸膜炎、肺心病等属饮热壅肺之急证实证，可用本方加苏子，或与《千金》苇茎汤合用。

【医案举例】

患者，男，71岁，初诊时间，2001年10月25日，患者因咳嗽反复发作4~5年，复发加重伴胸闷等症就诊。自感胸部闷痛，不能侧卧，时感心慌心悸，咳嗽阵作，痰黄稠有腥味，烦躁汗出，颜面及双下肢微肿，口渴不欲饮，小便黄少，舌质红，苔黄腻，脉滑数。听诊双肺呼吸音粗，可闻及散在哮鸣音，双肺可闻及少许湿啰音，心音低钝、遥远，心率75次/分，律齐。追诉病史，患者半年前曾因咳嗽、呼吸困难等症到曲靖人民医院就诊，胸片示心包积液，但查无病因，经引流等治疗后好转。在我院做相关检查，查血常规示：白细胞计数9.6×10^{12}/L，中性粒细胞88%，淋巴细胞12%，摄胸片示：①慢性支气管炎，②心包积液（少量），③胸腔积液（少量）。辨证当属支饮，饮邪留伏，心血瘀阻，且久病之后，气阴两虚，虚实夹杂之症，治宜泻肺逐瘀为主，方选葶苈大枣泻肺汤加地龙：葶苈子15g，大枣9g，地龙15g。其中地龙甘寒，具活血化瘀、祛痰利水、止咳平喘之功。每日服1剂，连服5剂，患者感小便较多，病情明显减轻，胸中如失重物，感舒畅已极，已无心慌心悸、胸部闷痛等症，颜面及双下肢微肿亦减，感咳嗽时作，痰黄或白，质稠。上方续服15剂，患者感病情明显缓解，复查胸片示：心包积液及胸腔积液均已吸收。随访1年余，心包积液及胸腔积液无复发。[杨坤宁，杨关琼．张梅．葶苈大枣泻肺汤临床应用举隅．中华当代医学，2004，2（2）：75]

5. 支饮呕吐

【原文】

嘔家本渴，渴者為欲解。今反不渴，心下有支飲故也，小半夏湯主之《千金》云：小半夏加茯苓湯。（28）

小半夏湯方：

半夏一升　生薑半斤

上二味，以水七升，煮取一升半，分温再服。

【释义】

本条论述饮邪停聚于胃而致呕吐的预后和治法。此呕吐是因饮邪停留心下，胃失和降，饮随胃气上逆所致。所呕之物多为清水涎沫。根据呕吐后渴与不渴的反应，可判断心下支饮的预后：口渴者为饮随呕去，胃阳来复，是饮病欲解之征；口不渴者，为心下支饮虽可因呕而有部分排除，但未能尽除，饮邪内阻，津不上承，故"不渴"。心下仍有支饮者，治疗用小半夏汤散寒化饮，降逆止呕。方中半夏辛温，涤痰化饮，降逆止呕，为治饮病的要药；生姜辛散，温中降逆，消散寒饮，又能抑制半夏之悍性。孙思邈说："生姜，呕家之圣药，呕为气逆不散，故用生姜以散之。"

【辨治要领】

（1）仲景组方具有药味少、药力专一的特点，小半夏汤是其代表方。方中半夏与生姜相伍，具有很好的降逆止呕作用，故小半夏汤被后世誉为治呕之祖方。

（2）通过药物配伍及其煎煮减轻药物的毒副作用是仲景常用的方法。本方半夏虽为生用，但配以生姜，能制半夏之悍。其次，方后注云“以水七升，煮取一升半”者，乃久煮浓煎之法，也可减缓生半夏之毒性。目前临床上半夏多制用。

【临床应用】

凡梅尼埃综合征、贲门痉挛、幽门梗阻、胃扭转、胃癌、胃炎、胰腺炎、胆囊炎、尿毒症等，或因放射治疗、化学治疗引起的呕吐及神经性呕吐，符合本方证者均可以小半夏汤为主，随症加减。

【原文】

卒嘔吐，心下痞，膈間有水，眩悸者，小半夏加茯苓湯主之[①]。(30)

小半夏加茯苓湯方：

半夏一升　生薑半斤　茯苓三兩一法四兩

上三味，以水七升，煮取一升五合，分温再服。

【校勘】

①小半夏加茯苓汤主之：原本无“小”字，据《外台秘要》补。

【释义】

本条论述饮邪致呕兼眩悸的证治。“膈间有水”已明示病因与病位，虽主在膈，实波及胸与胃。因偶触寒邪，膈间水饮随胃气上逆则突然呕吐；水饮内停，饮阻气滞则心下痞；水饮上泛，清阳不升则头目昏眩；水气凌心则心悸。治疗用小半夏加茯苓汤蠲饮降逆，宁心镇悸。

本条与41条均用小半夏加茯苓汤治疗，两者同中有异，鉴别如下：

表12-6　小半夏加茯苓汤主治证鉴别

原文	病位	病机	症状	病证	治法	方剂
第30条	水停肠上（病位偏上）	饮阻气逆	呕吐，兼有痞眩悸	支饮	化饮降逆	小半夏加茯苓汤
第41条	水停心下（病位偏下）	胃失和降	呕吐，兼口渴欲饮	狭义痰饮	引水下行	

【辨治要领】

同为呕吐，但病位不一，病机不同，治疗也有区别。本方与小半夏汤均治因饮邪导致的呕吐，但小半夏汤证为饮停心下，饮阻气逆致呕，本方证为饮停膈间，外邪偶触，胃气上逆致呕。一个“卒”字，表示病发突然，病势偏急，呕吐较剧，并有痞、眩、悸之症，用药又增导水下利之茯苓。由此可知，本方主治病证重于小半夏汤证，其蠲饮降逆之力也胜于小半夏汤。

6. 支饮咳嗽

【原文】

欬家其脉弦，為有水，十棗湯主之方見上。(32)

夫有支飲家，欬煩，胸中痛者，不卒死，至一百日或[①]一歲，宜十棗湯方見上。(33)

【校勘】

①或：原无，据《医统正脉》本补。

【释义】

以上两条论述水饮犯肺，久病邪实咳嗽的治法。咳家是指久咳之人。引起咳嗽的原因很多，有虚劳引起的咳嗽，脉象当见“虚数”；有燥气风热引起的咳嗽，脉象多“浮数”；风寒咳嗽，脉应“浮紧”；痰火咳嗽，脉多“滑数”；而今“脉弦”，当属饮病。下面提到为“有水”，水即饮也，所以这里“咳家”是由于饮病引起的。膈间或胁肋有水饮，久留不去，饮邪上逆，阻碍气道，肺气失于肃降，故出现久咳不止。咳嗽因饮邪所致者，治疗当去其饮。因饮在膈间胸胁，故治疗方剂与悬饮相同，用十枣汤蠲饮破癖，饮去则咳嗽自止。支饮日久不愈，则称为“支饮家”。支饮拖延百日或一年（说明时间较长），正气犹存，生机未绝，仍然可治。从治疗原则看，当去其水饮，以除去病根，根据脉症，必要时应采用十枣汤以攻逐水饮。以上两条均用十枣汤治疗。第 32 条以咳嗽、脉弦为主症，属实证，故用十枣汤主治。一个“主”字，说明邪盛证实，非峻攻不可除顽邪，药虽峻猛，但患者正气未虚而能承受。第 33 条病程较长，咳嗽频繁且剧烈，又添“胸中痛”之症，从“不卒死”推敲，病情仍然危重。此时正气尚未大虚，纵然可用十枣汤攻之，亦必须斟酌、慎重，不可妄攻，以免犯“虚虚”之戒。故用一个“宜”字，以示两者之不同。

7. 随证施治

【原文】

欬逆倚息不得卧，小青龍湯主之方見上及肺癰中。（35）

【释义】

本条论述外寒引动内饮的支饮证治。“咳逆倚息不得卧”与第二条支饮主症相同，故本证属支饮无疑。以方测证，当有恶寒发热等表证。本证的病机为素有水饮内停上焦，复感寒邪于外，外寒引动内饮，水邪壅肺。治疗用小青龙汤温饮散寒。

【原文】

青龍湯下已[1]，多唾口燥，寸脉沉，尺脉微，手足厥逆，氣從小腹上衝胸咽，手足痹[2]，其面翕熱如醉狀[3]，因復下流陰股[4]，小便難，時復冒者，與茯苓桂枝五味甘草湯，治其氣衝。（36）

桂苓五味甘草湯方：

茯苓四兩　桂枝四兩（去皮）　甘草三兩（炙）　五味子半升

上四味，以水八升，煮取三升，去滓，分温三服。

【注释】

［1］下已：即服药后。

［2］手足痹：手足麻木。

［3］面翕（xī 西）热如醉状：指面部泛起一阵微红且热，如醉酒之状。

［4］阴股：两大腿内侧。

【释义】

本条承上条论述服小青龙汤后发生冲气的证治。咳逆不得卧，经服用小青龙汤以后，吐出很多痰而口干燥，为寒饮将去之象。由于其人下焦真阳素虚，饮邪上盛，是一种下虚上实之证，所以寸脉见沉，尺脉微弱，而且四肢厥逆。虽然寒饮在上焦，但不能单用温散之剂，必须兼顾下焦，始为两全之策。服小青龙汤后，寒饮固然得以暂解，虚阳亦随之上越，冲气反而上逆，出现种种变证。如气从小腹上冲，直至胸咽，四肢麻木，其面戴阳，翕热如醉状等。冲脉为病是时发时止的，有时又能复还于下焦，在下则小便困难，在上则时作昏冒。当此之时，宜

NOTE

急予敛气平冲，用桂苓五味甘草汤。方中桂枝、甘草辛甘化阳以平冲气，配茯苓引逆气下行；五味子收敛耗散之气，使虚阳不致上浮。

【辨治要领】

临床只有注意辨别证候间细微差异，并对治疗方药作适当的调整，才能提高治疗的效果。本方证与苓桂甘枣汤证均有汗后伤阳、饮邪上逆的病机和气逆上冲、小便不利的症状，故均用茯苓、桂枝、甘草通阳化饮，平冲利尿，但前者属支饮变证，以敛气平冲、降逆缓急为主，故用五味子敛气归原，而后者乃欲作奔豚之证，以补土泄水为主，故另用大枣崇土制水。两方仅一味之差，但功效、主治不同，充分体现了方药配伍的灵活性和重要性。

【临床应用】

凡因气机逆乱所致的慢性支气管炎、低血压、冲气、气厥等病症，均可用本方加减治疗。后世治冲气夹肾中虚阳上逆喘急者，用四磨汤调纳逆气，亦本“桂苓五味甘草汤意”（唐宗海《金匮要略浅注补正》）。

【医案举例】

何某，素患痰饮，复感寒邪，遂尔咳嗽气喘，脚肿如脱，倚息不得卧者十余日，服以小青龙汤及真武汤加姜、细、味，治不效。旋请四医会诊，拟济生肾气丸，亦无效，佥以为不起矣。一日，其侄邀余决逝期之迟早。余窥其容颜，尚有生机，治之得法，犹可永年。余思此病系水饮夹冲气上逆，遂与桂苓五味甘草汤加赭石、苏子。4剂后竟得安卧，肿亦渐消。后以苓桂术甘汤加五味子以收全功。（湖南省中医药研究所．湖南中医医案选辑·第一集．长沙：湖南人民出版社，1960.）

【原文】

衝氣即低，而反更欬、胸滿者，用桂苓五味甘草湯，去桂加乾薑、細辛，以治其欬滿。（37）

苓甘五味薑辛湯方：

茯苓四兩　甘草　乾薑　細辛各三兩　五味子半升

上五味，以水八升，煮取三升，去滓，温服半升，日三服。

【释义】

本条承上论述服用桂苓五味甘草汤后，冲气已平，支饮复现的证治。前证冲气上逆，经用桂苓五味甘草汤治疗后，冲气得平，但咳嗽胸满加剧，这是匿伏在肺的寒饮复出的缘故。寒饮内动，胸阳被遏，肺失清肃，出现咳嗽、胸满，宜散寒化饮，用苓甘五味姜辛汤。因冲逆已平，故不用平冲降逆的桂枝；咳嗽胸满增剧，故加干姜、细辛散寒泄满，化饮止咳；五味子酸收以敛肺止咳。

【辨治要领】

（1）药随证转反映了辨证施治的灵活性。本条因冲气已平，故去桂；寒饮复动，则加干姜、细辛。一加一减，体现了“知犯何逆，随证治之”的治疗思想，正如唐宗海《金匮要略浅注补正》中所论，仲景用药之法，“全凭乎证，添一证则添一药，易一证亦易一药”。

（2）方药配伍中的相反相成是张仲景用药的一大特色。苓甘五味姜辛汤中干姜、细辛温散以化寒饮，五味子酸收以敛肺止咳。两者相伍，散寒蠲饮而无温燥之弊。

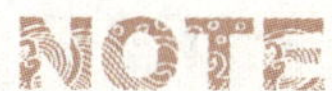

【临床应用】

本方可用于慢性支气管炎、肺气肿等因痰湿、寒饮所致的迁延性咳喘。若咽痒甚，畏风鼻塞者，可加苏叶、防风、杏仁；呛咳面红，便秘者，加大黄、石膏；有肺结核病史者，可加百部、紫菀等。

【医案举例】

刘某，男，33岁。1987年3月10日诊。患咳嗽、气紧、胸闷半年余，经透视诊断为支气管炎。屡服中西药，其效不佳。症见：咳嗽痰多，清稀色白，胸闷不适，气紧，不能平卧，口渴喜热饮，四肢不温，背心冷，得温则咳嗽缓解，舌苔白滑，脉弦滑。此乃寒痰蓄肺，肺气失宣。治以散寒肃肺，涤痰蠲饮。药用茯苓15g，干姜、苏子各10g，五味子、细辛各6g，甘草3g。水煎服，一日1剂。服上方3剂后，症状减其大半。继服3剂，症状全部消失，惟感食欲不振、气短、乏力。以益气健脾，实卫固表治之：党参、茯苓各15g，黄芪24g，防风、白术各10g，甘草3g。连服3剂，痊愈。[徐兴亮.苓甘五味姜辛汤临床运用体会.四川中医，1990，(7)：10]

【原文】

欬滿即止，而更復渴，衝氣復發者，以細辛、乾薑為熱藥也。服之當遂渴，而渴反止者，為支飲也。支飲者，法當冒，冒者必嘔，嘔者復内半夏，以去其水。(38)

桂苓五味甘草去桂加乾薑細辛半夏湯方：

茯苓四兩　甘草　細辛　乾薑各二兩　五味子　半夏各半升

上六味，以水八升，煮取三升，去滓，温服半升，日三服。

【释义】

本条承上论述用苓甘五味姜辛汤后冲气复出或支饮尚盛的证治。支饮胸满咳嗽，用桂苓五味姜辛汤治疗当属无误，但因病人下焦阳虚，上焦寒饮内停，病情复杂，服后可出现下列三种情况：一种为胸满咳嗽随之而解，无其他变证；一种因姜、辛温散太过，发越阳气，复使冲气上逆，并见口渴，当用桂苓五味甘草汤；一种因病重药轻，未能控制支饮发作，更见眩冒、呕吐不渴，当续用苓甘五味姜辛汤，并加半夏散寒化饮。方中干姜、细辛剂量由原来各三两减为各二两，目的在于防止辛热太过而化燥伤正。

【辨治要领】

抓主症进行鉴别诊断是张仲景辨治特点之一。本条以渴与不渴区别支饮和冲气，是其具体体现。

【临床应用】

本方临床常用于痰饮咳嗽、寒饮气喘、肺心病合并心衰属阳衰饮停、气滞血瘀者。

【原文】

水去嘔止，其人形腫者，加杏仁主之。其證應内麻黄，以其人遂痹，故不内之。若逆而内之者，必厥，所以然者，以其人血虚，麻黄發其陽故也。(39)

苓甘五味加薑辛半夏杏仁湯方：

茯苓四兩　甘草三兩　五味半升　乾薑三兩　細辛三兩　半夏半升　杏仁半升(去皮尖)

上七味，以水一斗，煮取三升，去滓，温服半升，日三服。

NOTE

【释义】

本条承上论述用苓甘五味姜辛夏汤治疗支饮后，呕冒止而身形浮肿之证治及用药禁忌。支饮呕冒用苓甘五味姜辛夏汤治疗后，脾胃调和，则呕冒得止。但因反复咳嗽，肺失通调，水溢皮肤，可见身形浮肿，故在前方基础上加杏仁辛开苦降，宣利肺气，令气降水行，寒饮得散而身肿自消。宣肺利水当首选麻黄，今为何不用？因为病人本有尺脉微、手足痹等气血虚弱之象。麻黄虽为宣肺利水之上品，也有伤阴耗血之弊，用之必有厥逆之虞。杏仁既能宣肺利水，又无伤阴耗血之弊，用此正宜。

【辨治要领】

注意用药的目的是提高疗效、防止或减轻药物的副作用。仲景喜用麻黄，如治溢饮的大小青龙汤中均有麻黄，而本证内有饮邪，外有形肿，为何不用麻黄？因前者无“尺脉微，手足痹”等体虚之征，故用麻黄宣散而无忧。后者有上述体虚之症，误投则耗气伤血，必有厥逆之变，故仲景一再指明“以其人遂痹，故不内之。若逆而内之者，必厥”，旨在告诫医者，不要犯“虚虚”之戒。

【临床应用】

本篇治痰饮方中用杏仁行气顺气，盖气行则饮动也。叶天士擅用小青龙汤，往往去麻黄而改杏仁，亦深得仲景本意。本方临床上可用于慢性支气管炎、支气管哮喘、肺气肿、肺心病、慢性肾炎急性发作、心源性或肝源性腹水、胸膜炎所致之胸水等见本方证者。

【医案举例】

叶某，初诊（二月十七日）：咳延四月，时吐涎沫，脉右三部弦，当降其冲气。茯苓三钱，生甘草一钱，五味子一钱，干姜钱半，细辛一钱，制半夏四钱，光杏仁四钱。二诊（二月十九日）：两进苓甘五味姜辛半夏杏仁汤，咳已略平，唯涎沫尚多，咳时痰不易出，宜与原方加桔梗。茯苓三钱，生甘草一钱，五味子五分，干姜一钱，细辛六分，制半夏三钱，光杏仁四钱，桔梗四钱。服后竟告霍然。（曹颖甫.经方实验录.第2版.上海：千顷堂书局，1947.）

【原文】

若面熱如醉，此為胃熱上衝熏其面，加大黄以利之。（40）

苓甘五味加薑辛半杏大黄湯方：

茯苓四兩　甘草三兩　五味子半升　乾薑三兩　細辛三兩　半夏半升　杏仁半升　大黄三兩

上八味，以水一斗，煮取三升，去滓，温服半升，日三服。

【释义】

本条承上论述支饮未尽兼胃热上冲的证治。原文“若”字是承上文而言，谓咳嗽、胸满、眩冒、呕吐、形肿诸症悉具，又兼面热如醉的症状。“此为胃热上冲熏其面”一语双关，一则解释面热一症由胃热上冲所致，再则是与“其面翕热如醉状”之属浮阳冲气者加以区别。病既属支饮未尽，兼夹胃热上冲，故于前方温肺化饮基础上再加大黄一味，清泄胃热。

36条有“面翕热如醉状”，本条为“面热如醉”，两者似乎类似，实际病机、兼症与治法均异。由此可见，一个“翕”字，既形容了微微发热、虚阳上浮之特点，又寓两者有鉴别之必要。现列表比较如下：

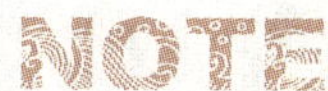

表 12-7 面翕热如醉状与面热如醉的鉴别

	面翕热如醉状	面热如醉
原文	36 条	40 条
病机	虚热夹冲气上逆，虚阳上浮	胃热上冲熏面
症状特点与兼证	热势较低，时有时无，多唾口燥，气上冲逆，手足痹，小便难，脉微	热势偏高，呈持续性，咳喘，形肿腹满，便秘，脉沉弦
治疗	温化水饮，敛气平冲，桂苓五味甘草汤	温化里饮，清泄胃热，苓甘五味加姜辛半杏大黄汤

【辨治要领】

疾病是发展变化的，证候也会发生变化，因而使用药物也应作相应的调整。自“咳逆倚息不得卧，小青龙汤主之”始，至苓甘五味加姜辛半杏大黄汤止，这六条原文可以看做是仲景治疗痰饮病的一份医案，翔实地记载了张仲景运用小青龙汤治疗支饮“咳逆倚息不得卧”后，对多种变证的处理方法，充分反映了仲景辨证施治、证变法变、药随证转的灵活性。其中论及痰饮有虚寒与夹热的不同，饮逆与冲气有别，戴阳与胃热互勘等。随着疾病的发展，只有辨证细致准确，用药妥帖得当，才能取得好的疗效。

【临床应用】

本方在临床上常用于慢性支气管炎、阻塞性肺气肿、肺心病、癫痫发作等，有较好的疗效。

四、预后

【原文】

脉弦數，有寒飲，冬夏難治。（20）

【释义】

本条论述寒饮脉症不符的预后。病属“寒饮”，其脉应“弦”而不兼“数”，今脉弦数相兼，系寒饮夹热所致。寒热错杂，病情复杂，若时值夏令，于治寒饮有利，却不利于治热，欲用苦寒清热之剂，又虑伤阳碍饮；时值冬令，于治邪热有利，却不利于治饮，欲用温药化饮，又恐增热伤阴。寒热难施，进退两难，故曰“难治”。然“难治”并非不治，只要谨守病机，审时度势，分清主次，则寒热错杂之证可变难为易。

【原文】

久欬數歲，其脉弱者，可治；實大數者，死。其脉虚者，必苦冒，其人本有支飲在胸中故也，治屬飲家。（34）

【释义】

本条指出痰饮咳嗽的脉症和预后。本条所讲的咳，属饮邪渍肺引起。支饮久咳，其气必虚，故其脉当弱。病脉相合，所以预后较好，可以治疗。如见脉实大而数，说明正气虚而邪气实，此时欲攻邪又恐伤正，欲补虚又虞助邪，攻补两难，预后不良，所以难治。一般而言，临床上凡新病脉衰为难治，久病脉盛的也多不治。原文脉虚为正气虚，而邪气亦衰，然饮邪上蒙清阳，必头昏目眩。原因在于停饮，饮去则咳自止，故治疗仍然以蠲饮为主。

【辨治要领】

仲景推断疾病预后的基本规律是脉症相符，预后较好；脉症不符，预后较差。因为脉症相符多为症情单一，邪衰正复；反之，脉症不符，常常是症情复杂，邪盛正衰。第 20 条、34 条

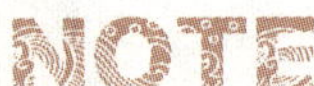

均反映了这种规律。

【原文】

附方：《外臺》茯苓飲：治心胸中有停痰宿水，自吐出水後，心胸間虛，氣滿不能食，消痰氣，令能食。

茯苓　人参　白术各三兩　枳實二兩　橘皮二兩半　生薑四兩

上六味，水六升，煮取一升八合，分温三服，如人行八九里，進之。

小　结

【关键词】

痰饮　悬饮　溢饮　支饮　留饮　伏饮　温药和之　苓桂术甘汤　肾气丸　十枣汤　大青龙汤　小青龙汤

Key Words

Tanyin（Tanyin fluid retention）; Xuanyin（Xuanyin fluid retention）; Yiyin（Yiyin fluid retention）; Zhiyin（Zhiyin fluid retention）; Liuyin（Liuyin fluid retention）; Fuyin（Fuyin fluid retention）; He Fa（Mediation Methods）by Warm Drugs; Ling Gui Zhu Gan Tang（Decoction Poria, Ramulus Cinnamomi, Rhizoma Atractylodis Macrocephalae and Radix Glycyrrhizae）; Shen Qi Wan（Pills of Kidney Qi）; Shi Zao Tang（Decoction Ten Pieces of Fructus Ziziphi Jujubae）; Da Qinglong Tang（Decoction Greater Qinglong）; Xiao Qinglong Tang（Decoction Lesser Qinglong）

【本篇要点】

1. 本篇论述痰饮和咳嗽，重点在于痰饮，咳嗽只不过是痰饮病的一个症状，而且这里的咳嗽仅是指由痰饮所引起的，并不包括所有的咳嗽在内。因咳嗽是支饮的主症之一，列于篇名之中，有提示重点的作用。

2. 痰饮病的形成，与脾、肺、肾有关，尤其是与脾的关系密切。脾失健运，水饮内停；肺失宣降，不能通调水道；肾阳不足，气不化水，影响三焦水道的通利，均可导致痰饮病的发生。

3. 痰饮有广义与狭义之分。篇题的痰饮属于广义，包括痰饮、悬饮、溢饮和支饮四饮在内，是痰饮病的总称；四饮之中的痰饮属于狭义痰饮，仅指饮邪停于胃肠的病变。

4. 痰饮的病变部位主要在胃肠、胁下、胸膈和肢体肌肤之间，亦可影响五脏而出现与五脏有关的外候，故有“五脏水”之称。

5. 四饮是根据水饮停聚人体的部位以及主要症状的不同而进行分类的：饮停胃肠为痰饮，饮在胁下为悬饮，饮溢体表四肢为溢饮，饮停胸膈为支饮。这种分类方法条理清楚并且灵活，篇中方剂又可以互相通用。例如，十枣汤既可用于悬饮，又可用于支饮；小青龙汤既能治支饮，又可治溢饮；小半夏加茯苓汤既可用于痰饮，又可用于支饮。

6. 痰饮的治疗原则是“当以温药和之”。一方面，饮为阴邪，非阳不化，饮既停留，又非阳不运。另一方面，饮病变化多端，还需根据标本虚实，表里寒热，分别采用温化、发汗、利小便、逐水等方法治疗。痰饮是本虚标实之证，必须标本兼顾才能适合病情。篇中用苓桂术甘

NOTE

汤、肾气丸健脾温肾，为治本之法。饮邪上犯，用小半夏汤、小半夏加茯苓汤、葶苈大枣泻肺汤以治其标；兼表里证，用大小青龙汤以发汗；饮在下焦，用五苓散、泽泻汤以利小便；饮邪深痼难化，用十枣汤、甘遂半夏汤以逐水，并用厚朴大黄汤、己椒苈黄丸以去其实；痰饮久留，每多虚实错杂，用木防己汤、木防己去石膏加茯苓芒硝汤以攻补兼施。

7. 支饮服小青龙汤后的变证处理，是辨证论治的示范。药随证转，随证加减的用药规律，充分体现了辨证论治的原则性与灵活性，为后世临床实践树立了榜样。

8. 篇中许多方剂复见于其他篇和《伤寒论》，如苓桂术甘汤、大青龙汤、小青龙汤、五苓散、十枣汤、肾气丸、葶苈大枣泻肺汤等，学习时应相互对勘，加深理解，以利灵活应用。

消渴小便不利淋病脉证并治第十三

本篇所论述的消渴、小便不利和淋病，大都有口渴或小便异常的表现，病变部位主要在肾与膀胱，有的方治可以通用，故合为一篇论述。论述的重点是消渴和小便不利。

消渴病以口渴多饮、多食易饥、小便频多、久则形体消瘦为主要特征。本篇对消渴病的病机，突出了胃热、肺胃津伤、肾虚三个方面，为后世将消渴病分为上、中、下“三消”奠定了基础；所创制的方药，亦成为后世消渴病治疗的典范。小便不利，指小便短少或排尿不畅，是许多疾病过程中的症状。本篇所涉内容，既可见于伤寒太阳、阳明病，也可见于杂病。病变均与肾和膀胱有关。淋病是以小便淋沥涩痛为主的病证。本篇所论仅涉及淋病的主症和治疗禁忌。

一、消渴

（一）病机与脉症

【原文】

寸口脉浮而遲，浮即為虚，遲即為勞，虚則衛氣不足，勞則榮氣竭。趺陽脉浮而數，浮即為氣[1]，數即消穀[2]而大堅①一作緊，氣盛則溲數，溲數即堅，堅數相搏，即為消渴。（2）

【校勘】

①大坚：《医宗金鉴》《金匮要略方论本义》等均作“大便坚”。

【注释】

[1] 浮即为气：此脉浮非邪气在表，而是胃气亢盛。

[2] 数即消谷：趺阳脉数，是热结于中，胃热盛则消谷而善饥。《灵枢·师传》曰：“胃中热则消谷。”

【释义】

本条论述消渴病的病机和症状。寸口脉浮则卫气不足，迟则营气亏损，浮迟并见，则为营卫俱虚。由于消渴病属于内伤日久所致，而且正气已伤，故脉浮而无力，乃阳虚气浮之象，曰“浮即为虚”，“虚则卫气不足”。迟因营血不足，血脉不充，故曰“迟即为劳”，“劳则营气竭”。营卫气血俱不足，卫虚气浮不敛，营虚燥热内生，心移热于肺，心肺阴虚燥热，于是形成上消证。

趺阳脉候胃，当沉而和缓。今反见浮数，是胃气亢盛之病脉，故曰“浮即为气”。数脉主热，为胃热有余。热盛于内，气蒸于外，故脉浮数。胃热盛则消谷善饥；热盛津伤，肠道失润，则大便干结；中焦有热，津液转输不利，偏渗膀胱，则小便频数。“坚数相搏，即为消渴”，是概括消渴病的形成机理。胃热亢盛，则肠燥便坚，溲数津亏；津亏肠燥，阳亢无制，则胃热更炽。两者相互影响，是形成消渴病的主要机理。

本条前半段，《诸病源候论》引于“虚劳候”中，《医宗金鉴》谓当在《血痹虚劳病脉证并治》篇中。亦有注家认为本条是通过脉象阐述营卫虚竭，心移热于肺，日久形成虚劳内热的上消病，借以说明消渴病后期脉症病机与虚劳病相类，可与本条后半部分互为补充。

【辨治要领】

上消以口渴多饮为主症，因于心肺阴虚燥热；中消以消谷善饥、小便数、大便坚为主症，缘于胃热气盛。

【原文】

趺陽脉數，胃中有熱，即消穀引食①，大便必堅，小便即數。（8）

【校勘】

①引食：《金匮要略心典》《金匮要略论注》《金匮要略浅注》作“引饮”。

【释义】

本条继续论述消渴的病机与脉症。趺阳脉数是胃热之征，主症见消谷善饥、渴欲饮水。热盛津伤，大肠失其濡润，故大便坚硬。饮水虽多，脾失转输，肾失制约，水液直趋于下，故小便频数。本条与第2条都是胃热气盛所致，亦即后世所说的中消证。

本条原置第7条“淋之为病”后，《金匮要略心典》疑为“错简”，而《金匮要略讲义》（李克光主编）则谓：“本条小便频数，茎中不痛，与淋病茎中涩痛者不同，其重见于此者，示人以与淋病鉴别也。”

【原文】

厥陰之為病，消渴[1]，氣上衝心①，心中疼熱，饑而不欲食，食即吐②，下之不肯止③。（1）

【校勘】

①冲心：《伤寒论·辨厥阴病脉证并治》篇作“撞心”。

②食即吐：《伤寒论·辨厥阴病脉证并治》篇此后有“蛔”字。

③下之不肯止：《伤寒论·辨厥阴病脉证并治》篇此作“下之利不止”。

【注释】

[1] 消渴：此指渴饮无度的症状。

【释义】

本条论述厥阴病消渴不可使用下法。本条也见于《伤寒论·辨厥阴病脉证并治》篇。此条的消渴乃厥阴病过程中的一个症状，是一时性的，与杂病的消渴病不同，应予区别。

厥阴病一般都表现为两种类型：一为厥和热相互胜复；二为寒热错杂，上热下寒。本条属于后者。消渴是内热耗灼津液所致。足厥阴肝经循少腹而络于心，肝气上逆，热邪在上，则心中疼热；胃中有寒，不能运化水谷，则饥而不欲食，食后即吐。至于吐蛔，并非必然症。若用下法重伤脾胃，则上热未去而下寒转甚，致下利不止。

（二）证治

1. 肺胃热盛，津气两伤

【原文】

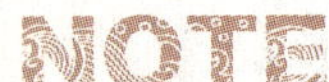

渴欲飲水，口乾舌燥者，白虎加人參湯主之方見中暍中。（12）

【释义】

本条论述肺胃热盛、津气两伤消渴的证治。肺胃热盛，伤及津液，可出现渴欲饮水、口干舌燥等症，恰似后世所说的“上消”。热能伤津，亦易耗气，气虚不能化津，津亏无以上承，故口干舌燥而渴。水入固能生津，但热不除，则津亏而欲饮。治以白虎加人参汤，清热益气，生津止渴。《素问·气厥论》说“心移热于肺，传为鬲消”，与本证有些类似。

【临床应用】

本方可治渴饮不解、消谷善饥、小便频数而甜的消渴病及小便频多无甜味的尿崩症。如渴饮不解者，加天花粉、黄连、葛根；舌红绛无苔者，加麦冬、生地、玄参、玉竹、鲜石斛；口干舌燥者，加藕汁、生地汁，或用荸荠汁、梨汁等生津增液。临床上还常用本方治疗中暑、风湿热、糖尿病等属于热盛而津气两伤者。

2. 肾气亏虚

【原文】

男子消渴，小便反多，以飲一斗，小便一斗[1]，腎氣丸主之方見脚氣中。（3）

【注释】

[1] 饮一斗，小便一斗：形容饮水多，小便亦多。

【释义】

本条主要论述下消的证治。上消和中消多为热证，唯下消寒热皆有。下消不仅见于男子，女子亦有。条文指明“男子”，强调下消多见于男子而已。肾藏精，为水火之宅，主水液。肾阳虚、肾阴虚、肾阴阳两虚均可导致下消。本条所述为肾阳虚下消证。肾虚阳气衰微，不能蒸腾津液以上润，故口渴；不能化气以摄水，水尽下趋，故小便反多，亦即“以饮一斗，小便一斗”。用肾气丸补肾之虚，温养其阳，以恢复蒸津化气之功，则消渴自除。

【辨治要领】

（1）病异证同可异病同治。肾气丸在《血痹虚劳病脉证并治》篇和《痰饮咳嗽病脉证并治》篇中均治小便不利，在本篇则治小便过多。前者因肾阳不足，膀胱气化不利；后者为肾阳不足，不能化气以摄水。虽然表现不同，但病本则一。

（2）肾气丸的组方特点是在干地黄、淮山药、山萸肉滋阴药基础上加附、桂温阳，旨在补阳为主，方法却是阴中求阳。《伤寒来苏集》说：“此肾气丸纳桂、附于滋阴剂中，十倍之一，意不在补火，而在微生火，即生肾气也。故不曰温肾，而名曰肾气。”可资参考。

【临床应用】

肾阳虚下消的肾气丸证，除条文所述症状外，还可见腰酸足肿、阳痿、羸瘦、渴喜热饮、小便清长，或尿有甘味，脉沉细无力、尺部尤弱，舌淡苔少乏津等。临证可酌加天花粉、黄精、枸杞子、天冬润燥填精，人参、黄芪、五味子、覆盆子、鹿角胶益气温肾。方中桂枝改用肉桂。茯苓、泽泻为淡渗利尿药，故用量应小。若并见胃热者，亦可与白虎加人参汤合用。

本方对肾气不足引起的淋病、糖尿病、尿崩症后期、老年人小便频数或尿失禁、小儿遗尿诸病证，均有良效。

【原文】

渴欲飲水不止者，文蛤散主之。（6）

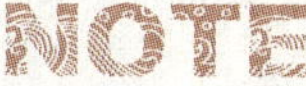

文蛤散方：

文蛤五兩

上一味，杵為散，以沸湯五合，和服方寸匕。

【释义】

本条论述渴欲饮水不止的治法。热渴饮水，水入而不能消解其热，反为热所消，所以渴饮不止。《素问·气厥论》云："心移热于肺，传为鬲消者，尤宜以咸味，切于入心也。"故用文蛤之咸寒除热润下，生津止渴。本条亦见于《伤寒论·辨太阳篇病脉证并治》，不属消渴病的范畴，应予以区别。

二、小便不利

（一）膀胱气化不行

【原文】

脉浮，小便不利，微熱消渴者，宜利小便，發汗，五苓散主之方見上。（4）

渴欲飲水，水入則吐者，名曰水逆[1]，五苓散主之方見上。（5）

【注释】

[1] 水逆：此指饮水即吐。

【释义】

以上两条指出气不化津的小便不利证治。小便不利是主症，第5条原文不言小便不利是省文。两条均是由停水所引起，在症状上略有不同。前者因表邪未解，热不得泄，引起膀胱气化失职，以致口渴饮水，小便不利。后者因膀胱气化失职，水停于胃，津不上输而口渴，饮水则拒而不纳，故水入则吐。两者病机均为膀胱气化不利，治疗皆用五苓散化气利小便，小便利则渴与呕吐自愈。五苓散方见于《痰饮咳嗽病脉证并治》篇。方中猪苓、茯苓、泽泻淡渗利水，白术健脾行水，桂枝通阳解表。

以上两条亦见于《伤寒论·辨太阳病脉证并治》篇，虽皆有消渴饮水之症，但属于外感热性病过程中的一个症状，非杂病中的消渴病，不能混淆。

【辨治要领】

五苓散证以小便不利为主症，消渴为兼症，置于消渴病与小便不利之间加以论述，示人五苓散既可治消渴，又可治小便不利，与淋病的主治方药有别。

【临床应用】

五苓散对急慢性肾炎、胃肠炎、泌尿系感染、外伤性尿潴留、尿崩症、早期肾功能不全等属膀胱气化不利的病证，有较好疗效。

【医案举例】

刘某，男，53岁，乡村医生，1988年1月20日诊。患者习惯性尿失禁1年余，伴有心悸气短，腰膝酸软，有不同程度性功能减退，夜间及劳累后加重，曾多方医治效果不佳，特求治于中医。今诊：症如前述，舌质淡，苔白，脉沉缓。脉症合参，属肾阳素亏导致膀胱气化无能，开阖失度而不约，致水液下行而发本病。方用五苓散加味，处方：桂枝15g，猪苓15g，白术10g，泽泻18g，芡实15g，仙茅15g，茯苓15g，每日1剂，水煎服。3剂后小便次数明显减少，他症均减。药中病机，效不更方，嘱上方再进10剂，诸症悉除。随访3年未见复发。

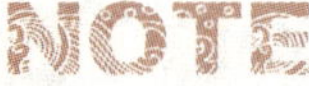

［王文甲．五苓散验案．山西临床医学，1997，6（4）：254］

（二）上燥下寒水停

【原文】

小便不利者，有水氣[1]，其人苦渴①，栝樓瞿麥丸主之。（10）

栝樓瞿麥丸方：

栝樓根二兩　茯苓　薯蕷各三兩　附子一枚（炮）　瞿麥一兩

上五味，末之，煉蜜丸梧子大，飲服三丸，日三服；不知，增至七八丸，以小便利，腹中溫為知。

【校勘】

①苦渴：原作"若渴"，据《医统正脉》改。

【注释】

［1］水气：此指水湿之邪。

【释义】

本条论述上燥下寒的小便不利证治。肾主水而司气化，肾与膀胱相表里。肾阳虚，不能蒸化津液，津不上承，上焦反生燥热，故其人口渴，饮水不止。阳虚不化，水滞不行，故小便不利，也可以出现腰以下水肿。从方后"腹中温为知"可推测，本证有腹中冷等下焦虚寒之证。治以栝楼瞿麦丸润燥生津，温阳利水。栝楼根润燥生津而止渴；山药甘淡益脾而制水；茯苓、瞿麦淡渗以利水；附子温肾阳而化气，使肾阳复而气化有权。气化行则水道利，津液上达，诸症即平。

肺脾肾三脏兼顾，蜜丸递进，实为肾气丸之变制。但本方重在滋阴润燥、蒸津利水，而肾气丸旨在蒸津摄水，各有所长。

【辨治要领】

（1）据方测证，栝楼瞿麦丸证在上可见眩晕、烦热、失眠，在下可有畏寒肢冷、腹冷、腰以下肿等症。

（2）栝楼瞿麦丸方中栝楼根润燥生津，附子温阳化气，山药健脾，瞿麦、茯苓淡渗利水。温阳不伤津，润燥不碍阳，淡渗不劫阴，温润利水并行不悖，是其配伍特点。

【临床应用】

因阳弱气化不利，水停不行，症见上喘、中胀、下癃的慢性肾炎、尿毒症、心源性水肿，可在本方基础上加椒目、沉香、车前子、怀牛膝。本方对脾肾虚寒的产后水肿、石淋及前列腺肥大所致的癃闭、小便不利亦有效。

【医案举例】

余某，72岁，患小便点滴不通，曾用八正、五苓及西药利尿、导尿诸法均不效，患者拒用手术，经友人介绍余诊。诊见：口渴甚苦而不欲饮，以水果自舐之，小便点滴不通，少腹胀急难忍，手足微凉，舌质胖有齿痕，苔黄腻偏干，脉沉细而数。诊为高年癃闭，投栝楼瞿麦丸加车前子、牛膝。天花粉12g，瞿麦10g，茯苓12g，山药12g，牛膝12g，车前子12g（包），熟附子10g。药服1剂，小便渐通，胀急略减，再服3剂，病去若失。［程昭寰．谈《金匮》栝楼瞿麦丸证．山东中医杂志，1983，（2）：8］

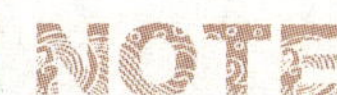

（三）湿热夹瘀，脾肾亏虚

【原文】

小便不利，蒲灰散主之；滑石白魚散、茯苓戎鹽湯并主之。（11）

蒲灰散方：

蒲灰七分　滑石三分

上二味，杵為散，飲服方寸匕，日三服。

滑石白魚散方：

滑石二分　亂髮二分（燒）　白魚二分

上三味，杵為散，飲服半錢匕，日三服。

茯苓戎鹽湯方：

茯苓半斤　白术二兩　戎鹽（彈丸大）一枚

上三味，先將茯苓、白术煎成，入戎鹽，再煎，分温三服①。

【校勘】

①先将茯苓……三服：原无，据《四部备要》本补。

【释义】

本条论述小便不利的三种治法。引起小便不利的原因很多，当辨证施治。蒲灰散由蒲灰、滑石组成，具有凉血化瘀、泄热利湿之功。所治小便不利，是由湿热瘀结、膀胱气化不行所致。临床症状有小便不利，或短赤，或有血尿，溲时茎中艰涩疼痛如刺，少腹拘急，痛引脐中等。滑石白鱼散由滑石、乱发、白鱼三味组成，可凉血化瘀、清热利湿，用于热性小便不利兼有少腹胀满（即后世所谓血淋）者。茯苓戎盐汤由戎盐、茯苓、白术三味组成，具有益肾清热、健脾利湿之功，用于中焦脾虚湿盛、下焦肾虚有热的小便不利。临床症状可有溲时轻微刺痛，或尿后余沥不尽，或少量血尿等。该方是通中兼补之剂。蒲灰散中的蒲灰应为蒲黄。蒲黄凉血消瘀、通利小便，滑石清利湿热。全方具有凉血化瘀、利窍泄热之功。滑石白鱼散中的白鱼即衣鱼，又名蠹鱼，乃衣帛、书纸中的蠹虫，具有消瘀行血、利小便之功，现少用；乱发，有止血消瘀、利小便的作用；滑石清利湿热。全方共奏止血化瘀、清热利湿之功。茯苓戎盐汤中的戎盐即青盐，咸寒而润下渗利，助水脏，益精气；茯苓、白术健脾利湿。全方具有健脾利湿益肾之功。

蒲灰、乱发、白鱼、戎盐，非一般通利之品。考《千金要方》《外台秘要》治淋之方，亦多用滑石与上述诸药配伍，可知该条三方亦可用治淋病。且三方用药，除滑石、茯苓、白术为气分药外，余皆为血分药，示人治小便不利当在行气利水与活血化瘀中求之。

【辨治要领】

病同证异则当同病异治。即使证候相同，有程度差异者，也应异治。本条小便不利共出三方，就说明这一问题。三方虽都能治疗小便不利，但其证候有轻重虚实之异。滑石白鱼散和蒲灰散均能泄热化瘀利窍，但前者重在消瘀止血，后者利湿通尿作用较强；茯苓戎盐汤健脾益肾、渗湿清热，是通中兼补之剂。

【临床应用】

后世用蒲灰散治热淋，加栀子、车前子；治血淋，加生地、白茅根。滑石白鱼散治淋偏于阴虚热盛，若热甚者加大黄、栀子，腹痛者加当归、芍药，茎中疼痛者加琥珀末、三七、甘草

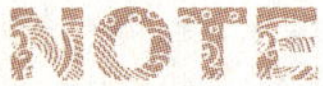

梢。茯苓戎盐汤治疗脾肾虚弱、湿重热轻的劳淋或膏淋。偏气虚加党参、黄芪，肾虚加熟地、山药，有热加地骨皮、车前子。

（四）水热互结伤阴

【原文】

脉浮，發熱，渴欲飲水，小便不利者，猪苓湯主之。（13）

猪苓湯方：

猪苓（去皮） 茯苓 阿膠 滑石 澤瀉各一兩

上五味，以水四升，先煮四味，取二升，去滓，内膠烊消，温服七合，日三服。

【释义】

本条论述水热互结伤阴的小便不利证治。脉浮发热，并非病邪在表，而是由于客热入内，里热郁蒸于皮毛所致。热盛伤阴，则渴欲饮水；水与热结，膀胱气化不行，则渴欲饮水，小便不利。故用猪苓汤滋阴润燥，利水除热。方中猪苓、茯苓渗利水湿，泽泻宣泄肾浊，滑石清热利小便，阿胶滋阴润燥。五药合用，使水气去，邪热清，阴液复，诸症自解。但总以渗利为主，清热养阴为辅。

本条与《伤寒论·辨阳明病脉证并治》篇第223条同。猪苓汤证与五苓散证同有小便不利、渴欲饮水、脉浮发热等症，以及水邪互结的病机，均用猪苓、茯苓、泽泻利小便，但脉因证治各有特点。前者系阳明热证误下后邪热未除，或素有内热，损伤阴液，兼有水停，水热互结，气化不利；后者系太阳表证汗不得法，表邪未尽，随经入腑，或素有蓄水，影响膀胱气化，致使水蓄膀胱的太阳蓄水证。其证候特点，前者小便黄热，或见尿血，舌质红，苔少乏津，脉浮数或细数；后者小便不黄，多无热象，舌质淡，苔薄白，脉多浮缓。其治疗用药，前者重在清热滋阴利水，故用阿胶滋养阴液，滑石清热利水以治热胜；后者重在温阳化气行水，故用桂枝化气行水，白术健脾燥湿以治湿胜。

【辨治要领】

猪苓汤以猪苓、茯苓、泽泻、滑石渗利清热，阿胶益阴润燥。利水不伤阴、滋阴不敛邪是其配伍特点。

【临床应用】

凡属水热互结伤阴的肾炎、肾结核、肾盂肾炎、泌尿系感染、肾积水、肾结石、尿路结石、乳糜尿有尿频尿急尿血者，均可用猪苓汤化裁治疗。

三、淋病

（一）主症

【原文】

淋之為病，小便如粟狀[1]，小腹弦急[2]，痛引臍中。（7）

【注释】

[1] 小便如粟状：小便排出粟状之物。

[2] 弦急：即拘急。

【释义】

本条主要论述石淋的症状。淋病以小便淋沥不爽、尿道疼痛为主症。本条言“小便如粟

NOTE

状”，多指石淋，即小便淋漓涩痛，尿中可能排出粟状之砂石。膀胱居小腹，因砂石停积膀胱，阻碍气机，故时有胀痛或小腹拘紧牵引脐部。石淋尿痛较之其他淋病为尤甚。

本条有论无方，后世治石淋用八正散、石韦散，加金钱草、鸡内金、海金沙等药清利湿热，利尿排石，可资参考。

（二）治禁

【原文】

淋家不可發汗，發汗則必便血[1]。（9）

【注释】

[1] 便血：这里指尿血。

【释义】

本条指出淋家禁用汗法。淋病多属肾虚膀胱蓄热，阴液常不足。即使有恶寒发热的外感证候，也不可轻易发汗。如用辛温发汗药易劫伤阴液，使邪热更甚，热盛迫血妄行，可致尿血。

本条指出淋病误汗后的变证，与《伤寒论·辨太阳病脉证并治》篇第 84 条相同，学习时宜相互联系。

本篇论淋病仅两条，既叙证简略，又未出方治，当参考小便不利条文及后世对淋病的论述，以获得较为全面的认识。

小 结

【关键词】

消渴　小便不利　淋病　肾气丸　栝楼瞿麦丸　五苓散　猪苓汤

Key Words

Xiao Ke（wasting-thirst）；Dysuria；Lin Bing（gonorrhea）；Shen Qi Wan（Pills of Kidney Qi）；Gualou Qumai Wan（Pills of Radix Trichosanthis and HerbaDianthi）；Wuling San（Powder of Wuling）；Zhuling Tang（Decoction Polyporus Umbellatus）

【本篇要点】

1. 消渴病是以口渴多饮，多食易饥，小便频多，久则身体消瘦为临床特征的一种疾病。对于消渴的病因病机，本篇认为系胃热、肾虚及肺胃津伤所致。治疗上用肾气丸补肾阳，主治下消，白虎加人参汤清热生津，主治上消、中消，为后世治疗消渴病奠定了基础。

2. 小便不利，由于病因病机不同，所出方治亦异。五苓散化气利水，猪苓汤滋阴利水，栝楼瞿麦丸温阳利水，兼以润燥。瘀血夹热者用蒲灰散或滑石白鱼散，化瘀利窍泄热；脾肾两虚而夹湿者用茯苓戎盐汤，益肾健脾渗湿。

3. 至于淋病，所述简略，但很多方治可以与小便不利通用，只要病机相同，异病可以同治。

4. 本篇的特点是一方可治数病，一病又可用数方，关键在于辨证论治。如白虎加人参汤既可用于热盛伤津的伤寒阳明病，亦可用于同样证候的杂病消渴。同为小便不利，又可根据证候分别选用蒲灰散或滑石白鱼散或茯苓戎盐汤治疗。

水气病脉证并治第十四

本篇主要论述水气病的脉因证治。篇中将水气病分为风水、皮水、正水、石水及黄汗，讨论了水气病的发病机理，在治疗上明确提出腰以上肿当发汗、腰以下肿当利小便，以及对于病水腹大、小便不利者可攻下逐水的治法，在具体证治上偏重于风水、皮水、气分和黄汗。另外，本篇还提到五脏水和气分、水分、血分等概念及相应的证治。

一、分类与辨证

（一）四水与黄汗

【原文】

師曰：病有風水、有皮水、有正水、有石水、有黄汗。風水，其脉自浮，外證骨節疼痛，惡風；皮水，其脉亦浮，外證胕腫[1]，按之没指，不惡風，其腹如鼓①，不渴，當發其汗。正水，其脉沉遲，外證自喘；石水，其脉自沉，外證腹滿不喘。黄汗，其脉沉遲，身發熱，胸滿，四肢頭面腫，久不愈，必致癰膿。（1）

【校勘】

①其腹如鼓：《诸病源候论》作"腹如故而不满"。

【注释】

[1] 胕（fū 肤）肿：胕，通"肤"。胕肿，指肌肤浮肿。《素问·水热穴论》："上下溢于皮肤，故曰胕肿。胕肿者，聚水而生病也。"

【释义】

本条论述风水、皮水、正水、石水与黄汗的主症及有关病证的治法和预后。

风水起于外邪袭表犯肺，肺气不宣，通调失职，以至于水湿泛溢于肌表，故病初有明显的表证，如脉浮、恶风、骨节疼痛等。此处未言发热、身肿等情况，但临证时可见，当予以注意。皮水与肺脾两脏相关，肺主表卫而脾主四肢，若肺失通调，脾失健运，则水停肌肤而肿势加重，症见肢体肿甚，按之没指。不恶风提示无表证，可与风水相鉴别。腹如鼓而不满，可见里湿壅聚未盛。当发其汗，为风水和皮水提出了具体治法。风水因风邪在表，发汗散邪可恢复肺之宣肃通调。皮水因水停肌肤，发汗可使水从肌表而出，亦属因势利导之举。

正水脉沉迟，提示肾阳不足，阳虚而水聚于内，上射于肺，可见腹满而喘。石水脉沉亦为阳虚而水停于里，又水寒凝结于下，见少腹硬满如石，故名。水聚于下，未影响到上，故不喘。阳虚阴凝，水液不循常道，故正水、石水均可见身肿之症。喘之有无，又是两者鉴别要点之一。

黄汗病以汗出色黄如柏汁为主症，篇中另有专条论述。因其初起有发热、四肢头面肿等，故有必要与风水相鉴别。黄汗病起于外受水湿，水湿留滞于肌肤，营卫郁滞，故见脉沉迟、发

NOTE

热而四肢头面肿。湿从热化，郁蒸营分，日久不愈，又可发为痈脓。

【原文】

寸口脉沉滑者，中有水氣，面目腫大，有熱，名曰風水。視人之目窠①上微擁[1]，如蠶②新卧起狀，其頸脉[2]動，時時欬，按其手足上，陷而不起者，風水。(3)

【校勘】

①目窠：原作“目裹”，据《金匮玉函经二注》《金匮要略论注》《金匮要略心典》《金匮要略浅注》改。

②蚕：《脉经》无。

【注释】

[1] 目窠上微拥：指眼胞微肿。

[2] 颈脉：指足阳明人迎脉，在喉结两旁。

【释义】

本条具体论述风水脉症。第1条强调了风水初期的表证，本条着重描述风水病的肿势。脉沉滑，为水气互结，病势增剧之象。风为阳邪，头面属阳，水为风激，留滞于胸颈以上，故头面部肿，以眼胞肿最为明显。肿势波及全身后，可见四肢肿而按之凹陷不起。风水影响肺而见时时咳，水湿侵及肺胃而见颈脉动。

【原文】

太陽病，脉浮而緊，法當骨節疼痛，反不疼，身體反重而痠，其人不渴，汗出即愈，此為風水。惡寒者，此為極虛，發汗得之。渴而不惡寒者，此為皮水，身腫而冷，狀如周痹[1]。胸中窒，不能食，反聚痛，暮躁不得眠，此為黄汗，痛在骨節。欬而喘，不渴者，此為脾脹①，其狀如腫，發汗即愈。然諸病此者，渴而下利，小便數者，皆不可發汗。(4)

【校勘】

①脾胀：《金匮要略论注》《金匮要略心典》《医宗金鉴》等注本均作“肺胀”，宜从。

【注释】

[1] 周痹：病名，以全身上下游走性疼痛为主症。

【释义】

本条进一步讨论水气病的脉症及治法。风水与感受外邪有关，故病初类似太阳伤寒，见脉浮而紧、恶风、骨节疼痛等，如本篇第1条所述。此处又强调不疼，身体反重而酸，可理解为水湿浸淫肌肤，所伤之处不同。病在表而未化热则不渴。风水的治疗当用汗法宣散，但有虚象之人，汗之太过，可见恶寒之症，此为阳气损伤之象，临证时应当加以注意。

皮水因无外邪，故不恶寒。水为阴邪，属寒，一般当见不渴，但水停日久，津阻气滞，也可见渴。水滞肌肤，阳气不行，可见身肿而冷，状如周痹。

黄汗由寒湿阻滞于营卫而成。阳气郁遏于胸则见胸中窒，寒湿影响于内则见不能食而聚痛。时近傍晚，阳气衰而阴气渐盛，诸症加剧，故曰“暮躁不得眠”。水寒之气停于肌表，所以见骨节疼痛。

肺胀之病，内有停饮，外受风寒，肺失宣肃，咳喘是其主症；内外皆寒，故不渴；肺失通调，可见身肿。治疗当用发汗散寒、宣肺平喘之法。

NOTE

最后强调凡用汗法，如果见渴而下利、小便频数者，表明体内津液已有亏耗，选用辛温发散之品皆宜慎重，不可过用伤正。

以上原文重点讨论了水气病的分类与主症，所述偏重不同，学习时当合看才便于理解。现将有关内容列表归纳如下：

表 14–1　水气病的分类、病机、脉症鉴别

	病机	脉症
风水	风邪袭表，肺失通调	脉浮，恶风，骨节疼痛，面目肿，迅及全身
皮水	肺失通调，脾失健运	脉浮，不恶风，四肢肿，按之凹陷，腹如鼓
正水	脾肾阳虚，水湿泛滥	脉沉迟，腹满而喘（身肿）
石水	阳虚寒凝，结于下焦	脉沉，腹满不喘（身肿）
黄汗	营卫郁滞，湿热熏蒸	脉沉迟，汗出黄，发热，身肿，骨节疼痛等

【辨治要领】

风水、皮水类似后世所谓阳水，发病急而病偏于上、偏于表，两者的鉴别在于恶风与否，亦即有无表证。正水、石水相当于后世的阴水，一般病偏于下、偏于里，病程亦较长，两者的鉴别之处在于喘与不喘。

【现代研究】

关于正水，程氏认为属于非外邪所致的水肿，临床主要表现为身体肿重、腹大而喘、脉沉等。其病机为五脏阳气被阻，遏抑不布，津液不化，泛滥全身。病变主要在肺、脾、肾三脏。据其损及内脏的偏重不同，又分别与五脏水有关，治疗有发汗、利小便、攻逐三大原则。程氏认为，从现代医学观点看，正水多类似于慢性肾炎、肾病综合征、心源性水肿等疾病，临床表现有头面四肢肿、胸水、腹水、呼吸困难、心力衰竭、肺水肿、肝肿大、肾功能衰竭以及消化道瘀血等不同。［程树清．金匮正水探讨．北京中医学院学报，1988，(2)：17］

（二）五脏水

【原文】

心水者，其身重①而少氣，不得臥，煩而躁，其人陰腫。（13）

【校勘】

①身重：《千金要方》作“身肿”。

【释义】

本条论述心水的症状。心水由心阳虚衰，水气凌心所致。主症为身肿而重。阳虚则气少，水气内阻，心阳被遏，平卧则水逆更甚，故烦躁而神志不安。心阳虚影响到肾，则肾不主水而前阴肿。

【原文】

肝水者，其腹大，不能自轉側，脇下腹痛，時時津液微生，小便續通。（14）

【释义】

本条论述肝水的症状。肝水由肝失疏泄，气机郁结，肝络阻滞，脾失健运，水湿内聚所致。其主症为腹大胀满，难以转侧，并见胁肋部疼痛不适。肝失条达，三焦气机不畅，影响到水液代谢，可见口中乏津、小便不利等。

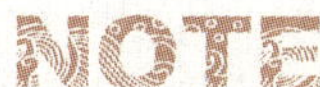

【原文】

肺水者，其身腫，小便難，時時鴨溏。（15）

【释义】

本条论述肺水的症状。肺水由肺失通调，水溢肌表所致，主症为身肿。肺主气，肺气虚而通调失职，则水不下输膀胱，见小便难。肺虚气衰，影响到大肠的传导功能，又可见大便溏泄。

【原文】

脾水者，其腹大，四肢苦重，津液不生，但苦少氣，小便難。（16）

【释义】

本条论述脾水的症状。脾水由脾阳虚衰，脾失健运，水湿内停外溢所致。其主症为腹大胀满，并见四肢肿甚。脾虚不能散津布精，气血也难以生化，故见少气而小便难。

【原文】

腎水者，其腹大，臍腫腰痛，不得溺，陰下濕如牛鼻上汗，其足逆冷，面反瘦。（17）

【释义】

本条论述肾水的症状。肾水由肾阳虚衰，气化不行，水湿内聚所致。其主症为腹满胀大，脐肿而小便不通。水气浸淫于下则见阴下湿如牛鼻上汗，阳虚不达四肢则见两足逆冷，久病气血不荣于外则面反瘦。

所谓五脏水，是病及五脏而出现水气内停的各种证候，并非水气直接侵入五脏。从脏腑经络先后病的观点来考虑，病及五脏而患水气，其表现一般都较严重，故有五脏水相当于正水、石水的说法，因此也可以把五脏水的描述看作是对四水的补充。

【辨治要领】

五脏水临床表现与五脏各自所处的位置以及生理功能有关。如心、肺属阳，位于上，偏于表，心肺病水，均有身肿、身重、烦躁不得卧等症。肝、脾、肾属阴，位于下，偏于里，肝脾肾病水，均有腹大。

（三）血分、水分与气分

【原文】

問曰：病有血分水分，何也？師曰：經水前斷，後病水，名曰血分，此病難治；先病水，後經水斷，名曰水分，此病易治。何以故？去水，其經自下①。（20）

【校勘】

①问曰……其经自下：原本无本条原文，现据《脉经》补入。

【释义】

本条以妇人病为例论述血分与水分的差异。血分先见经闭，后病水气，因经血闭阻不通，影响水液运行而致水肿。水分先病水肿，后见经闭，因水液内停，影响营血流行而致经闭。血分难治，因其病位深，病情重，病因复杂，非单纯利水可愈。水分易治，因其病较轻浅，故“去水，其经自下”。本条举例阐述血分与水分，浅显易懂，临床并不局限于妇人。同时，血病及水，水病及血，这是因为水血两者关系密切。对于本条所提出的血分与水分，还应从病机上作深刻理解。

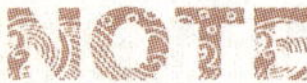

【辨治要领】

（1）血分、水分都可以有经闭与水肿的症状，两者鉴别是以先病血或先病水为依据的。

（2）血分难治，因为病深；水分易治，缘于病浅。

【原文】

師曰：寸口脉遲而濇，遲則為寒，濇為血不足。趺陽脉微而遲，微則為氣，遲則為寒。寒氣不足[1]，則手足逆冷；手足逆冷，則榮衛不利；榮衛不利，則腹滿脇鳴①相逐；氣轉膀胱，榮衛俱勞；陽氣不通即身冷，陰氣不通即骨疼；陽前通[2]則惡寒，陰前通則痹不仁。陰陽相得，其氣乃行，大氣一轉，其氣乃散；實則失氣，虛則遺尿，名曰氣分。（30）

【校勘】

①胁鸣：《金匮要略直解》《金匮要略本义》及《医宗金鉴》均作“肠鸣”，宜从。

【注释】

［1］寒气不足：指阴寒内盛而气血不足。

［2］前通：此作“不通”解。前，《说文解字注》云：“前，齐断也……古假借作剪。”

【释义】

本条讨论气分的病机、症状和治疗原则。寸口脉迟而涩，趺阳脉微而迟，提示上焦与中焦的阳气不足。气血俱虚且阴寒内盛，临床可见手足逆冷、腹满肠鸣、身冷恶寒、骨节疼痛、肌肤麻木不仁等。

由于气分为阴寒内阻、阳气不行而造成的阳衰阴盛、阴阳不相得的证情，治疗着重于温通阳气，散寒行水。如此阴阳协调，营卫和利，气血流通，则水寒之气可以消散。

关于气分病，篇中另有专论。两相对照，可知还有心下坚等主症，与气机郁滞、水饮停于局部也有关。

【辨治要领】

（1）根据阳虚阴盛、阳气不通的病机，气分除了手足逆冷、腹满肠鸣、骨疼恶寒外，也可见水液内停外泛的症状。

（2）气分的治疗原则是“阴阳相得，其气乃行，大气一转，其气乃散”，即用温阳散寒、温通阳气的方法治疗。只有阳气恢复，阴阳平衡，气分症状才能随之解除。该治则还适用于阳虚水停的水气病。

二、发病机理

（一）感受外邪，水为风激

【原文】

脉浮而洪，浮則為風，洪則為氣，風氣相搏。風强[1]則為隱疹，身體為癢，癢為泄風[2]，久為痂癩[3]；氣强[4]則為水，難以俯仰。風氣相擊，身體洪腫，汗出乃愈。惡風則虛，此為風水；不惡風者，小便通利，上焦有寒，其口多涎，此為黃汗。（2）

【注释】

［1］风强：即风邪盛。

［2］泄风：由风邪外泄而致隐疹身痒，故名。

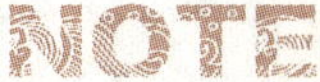

［3］痂癞：化脓结痂，有如癞疾。

［4］气强：即水气盛。

【释义】

本条论述风水的发病机理以及风水与黄汗的鉴别。脉浮而洪，提示风邪和水气相合，与卫气相争于表。其转归有二：若风邪偏盛，风热湿毒侵入营血，则发为隐疹，肌肤发痒，此为邪有外泄之势，故称“泄风”。日久热毒腐溃肌肤而成痂癞。若水气偏盛，水为风激而溢于肌肤则为肿，甚者胀满喘促，难以俯仰，此为风水，亦当发汗乃愈。

风水与黄汗常同处一条，以示鉴别。风水恶风，由外邪袭表，也可来自表虚，而黄汗却无恶风。黄汗见小便通利，为膀胱气化尚未受阻。上焦有寒，其口多涎，为感受寒湿以后，营卫阻遏，津液停聚所致。

（二）肺失通调与肾虚水泛

【原文】

寸口脉弦而緊，弦則衛氣不行，即惡寒，水不沾[1]流，走於腸間。

少陰脉緊而沉，緊則為痛，沉則為水，小便即難。（9）

【注释】

［1］沾：方言，能，行。

【释义】

本条以脉论病，强调了肺肾两脏与水气病的关系。寸口脉主肺，肺主表卫，脉弦而紧，为寒气外束，卫阳被遏，故见恶寒。肺失宣肃，通调失职，则水液不能下输膀胱。来自饮食之津液，如果不能随气运行，输布全身，或留滞于肠间，或泛溢于全身，则发为水气。

少阴脉主肾，肾为水脏，脉紧而沉，为肾阳不足，寒从内生，水液内停。脉紧主寒主痛，临证可见身痛等症。脉沉主里主水，可见身肿而小便难。

（三）脾肾阳虚

【原文】

問曰：病下利後，渴飲水，小便不利，腹滿因腫①者，何也？答曰：此法當病水，若小便自利及汗出者，自當愈。（12）

【校勘】

①因肿：《脉经》作“阴肿”。

【释义】

本条论述下利后由脾肾虚衰所致的水肿及阳气通利而自愈。下利渴饮，继而出现小便不利，腹满阴肿，此为病水无疑。其机理为利下日久，脾肾阳虚，气化不行。若见渴饮而小便自利，且有汗出者，则为阳气未衰，或衰而未甚，脾肾尚能气化，水液也能通达，故无病水之虞，其病当很快自愈。

（四）肺脾肾三焦功能失司

【原文】

師曰：寸口脉沉而遲，沉則為水，遲則為寒，寒水相搏。趺陽脉伏，水穀不化，脾氣衰則鶩溏，胃氣衰則身腫。少陽脉[1]卑，少陰脉細，男子則小便不利，婦人則經水不通。經為血，血不利則為水，名曰血分。（19）

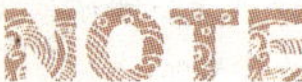

【注释】

[1] 少阳脉：主三焦之气，候脉部位在上耳角根之前，鬓发之后，即和髎之处。

【释义】

本条以脉论病，强调了肺、脾、肾、三焦与水气病的关系和血病及水的病机。寸口脉主肺，沉迟之象为寒水相合，肺气宣肃受阻，通调失职则为肿。趺阳脉主胃，脉伏而不起，为脾胃之气已衰，故饮食不能运化，水液失于输布，见大便溏泄而身肿。少阳脉主候三焦之气，卑为沉而弱之象。此句提示三焦气化失司，决渎失职，水不走常道而为肿。少阴脉主候肾，细为虚象。男子小便不利而身肿，女子经水不通，继而病水，称为血分。

【辨治要领】

治病应辨病与辨证相结合，然而临床上病与病、证与证并非单一，往往会混杂在一起，因而应综合分析。本条“血不利则为水”说明血分与水气并不能截然分开，许多情况下是相互影响的，因而应当重视瘀血内阻造成的水肿，采用活血利水、水血并治的方剂，如大黄甘遂汤等。血分与水分如此，血分与气分、气分与水分亦然。

（五）其他

【原文】

趺陽脉當伏，今反緊，本自有寒，疝瘕，腹中痛，醫反下之，下之即胸滿短氣。(6)

趺陽脉當伏，今反數，本自有熱，消穀，小便數，今反不利，此欲作水。(7)

【释义】

以上两条从趺阳脉的变化论述水气病的产生机理。趺阳脉主胃，候脉之处在足背两骨的凹陷处。趺阳脉一般当伏，今反紧，说明患者素有寒疾，如疝瘕、腹中痛等。医者不用温，反与寒下之剂，重伤阳气而见胸满、短气。另外，趺阳脉反数，当为胃热亢盛，见消谷善饥、小便频数等。今反小便不利，为水气内停，气化不利，故曰“此欲作水”。

【原文】

寸口脉浮而遲，浮脉則熱，遲脉則潛，熱潛相搏，名曰沉。趺陽脉浮而數，浮脉即熱，數脉即止，熱止相搏，名曰伏。沉伏相搏，名曰水。沉則絡脉虚，伏則小便難，虚難相搏，水走皮膚，即為水矣。(8)

【释义】

本条用以脉论病的形式讨论水气病的发生机理。寸口脉浮而迟，为热潜相搏；趺阳脉浮而数，为热止相搏。曰沉曰伏，意为热留于内而不达于外，同时，络脉空虚，小便难，水不走常道而行于肌肤之间，则可发为水气病。

以上原文讨论了水气病的发病机理，很多原文文义晦涩，有待作进一步的研究，但归纳起来，大体上论述了以下三方面的问题：

(1) 水气病的发生与外邪有关。风邪袭表，表卫受邪，肺失宣肃与通调，水溢肌肤，发为水肿。故篇中列有风水病，强调了感受外邪以后，内脏机能紊乱所导致的水肿。另外，黄汗由汗出入水中浴，水从汗孔入得之，水湿之邪侵于肌表，引起身肿。风与湿可以夹寒，也可以转化为热，故风寒、风热、寒湿及湿热之邪均常见。在治疗上应多考虑用汗法宣散。

(2) 水气病的发生与内伤有关。肺、脾、肾三脏阳气受损，是水气病发生的重要内在因素。篇中所谓五脏水以及第 19 条所述，可视为典型。后世医家在此基础上又有深入的阐述，

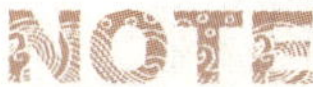

可以互相参照联系，以开启思路。

（3）水气病的发生与血不利有关。气病及血，水病及血，反过来，血病也可以及气及水。本篇中所提出的气分、水分和血分，有助于我们作进一步的思考。另外，四水中的石水，因阳虚阴凝，血脉瘀阻，水寒内聚，水湿外滞而见腹满身肿等，也可视为“血不利则为水”的具体体现。

三、治法

（一）利小便、发汗

【原文】

師曰：諸有水者，腰以下腫，當利小便；腰以上腫，當發汗乃愈。（18）

【释义】

本条论述水气病利小便与发汗的治法。一般水气病患者，若见腰以下肿，则为阴，属里，水湿之邪在里在下，故用利小便法，使水湿通过小便而排出。若见腰以上肿，为阳，属表，水湿之邪在表在上，故用发汗法，使水湿通过汗液而散除。此为水气病的治疗常法，亦即《内经》“开鬼门，洁净府”治法的体现。

【辨治要领】

（1）治病当因势利导。凡病位在上在表，遵“其在皮者，汗而发之”，使用汗法；凡病位在下在里，按“其在下者，引而竭之”，采用利小便的方法。本条水气病“腰以下肿，当利小便；腰以上肿，当发汗乃愈”，论述的就是因势利导的治疗思想。

（2）利小便与发汗皆有祛除水湿、宣通气机的作用，但临床应用时，两者并非截然分开。如对腰以上肿发汗宣散时，可适当配合少量利小便之品；对腰以下肿利小便时，可适当配合少量发汗之品。两法合用，可相得益彰。

（二）攻下逐水

【原文】

夫水病人，目下有卧蠶，面目鮮澤，脉伏，其人消渴。病水腹大，小便不利，其脉沉絕者，有水，可下之。（11）

【释义】

本条提出治疗水气病可用攻下逐水的方法，并列举其适应证。若水气病患者面部、眼胞浮肿，鲜泽光亮，此与第 3 条所描述的风水之肿相似，由水为风激，泛溢于上所致。脉伏为水气太盛，消渴即口渴，由气不化津，津不上承或郁热伤津所致。具体治法当从“腰以上肿，当发汗乃愈”考虑。若病水腹大，小便不利，属水聚于内，气机壅滞的实证，脉沉绝为沉之甚，因水势太盛而阻遏了脉气，可下之，为攻下逐水之法。

本条仅提出治法，篇中亦无相应方药，临证时可参照《痰饮咳嗽病脉证并治》篇中的相关内容，如十枣汤、己椒苈黄丸等，也可参考后世医家的神佑丸、舟车丸及疏凿饮子等。如果证属邪实正虚，不耐攻逐者，可考虑用温阳利水法，如真武汤加防己、椒目等。

【辨治要领】

攻下逐水是治疗水气病的常用方法之一。运用本法应注意患者的正气能否耐受攻伐，其次是水停的症状较为急重，如腹大、小便不利、脉沉等。

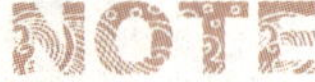

四、证治

（一）风水

1. 表虚

【原文】

風水，脉浮身重，汗出惡風者，防己黄耆湯主之。腹痛加芍藥。（22）

防己黄耆湯方[①]方見濕病中：

【校勘】

①防己黄芪汤方：原本载药物及煮服法，据《医统正脉》本改。

【释义】

本条论述风水表虚的证治。风水在表，故见脉浮；身重为水泛肌表；汗出恶风是由表虚卫气不固所致。治疗用防己黄芪汤益气固表，利水除湿。方中防己利水，黄芪益气固表，白术健脾化湿，生姜、大枣调和营卫，甘草和中。

【辨治要领】

异病可以同治。本条原文与《痉湿暍病脉证治》篇第22条仅“水”与“湿”一字之差。风湿在表，以全身关节疼痛肿重为主症；风水犯表，以一身面目肿、按之凹陷不起为主症。两者病虽不同，但表虚卫气不固的病机相类，故可用同一方治之。

【临床应用】

本方在临床上常用于急慢性肾炎，也可用于其他原因引起的水肿，如特发性水肿、妊娠水肿，还可用于原因不明的头面四肢虚浮。若病人有明显外感症状时，可配以祛风药，如防风等；若脾虚证明显者，可增健脾之品。临证时祛风止痛用木防己，利水退肿用汉防己。

2. 夹热

【原文】

風水惡風，一身悉腫，脉浮不渴[①]，續自汗出，無大熱，越婢湯主之。（23）

越婢湯方：

麻黄六兩　石膏半斤　生薑三兩　大棗十五枚　甘草二兩

上五味，以水六升，先煮麻黄，去上沫，内諸藥，煮取三升，分温三服[②]。惡風者加附子一枚炮，風水加术四兩《古今錄驗》。

【校勘】

①不渴：《金匮要略心典》作“而渴”，宜从。

②分温三服：《千金要方》其下有“覆取汗”。

【释义】

本条提出风水夹热的证治。风水之病，因风致水，来势急而病在表，故病初可见脉浮、恶风等表证。水为风激而泛溢周身，故见全身肿胀。口渴为邪已化热之端倪。风热之邪性偏开泄，故见汗出。汗出热泄，因而体表暂无灼手之感。本条所述之证，虽有汗出而表邪尚未解除，外无大热而里热仍郁滞，故治疗用越婢汤散邪清热，发越水气。方中重用麻黄，配生姜以宣散发越，石膏辛凉以清内郁之热，甘草、大枣和中以助药力。若肿势较甚者，可加白术健脾除湿，麻黄、白术相配，并行表里之湿，可增强利水退肿之效。恶风者加附子。此恶风由汗多

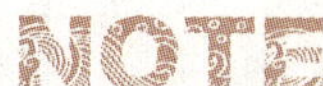

伤阳所致，故用附子温经回阳止汗。

以上两方皆用于风水证治，临床均可见脉浮、汗出、恶风等，但在病机、治法及用药上有很大不同，现鉴别如下：

表 14-2 越婢汤证与防己黄芪汤证的鉴别

	越婢汤证	防己黄芪汤证
主症	一身悉肿，汗出，口渴	脉浮，身重，汗出，恶风
病机	风水夹郁热	风水兼表虚
治法	发汗利水，兼清郁热	益气固表，利水祛湿
药物	麻黄、石膏、姜、枣、草	防己、黄芪、白术、姜、枣、草

【辨治要领】

本方证除了原文所述之外，在临床上当有头面部及上半身浮肿，并伴恶寒、发热、身痛，咳喘胸闷，咽痛口渴，尿少色黄，苔薄白或黄白相间而润，脉浮数或弦滑等症。

【临床应用】

越婢汤及越婢加术汤多用于急性肾炎所引起的水肿，有较好的疗效，临证时可加连翘、益母草、生姜皮、茯苓等以增强清热利水消肿之功。

【医案举例】

史某，男，8岁。1962年4月4日初诊。1个月前，继感冒高热数日后，全身出现浮肿。经某医院尿常规检查：尿蛋白（+++），白细胞（+），颗粒管型1%～2%（高倍视野），诊为急性肾小球肾炎。服西药治疗半月余不效，来我院就诊。症见：头面四肢高度浮肿，眼睑肿势尤甚，形如卧蚕，发热汗出，恶风口渴，咳嗽气短，心烦溲赤，舌质红，苔薄黄，脉浮数，体温39.5℃。证属风水泛滥，壅遏肌肤。治宜宣肺解表，通调水道。方用越婢汤加味：麻黄10g，生石膏20g，炙甘草6g，生姜4片，大枣4枚，杏仁10g，水煎服。1962年4月7日二诊：浮肿见消，咳嗽大减，仍汗出恶风，体温38.5℃，尿蛋白（++），未见红白细胞及管型。舌苔转白，脉浮缓，效不更方，原方加苍术8g，3剂。药后热退肿消，诸症悉除，尿检正常，遂停药。以后追访年余，疗效巩固，病未复发。[王明五，张永刚.经方治疗风水.北京中医，1985，（5）：20]

3. 风水与正水的汗法异治

【原文】

水之為病，其脉沉小，屬少陰；浮者為風。無水虚脹者，為氣。水，發其汗即已。脉沉者宜麻黄附子湯，浮者宜杏子湯。（26）

麻黄附子湯方：

麻黄三兩 甘草二兩 附子一枚（炮）

上三味，以水七升，先煮麻黄，去上沫，内諸藥，煮取二升半，温服八分，日三服。

杏子湯方未見，恐是麻黄杏仁甘草石膏湯。

【释义】

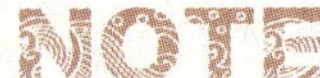

本条论述风水与正水的不同发汗方法。水气病身肿者，若脉见沉小，多与少阴肾相关，与

篇中所述正水相当。身肿脉浮者，多与肺相关，相当于风水。两者皆有水泛肌表而身肿之症，均可考虑因势利导，用汗法来治疗，故曰“水，发其汗即已”。但正水肾阳不足而脉象沉细，当斟酌病情，选择麻黄附子汤类方药，以温经助阳发汗为宜。风水病证属实者多，可径用宣肺散邪之品，如杏子汤。杏子汤方未见，后世医家有疑为麻杏石甘汤或甘草麻黄汤加杏子（即三拗汤）者，前者适用于内有郁热之证，后者则用于内无郁热之证。

本条“无水虚胀者，为气”一句属插笔，意在强调肿与胀的鉴别。胀者为气，腹虽胀满而无身肿及水湿内聚之症，然在病机上与正水相仿，可有阳气虚衰，阴寒内盛，阳气运行受阻，但尚未到达水泛肌表、水饮停聚的地步，故治疗当不同。此可参考《腹满寒疝宿食病脉证治》篇的有关内容。

【辨治要领】

水气病属表证，应使用汗法，但需分析其病机及兼症，采用不同的发汗法治疗。脉沉者，多为肾阳虚不能化气行水，故用麻黄附子汤温阳发汗；脉浮者，多与肺有关，应采用杏子汤宣肺发汗。

（二）皮水

1. 夹热

【原文】

裏水[①]者，一身面目黄腫[②]，其脉沉，小便不利，故令病水。假如小便自利，此亡津液，故令渴也。越婢加术湯主之方見下。（5）

【校勘】

①里水：《脉经》在本条后有小字“一云皮水”。

②黄肿：《脉经》作“洪肿”。

【释义】

本条论述皮水夹热的证治。皮水的形成与肺失通调、脾失健运有关。水液不循常道输布，故一身面目肿甚，脉沉，小便不利。水郁于内而化热，故用越婢汤发汗散水，兼清郁热，配白术以加强除湿之效。“越婢加术汤主之”系倒装文法，应接在“故令病水”之后理解。

本条“假如小便自利，此亡津液，故令渴也”一句属插笔，意在强调若见小便自利而渴，此为津液已有亡失，不宜再用发汗散水之法。

2. 表实

【原文】

裏水，越婢加术湯主之；甘草麻黄湯亦主之。（25）

越婢加术湯方見上。於内加白术四兩，又見脚氣中：

甘草麻黄湯方：

甘草二兩　麻黄四兩

上二味，以水五升，先煮麻黄，去上沫，内甘草，煮取三升，温服一升，重覆汗出，不汗，再服。慎風寒。

【释义】

本条提出皮水属表实的不同证治。皮水夹热，用越婢加术汤发散水气，兼清郁热，参见篇中第5条。皮水无里热而欲发汗，可用甘草麻黄汤宣散水气。方中麻黄宣肺利水，甘草和

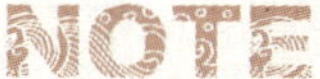

中健脾。

【辨治要领】

麻黄是仲景治病常用的药物，也是治疗水气病的主要药物。麻黄能上宣肺气，外散皮毛之邪，下利水道，内除脏腑之湿。上下通达，内外相协，则外邪易解，脏腑功能也容易恢复。从本篇用方来看，甘草麻黄汤、杏子汤（麻杏石甘汤或后世的三拗汤）、越婢汤和越婢加术汤均有麻黄，这些方剂一般用在水气病的初期。同时，据其是否用石膏，又可了解郁热之有无。另外，篇中的麻黄附子汤和桂枝去芍药加麻辛附子汤都反映了仲景灵活应用麻黄的规律，在临床上有相当的价值。

3. 气虚阳郁

【原文】

皮水為病，四肢腫，水氣在皮膚中，四肢聶聶動[1]者，防己茯苓湯主之。（24）

防己茯苓湯方：

防己三兩　黄耆三兩　桂枝三兩　茯苓六兩　甘草二兩

上五味，以水六升，煮取二升，分温三服。

【注释】

[1] 聂聂动：形容动而轻微。

【释义】

本条论述皮水气虚阳郁的证治。皮水为病，以水液留滞于皮肤之中为主，见症主要是四肢肿；肿甚则阳气郁滞也甚，水气阻遏，阳气欲伸，两相交争，则见四肢聂聂动。治疗用防己茯苓汤通阳化气，分消水湿。方中防己、黄芪相配，益气利水；桂枝、茯苓相合，通阳利水；黄芪、桂枝相协，又有温通表阳、振奋卫气之功。

防己茯苓汤与防己黄芪汤均用防己、黄芪，有益气通利之功，但两者仍有不少相异之处，学习时当细加体察，现列表归纳如下：

表 14-3　防己茯苓汤证与防己黄芪汤证的鉴别

	防己茯苓汤证	防己黄芪汤证
主症	四肢肿，聂聂动，小便不利	脉浮身重，汗出恶风
病机	水气壅盛于肌肤，阳气郁滞	水湿停滞于肌肤，卫表不固
治法	益气通阳，化气利水，表里分消	益气固表，利水化湿
药物	防己、黄芪各三两，茯苓六两，桂枝三两，甘草二两	防己一两，黄芪一两一分，白术七钱半，甘草半两，大枣一枚，生姜四片

4. 湿盛阳郁

【原文】

厥而皮水者，蒲灰散主之方見消渴中。（27）

【释义】

本条论述皮水湿盛阳郁的证治。皮水见厥，厥为手足逆冷。此与阳虚内寒者不同，由水湿停聚，湿热内壅，阳气阻隔，不达四肢所致。故治疗用蒲灰散清利湿热，通利小便。如水湿排

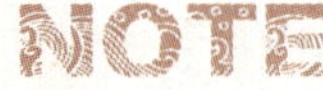

除，阳气得伸，则厥冷可自愈。后世叶天士有“通阳不在温，而在利小便”之说，也可作为本条的注释。

【辨治要领】

本方证除见身肿、按之没指、手足逆冷外，当兼见不恶风寒、小便短少或色黄，或舌苔黄腻等。

【临床应用】

临床上可用本方加味治疗慢性肾炎、肾病综合征、妇人经闭水肿等。若治妇人经闭水肿者，可加蒲黄、滑石、牛膝、益母草、泽兰、茯苓、桂枝、桃仁等药。

（三）黄汗

1. 营卫郁滞，湿热阻遏

【原文】

問曰：黄汗之為病，身體腫一作重，發熱汗出而渴，狀如風水，汗沾衣，色正黄如蘗汁，脉自沉，何從得之？師曰：以汗出入水中浴，水從汗孔入得之，宜耆芍桂酒湯主之。（28）

黄耆芍藥桂枝苦酒湯方：

黄耆五兩　芍藥三兩　桂枝三兩

上三味，以苦酒一升，水七升，相和，煮取三升，温服一升，當心煩，服至六七日乃解。若心煩不止者，以苦酒阻故也一方用美酒醯代苦酒。

【释义】

本条论述黄汗病的病因、证治。原文非常明确地指出了黄汗病的主症为“汗沾衣，色正黄如蘗汁”。究其原因，为“汗出入水中浴，水从汗孔入得之”。汗出之时，腠理开泄，表卫空疏，水寒之气容易内侵。水湿停于肌腠，营卫郁滞，湿热交蒸而成黄汗。水湿留滞于肌表而身肿，营卫不调则发热，气不化津则口渴。由于这些伴见之症与风水相类似，故当注意两者的区别。对黄汗病的治疗，本条用芪芍桂酒汤固表祛湿，调和营卫，兼泄营热。方中黄芪走表，益气祛湿，桂枝、芍药调和营卫，苦酒即米醋，用以泄营中郁热。诸药相伍，使营卫气血调和通畅，则水湿除而黄汗止。

黄汗与风水的鉴别，前面的原文已多次提及，黄汗列于水气病之中，主要目的也在于此。现将有关内容列表对比如下：

表 14-4　黄汗与风水的鉴别

	黄汗	风水
主症	汗出色黄沾衣，身肿，发热，骨节疼痛，不恶风，脉沉迟	脉浮，恶风，骨节疼痛，头面肿迅及全身，四肢肿而凹陷不起
病因	汗出入水中浴，水从汗孔入	风邪袭表
病机	表卫不固，水湿滞于肌腠，湿郁化热，湿热交蒸	外邪犯表，肺失通调
治法	固表祛湿，和营卫，泄郁热	发汗宣肺散水

【临床应用】

以本方加减治疗黄汗病，临床个案报道不少。在具体应用时，清利用茵陈、山栀、车前

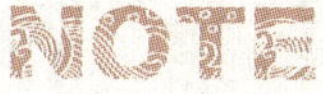

子、虎杖，渗利用茯苓、薏仁、泽泻，敛汗用浮小麦、龙骨、牡蛎等。本方也有用于急性黄疸型肝炎见黄汗者。

【医案举例】

丁某，女，55岁，农民，1980年8月2日初诊。患者素体尚健，夏月参加田间劳动，经常汗出入水中，以贪图一时之快。于就诊前1周发现汗出色黄，如山栀子色，整件白衬衫染成黄衬衫。汗出时用毛巾擦之亦同样黄染。因汗出色黄，持续不愈，恐患黄疸病（指黄疸型肝炎）而来我院求治。

据诉：自出黄汗以来，自觉全身骨节酸痛，尤以腰背为甚，容易烦躁，无故发怒，胸闷烦热，而风吹之又觉畏寒，伴头晕目眩，心悸怔忡，口淡无味，纳谷不馨，脉细带数，舌淡红少苔。查其衣衫汗渍，色正黄如柏汁。检尿胆原、尿胆素阴性，查白细胞计数 $5.2 \times 10^9/L$，中性粒细胞72%，淋巴细胞28%，血小板 $11.4 \times 10^9/L$，血压16/9.6kPa，肝脾未及，心肺正常。按中医辨证为气阴两亏，湿热内蕴，属《金匮》黄汗证。选用芪芍桂酒汤加味：黄芪30g，桂枝10g，黄酒1匙（冲），牡蛎30g，青蒿10g，5剂。药完随访，汗出已无黄染，至今未再发。［董汉良．黄汗治验案．上海中医药杂志，1984，（1）：6］

2. 气虚湿盛阳郁

【原文】

黄汗之病，兩脛自冷；假令發熱，此屬歷節。食已汗出，又身常暮[①]盜汗出者，此勞[②]氣也。若汗出已反發熱者，久久其身必甲錯；發熱不止者，必生惡瘡。若身重，汗出已輒輕者，久久必身瞤，瞤即胸中痛，又從腰以上必汗出，下無汗，腰髖弛痛，如有物在皮中狀，劇者不能食，身疼重，煩躁，小便不利，此為黄汗，桂枝加黄耆湯主之。（29）

桂枝加黄耆湯方：

桂枝　芍藥各三兩　甘草二兩　生薑三兩　大棗十二枚　黄耆二兩

上六味，以水八升，煮取三升，温服一升，須臾飲熱稀粥一升餘，以助藥力，温服[③]取微汗；若不汗，更服。

【校勘】

①暮：《医统正脉》本字后有“卧”字。

②劳：《医统正脉》作“荣”。

③温服：《医统正脉》作“温覆”。

【释义】

本条深入论述黄汗病的证治及与历节、劳气的鉴别。由于第28条已经明确了黄汗病的主症和病因，并提到了与风水的相似处，所以本条原文一开始先强调黄汗与历节、劳气的区别。黄汗由内侵之水湿下注膝胫，营卫郁遏，阳气不能通达，故虽有身热，但两胫自冷。而历节为湿热留注于关节，故关节局部常常肿而热，活动也往往受到限制。

黄汗与历节均有关节症状和黄汗出，在病因上也有相类之处，故有必要加以鉴别。现列表如下：

NOTE

表 14–5　黄汗与历节的鉴别

	黄汗	历节
主症	汗出色黄沾衣，身肿，发热骨节疼痛，不恶风，脉沉迟	诸关节疼痛肿大，难以屈伸，关节局部黄汗出，脉沉弱
病因	汗出入水中浴，水从汗孔入得之	汗出入水中，如水伤心
病位	病在肌腠为主	病在筋骨为主
病机	水湿停滞，湿郁热伏，交蒸于肌肤	肝肾不足，阴阳亏虚，风寒湿等外邪内侵
治法	固表散湿，调和营卫	温阳散寒，除湿止痛（补肝肾）

食后容易汗出，且常常出现盗汗，此为劳气，属虚劳病。由于黄汗与劳气均有汗出，故应鉴别。劳气之汗，出于食后或夜间，属胃气不足或阴虚有热，而黄汗之汗出与发热有关，为营卫郁滞所致。若黄汗出而热不减，日久必耗损营血，肌肤失养而见甲错。湿热郁蒸不已，营热邪毒相合，亦可腐溃肌肤而成恶疮。此与第 1 条“久不愈，必致痈脓”相呼应。

本条进一步阐述黄汗的不同见症。身重由于湿盛，汗出之后，湿随汗泄，一般身重会减轻；汗出日久，也会伤阳；阳气受损，不能温养四肢则见肌肉掣动；阳气不足，胸阳痹阻而有痛感。然黄汗之病，毕竟以肌表汗出异常为主，故腰以上汗出，腰以下无汗，是临床特征之一。由于表卫不固，上焦阳虚，故见上半身汗出。水气内停，下焦湿盛，则见下半身腰髋部疼痛乏力。阳欲行而被郁，汗欲出而不能，故皮中如有物作痒之状。若病情加剧，影响到脾胃则饮食受限；肌表湿盛则疼痛肿重；膀胱气化不行则小便不利；诸症加剧则心烦不安。治用桂枝加黄芪汤调和营卫，益气除湿。方中桂枝汤既能调和营卫，解散外邪，又能调和阴阳，恢复气化；黄芪协桂枝走表，通达阳气，祛除水湿。嘱药后饮热稀粥以助药力，达到全身微微汗出，则营卫调和，阳气畅达，其病可愈。

治疗黄汗，本篇出具两方，皆有桂枝、芍药、黄芪，可见调营卫、固表气之重要。两方证治，同中之异也不可忽略，现归纳要点如下：

表 14–6　芪芍桂酒汤证与桂枝加黄芪汤证的鉴别

	芪芍桂酒汤证	桂枝加黄芪汤证
主症	汗沾衣，色正黄如柏汁，身肿，发热，汗出而渴	身疼重，腰以上汗出，下无汗，腰髋弛痛，不能食
病机	表虚而湿滞，热郁于肌腠	营卫失调，阳郁而水湿停滞
治法	固表祛湿，和营卫，泄郁热（正治法）	兼调和营卫，通阳散湿（变治法）
药物	黄芪五两，芍药三两，桂枝三两，酒一升	桂枝、芍药各三两，甘草二两，生姜三两，大枣十二枚，黄芪二两

【现代研究】

关于黄汗病，陶氏强调当与水肿、黄疸明确鉴别，指出黄汗既非水肿病，也非黄疸的一个症状，而是一个独立的疾病。从现代医学的观点分析，黄汗病应是一种汗腺的炎症，是由一类带黄色或能产生黄色素的细菌侵入汗腺所致。因夏季的池塘、湖泊中繁殖着各种细菌，当人体全身汗出，突然进入池塘沐浴，细菌便会乘机侵入汗腺，从而发生汗腺炎症性病变。带有色素或能产生色素的细菌如金黄色葡萄球菌、绿脓杆菌等侵入汗腺繁殖，产生毒素，人体分泌的汗液就会带有颜色。而《金匮》所用的芪芍桂酒汤等都有抗菌抑菌的作用，黄芪又能增强人体的免疫功能。[陶汉华 . 论黄汗病 . 山东中医学院学报 .1994，（1）：10]

NOTE

（四）气分

1. 阳虚阴凝

【原文】

氣分，心下堅，大如盤，邊如旋杯，水飲所作，桂枝去芍藥加麻辛附子湯主之。（31）

桂枝去芍藥加麻黄細辛附子湯方：

桂枝三兩　生薑三兩　甘草二兩　大棗十二枚　麻黄　細辛各二兩　附子一枚（炮）

上七味，以水七升，煮麻黄，去上沫，内諸藥，煮取二升，分温三服，當汗出，如蟲行皮中，即愈。

【释义】

本条论述阳虚阴凝气分病的证治。原文强调了心下坚的症状，且大如盘而边如旋杯，此为阳气虚衰，阴寒凝聚，水气留滞而成。治疗用桂枝去芍药加麻辛附子汤以温通阳气，散寒化饮。本条接在第30条之后，有一定的承接关联之意。第30条阐述了气分的病机与临床见症，本条接续其后，补述心下坚之症，并出方治，故本方证除了心下坚以外，还应有手足逆冷、腹满肠鸣、骨节疼痛、恶寒身冷等症。

【辨治要领】

方药的化裁应根据病情的轻重而定。本条阳衰阴凝的气分病用桂枝去芍药加麻黄细辛附子汤治疗。桂枝汤去芍药，一是芍药性微寒，非本证所宜；二是去芍药则甘辛温通之力增，再加麻黄细辛附子汤则温经散寒之效更强，体现了“大气一转，其气乃散”的精神。

【临床应用】

本方温阳散寒之力强，临床上凡内脏机能衰退而见水肿，如风心病、肺心病、肝硬化腹水等属阳虚阴凝，并与本方证相符者，皆可加减运用。《金匮方歌括》在本方基础上加一味知母，称为消水圣愈汤，为治水肿所常用。

2. 脾虚气滞

【原文】

心下堅，大如盤，邊如旋盤，水飲所作，枳术湯主之。（32）

枳术湯方：

枳實七枚　白术二兩

上二味，以水五升，煮取三升，分温三服，腹中軟，即當散也。

【释义】

本条论述脾虚气滞气分病的证治。原文开始无“气分”两字，可视为省笔。本条与第31条比较，仅有边如旋“盘”与“杯”不同，但治法方药却大相径庭。以方测证，枳术汤证属脾虚气滞，脾运失司，水湿痞结于心下，当有上腹部胀闷或疼痛等症。

现将两方证列表鉴别如下：

表14–7　桂枝去芍药加麻辛附子汤证与枳术汤证的鉴别

	桂枝去芍药加麻辛附子汤证	枳术汤证
主症	心下坚，大如盘，边如旋杯	心下坚，大如盘，边如旋盘
兼症	手足逆冷，腹满肠鸣，恶寒身冷，骨节疼痛	脘腹痞满而胀

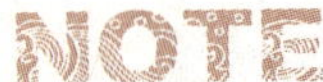

续表

	桂枝去芍药加麻辛附子汤证	枳术汤证
病机	阳气虚衰，阴寒内盛，水寒凝结于心下	脾虚气滞，水饮痞结于心下
治法	温阳散寒，行气利水	行气散结，健脾化饮

【临床应用】

本方治疗脾虚气滞饮停所致的心下痞满，临床上如内脏弛缓无力（包括胃下垂、消化不良等），均可参考应用。本方加人参、茯苓、陈皮、生姜，即是《痰饮咳嗽病脉证并治》篇中的《外台》茯苓饮，可"消痰食，令能食"，有益气健脾、行气蠲饮之效。后世在枳术汤中加荷叶以升胃气，并改为丸剂，方便使用。

【医案举例】

唐某，男，47岁，1972年11月4日初诊。脘腹胀滞，食后为甚，自觉按之有坚实感，大便欠调，或难下，或溏泄，苔厚脉涩。治以健脾胃，消胀满（西医诊断为胃下垂，胃肠功能紊乱）。方用枳实12g，土炒白术9g，补中益气丸15g（包煎）。服10剂。11月15日复诊，谓上方服用3剂后即感脘腹胀滞减轻，大便日下已成形，服完10剂甚觉轻舒，效不变法，原方再续服7剂。（何任．金匮要略新解．杭州：浙江科学技术出版社，1981.）

五、治验举例与预后

（一）治验举例

【原文】

問曰：病者苦水，面目身體四肢皆腫，小便不利，脉之，不言水，反言胸中痛，氣上衝咽，狀如炙肉[1]，當微欬喘，審如師言，其脉何類？

師曰：寸口脉沉而緊，沉為水，緊為寒，沉緊相搏，結在關元[2]，始時尚微，年盛不覺，陽衰之後，榮衛相干[3]，陽損陰盛，結寒微動，腎氣上衝，喉咽塞噎，脇下急痛。醫以為留飲而大下之，氣擊不去，其病不除。後重吐之，胃家虚煩，咽燥欲飲水，小便不利，水穀不化，面目手足浮腫。又與葶藶丸下水，當時如小差，食飲過度，腫復如前，胸脇苦痛，象若奔豚，其水揚溢，則浮欬喘逆。當先攻擊衝氣，令止；乃治欬，欬止，其喘自差。先治新病，病當在後。（21）

【注释】

［1］炙肉：烤肉块，此指咽部的异物感。

［2］关元：任脉穴，在脐下三寸。

［3］相干：不和谐。

【释义】

本条用问答的形式举例讨论水气病的证治。原文提出的问题是：患者病水，见面目身体四肢皆肿，小便不利。但在诊察之时不言水，反而强调了胸中痛、气从少腹上冲咽、咽部有异物阻塞感、咳喘等症，对此应该如何认识？先从脉象来看，寸口脉沉而紧，沉为水，紧为寒，水寒之气相合而结在关元。年盛之时尚无感觉，但阳衰之后，营卫失和，水寒之气益甚，则可见冲气上逆、咽部如塞、胁下急痛等症。对此，医者以为饮邪留伏而用攻逐之剂大下之，结果水

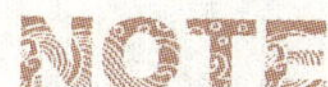

寒之气未去，病也未愈。接着，医者又重用吐法，胃气被伤，中阳不运，出现虚烦、咽燥欲饮水、小便不利等。水谷不化，水津不布，水液外溢，则见面目手足浮肿等症。医者见有浮肿，又用葶苈丸利水，当时一度肿势减轻，但食饮过度，肿势恢复原貌，同时冲气又作，胸胁苦痛，水饮射肺可见咳喘。当此之时，正确的治法是先平冲气，再治疗咳喘与水气。

【辨治要领】

（1）临床治病应注意辨证，不可因标实而忽略本虚，误用克伐，致变证滋生，病更复杂。本条阳衰阴盛，水气内停，肾气上冲，医误认为是留饮成实，先以“大下”，接着误以“重吐”，最后又误用葶苈丸“下水”，不仅本病没有治愈，反而增加了许多变证。

（2）面对复杂的证候，治疗应分清先后缓急。本条提出“先治新病，病当在后”，就是体现了首篇“先治卒病，后治痼疾”的治则。具体而论，“当先攻击冲气，令止；乃治咳，咳止，其喘自差”，实际上也反映了急者治其标、缓者治其本的治疗思想。

（二）预后

【原文】

脉得諸沉，當責有水，身體腫重。水病脉出[1]者，死。（10）

【注释】

［1］脉出：指脉象浮而散大无根。

【释义】

本条据脉论述水气病的症状及预后。水气病多见沉脉，是由于水在肌肤，脉道被压，营卫受阻。但仅据脉沉还不足为凭，当注意身肿之有无，如此诊断方不至误。

水气病当见沉脉，但脉象突然大而无根，浮取有而重按无，此为元气涣散，证实而脉虚，提示预后极差。

【辨治要领】

（1）凭脉辨病、据脉辨证是仲景的一大特点，然也应四诊合参，方能保证诊病的正确。本条说明脉沉伴身重水肿的，“当责有水”。反之，就不一定是水气病。

（2）据脉推断预后在临床具有重要作用。凡脉来浮大无根，为元气涣散，预后差；若脉来有根，有胃气者，预后好。但据脉推断预后还应当注意其他症状的观察。如《千金要方》提到水气病“不可治者有五：第一唇黑伤肝，第二缺盆平伤心，第三脐出伤脾，第四背平伤肺，第五足下平满伤肾。此五伤必不可治。”说明脉与症两者不可偏废。

【原文】

附方：《外臺》防己黄耆湯：治風水，脉浮為在表，其人或頭汗出，表無他病，病者但下重，從腰以上為和，腰以下當腫及陰，難以屈伸方見風濕中。

小　结

【关键词】

风水　皮水　正水　石水　黄汗　五脏水　水分　血分　气分　血不利则为水　大气一转　发汗　利小便　逐水　甘草麻黄汤　越婢加术汤　麻黄附子汤　防已茯苓汤　芪芍桂酒汤

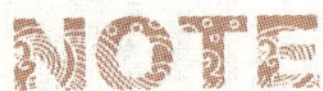

枳术汤

Key Words

Feng Shui（wind edema）；Pi Shui（skin edema）；Zheng Shui（zheng edema）；Shi Shui（stone edema）；Huang Han（yellow sweat）；Wu Zang Shui（edema of five viscera）；Shui Fen（water system）；Xue Fen（blood system）；Qi Fen（qi system）；Edema due to Circular Obstruction of Blood，Dis-circulation of Blood；Da Qi Yi Zhuan（interflow of pectoral Qi）；Diaphoretic；Diuretic；Dispelling Retained Water；Gancao Mahuang Tang（Decoction Radix Glycyrrhizae and Herba Ephedrae）；Yuebi jia Zhu Tang（Decoction Yuebi adding Rhizoma Atractylodis Macrocephalae）；Mahuang Fuzi Tang（Decoction Herba Ephedrae and Radix Aconiti Praeparata）；Fangji Fuling Tang（Decoction Radix Stephaniae Tetrandrae and Poria）；Qi Shao Guijiu Tang（Decoction Radix Astragali，Radix Paeoniae，Ramulus Cinnamomi and Vinegar）；Zhi Zhu Tang（Decoction Fructus Aurantii Immaturus and Rhizoma Atractylodis Macrocephalae）

【本篇要点】

1. 水气病以身体浮肿为主症。水与气关系密切，若气不行水，水不化气，水泛肌表，则有病肿之虞。本篇所涉范围甚广，除风水、皮水、正水、石水、黄汗之外，还有五脏水以及气分、水分、血分等。

2. 水气病的病因有内外两端。内与阳气虚衰、阳气郁滞、肺脾肾三焦膀胱等脏腑气化失司有关，也可血病及水；外与感受风寒或风热等邪气相关。两者互相影响，有时又互为因果。本篇中的不少原文以脉论病，对此有所阐发。

3. 对于水气病的治法，本篇提出了发汗、利小便和逐水三大治法，此可看作对《内经》“开鬼门”“洁净府”“去菀陈莝”的继承与发展，一直为临床所沿用。但这些治法以祛邪为主，对于阳虚水泛的情况，可参考“大气一转，其气乃散”，或结合痰饮病的温药之用，以温运为主。“血不利则为水”，对于顽固性水肿的治疗也颇有启发。篇中逐水有法而无方，可与痰饮病篇对照，有关方剂如十枣汤、己椒苈黄丸以及后世的舟车丸、疏凿饮子等均可选用。

4. 水气病的证治，篇中详略不一。风水与皮水多用汗法，如皮水的甘草麻黄汤、风水的杏子汤，以麻黄、杏仁、甘草为基础，宣肺散水，通达气机，可恢复肺之通调功能。若内有郁热者，当用越婢汤、越婢加术汤或麻杏石甘汤，方中既有麻黄之温散，又有石膏之清热，两者相合，共奏宣肺清热、发越水气之功。若肾阳不足，水寒内盛，须温经助阳以发散者，又有麻黄附子汤。另外，用于风水表虚的防已黄芪汤、皮水湿盛阳郁的防己茯苓汤、皮水湿热郁阻的蒲灰散等，皆可视为通利之剂。黄汗的治疗以桂枝、芍药、黄芪相配，调和营卫，益气固表化湿为基础，具体有芪芍桂酒汤与桂枝加黄芪汤的区别。气分的治疗有桂枝去芍药加麻黄细辛附子汤和枳术汤的不同。这些证治都充分体现了仲景的治疗思想，对于指导临床实践有实用价值。

NOTE

黄疸病脉证并治第十五

本篇论述了黄疸病的脉症及治疗。黄疸病以目黄、身黄、小便黄为主症，有谷疸、酒疸、女劳疸之分。其病因有湿热、寒湿、火劫、燥结、女劳以及虚劳等，但以湿热为多。治疗以清利湿热为主，汗、吐、下、和、温、清、消、补八法均贯穿其中。

一、病因病机、分类与辨证

（一）湿热发黄

【原文】

寸口脉浮而緩，浮則為風，緩則為痹，痹非中風，四肢苦煩[1]，脾色必黄，瘀熱以行。（1）

【注释】

[1] 苦烦：重滞不舒之意。

【释义】

本条论述湿热黄疸的发病机理。脉浮而缓，在伤寒是太阳表虚的脉象，在杂病浮则为风，“风”可作“热”理解，而缓为湿之征。“痹”有闭之意，指脾家蕴有湿热，并非风寒湿杂至之痹证。仲景恐人误认脉浮为外感，故插入“痹非中风”一句以示区别。

脾主四肢、肌肉，脾有湿热，四肢必感重滞不舒；如脾脏所蕴积的湿热溢入血分，行于体表，必然发生黄疸，故云“脾色必黄，瘀热以行”。

【辨治要领】

黄疸发病与血分有关，因此治黄疸应重视活血凉血祛瘀。原文“脾色必黄，瘀热以行”，脾指病位，瘀言病机，意即湿热郁闭在脾，影响血分并行于周身，则能发黄。可见黄疸与湿热深入血分有关，如《金匮要略浅注补正》云：“瘀热以行，一个瘀字，便见黄皆发于血分……”因此，治疗黄疸病时酌情加入凉血活血药物，常可提高疗效。

【原文】

師曰：病黄疸，發熱煩喘，胸滿口燥者，以病發時，火劫其汗[1]，兩熱所得[2]。然黄家所得，從濕得之。一身盡發熱而黄，肚熱[3]，熱在裏，當下之。（8）

【注释】

[1] 火劫其汗：指用艾灸、温针或熏法强迫出汗。

[2] 两热所得：指火与热相互搏结。

[3] 肚热：即腹中热。

【释义】

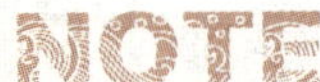

本条论述火劫发黄的症状与治法及湿邪在黄疸发病中的作用。黄疸病伴发热烦喘，胸满

口燥，属热盛之证，其病缘于误用火劫，强迫出汗，使在里之热不得外解，与火邪互相搏结，其热愈增，故云“两热所得”。一身尽发热而黄、肚热等为里热炽盛之征，故当用攻下法通腑泻热。

“然黄家所得，从湿得之”是插笔，强调湿从火化是湿热发黄的重要原因。在泄热时，勿忘除湿。

本条未出方药，据后世经验，其里热盛而未成实者，可用栀子大黄汤；已成实者，可用大黄硝石汤。亦有言用凉膈散者，可资临床参考。

【辨治要领】

上条言“脾色必黄，瘀热以行”，重点在“瘀热”。本条言“然黄家所得，从湿得之”，突出其湿。两条互参，说明临床上治疗黄疸既要重视凉血祛瘀，又要注意除湿。

（二）寒湿发黄

【原文】

陽明病，脉遲者，食難用飽，飽則發煩頭眩，小便必難，此欲作穀疸。雖下之，腹滿如故，所以然者，脉遲故也。（3）

【释义】

本条论述谷疸寒化的病机。阳明病腹满，证属阳明实热者，下之必满除病解。今腹满下之如故，脉迟者，显为太阴（脾）寒湿证。脾为寒湿所困，不能消化谷食，所以食难用饱；饱食之后则气滞不化，故见烦闷症状；湿浊上逆，阻遏清阳，又可见头眩；湿浊下流膀胱，影响下焦气化功能，故小便难。“此欲作谷疸”，乃将作未作之势。“所以然者，脉迟故也”，说明下后腹满如故之因，从脉迟可知病属太阴寒湿。

本条亦见于《伤寒论》第 195 条。

【辨治要领】

（1）本条的辨证关键在于脉迟，还应伴有舌淡、神疲、纳差、头眩、小便不利、腹满或大便溏薄、苔白腻、面色黄而晦暗等症，与湿热发黄之黄而鲜明、心烦、口渴、溲赤者不同。

（2）本条的治疗当用温法，茵陈理中汤、茵陈四逆汤、茵陈术附汤等可以选用。后世阴黄治法可资参考。

（三）分类与主症

【原文】

趺陽脉緊而數，數則為熱，熱則消穀，緊則為寒，食即為滿。尺脉浮為傷腎，趺陽脉緊為傷脾。風寒相搏，食穀即眩，穀氣不消，胃中苦濁[1]，濁氣下流，小便不通，陰被其寒[2]，熱流膀胱，身體盡黄，名曰穀疸。

額上黑，微汗出，手足中熱，薄暮即發，膀胱急，小便自利，名曰女勞疸；腹如水狀不治。

心中懊憹而熱，不能食，時欲吐，名曰酒疸。（2）

夫病酒黄疸，必小便不利，其候心中熱，足下熱，是其證也。（4）

【注释】

［1］苦浊：“苦”作“病”解，“浊”指湿热，下文“浊气”亦为湿热。

［2］阴被其寒：谓太阴脾经受寒生湿。

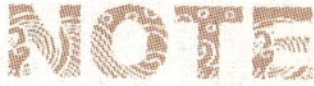

【释义】

本条进一步指出黄疸的病机、分类及主症。趺阳脉候脾胃，脉数是胃有热，胃热所以消谷；脉紧主脾有寒，脾寒则运化不利，故食后腹胀；满则湿生，于是脾湿胃热相互郁结而形成谷疸。

“尺脉浮为伤肾，趺阳脉紧为伤脾”，此句是插笔，指出谷疸与女劳疸的脉象差异。浮脉主虚，亦作热解（同第1条），尺以候肾，女劳疸是肾虚有热，故尺脉浮；紧脉主寒，谷疸为湿阻于脾，故趺阳脉紧。“风寒相搏”犹言湿热相搏，“风寒”泛指病邪，是产生脾胃湿热之源。脾胃有湿热，即使勉强进食，由于消化功能减退，食后反觉不舒。湿热上冲则头眩；流于下焦，影响肾之气化功能，因而小便不利。“阴被其寒，热流膀胱”中所谓“阴”指太阴脾，脾寒生湿，夹胃热而流于膀胱，因而小便不利。小便不利，湿热无从排泄，于是郁蒸而成黄疸。因发病与饮食有关，故称为谷疸。

女劳疸的症状是面额部发黑，微微汗出，手足心发热，往往在傍晚的时候发作，膀胱有急迫之感，小便自利，此皆为肾虚内热所致。造成肾虚的原因，多因房事过度，肾阴受损。如病至后期，出现腹如水状，是脾肾两败，故称不治。

酒疸由嗜酒伤中，湿热内蕴所致。湿热中阻，胃失和降则时欲吐，不能食；湿热熏蒸于心则心中郁闷，烦热不安；湿热下注则足下热；膀胱气化不行则小便不利。

【辨治要领】

（1）谷疸以食谷即眩为主症，酒疸以心中懊憹为主症，女劳疸以额上黑为主症。谷疸、酒疸皆小便不利，女劳疸则小便自利。

（2）女劳疸多发生在黄疸后期，女劳所伤是主要原因之一。“五脏之伤，穷必及肾”，所以黄疸失治、误治，日久不愈者，均可伤肾，精亏血瘀而成此证。

（3）“足下热”不可概作阴虚，湿热下注亦可出现足下热，如第4条。但属湿热者当伴有其他的湿热症状，可与阴虚鉴别。

（四）辨湿热与寒湿发黄

【原文】

脉沉，渴欲飲水，小便不利者，皆發黄。（9）

腹滿，舌痿黄[1]，躁①不得睡，屬黄家。舌痿疑作身痿。（10）

【校勘】

①躁：原作“燥”，据《医统正脉》本改。

【注释】

［1］痿黄：即萎黄，谓黄而不润泽。

【释义】

以上两条论述湿热发黄与寒湿发黄的不同症状。脉沉主病在里，亦为湿热郁滞的反映。热郁于里，故口渴欲饮水；饮水而小便不利，则湿无由排泄，因而发生黄疸。

腹满是太阴（脾）寒湿的症状，由脾虚不能运化所致。其腹满应按之柔软，与实热拒按者不同。躁不得睡，是湿郁于中焦，胃不和则卧不安。腹满而黄色晦暗，属寒湿发黄，多迁延难愈，故曰“属黄家”。

NOTE

原文第10条，后世注家亦有认为是湿热发黄的，如尤在泾说：“腹满舌痿，脾不行矣，脾不行者有湿，躁不睡者有热，热湿相搏，则黄疸之候也。”可作参考。

以上两条，从病机而论，前条是湿热熏蒸，后条是寒湿所致，根据后世黄疸的分类，似可分属于阳黄和阴黄。湿热发黄与寒湿发黄的鉴别如下：

表 15-1　湿热发黄与寒湿发黄的鉴别

	湿热发黄	寒湿发黄
发黄	黄色鲜明如橘子色	黄色晦暗
一般症状	腹满或腹痛拒按，烦躁不得眠，口渴欲饮，身热心烦	腹满按之濡，躁而不烦，手足清冷畏寒，口渴不欲饮或喜热饮
大小便	大便干结或溏而不爽，色酱黄，小便黄赤，色如浓茶	大便溏薄，小便淡黄，尿臊味不重
舌脉	舌偏红，苔黄腻，脉滑数有力	舌淡，苔白腻，脉沉迟

【辨治要领】

小便不利是黄疸发作的关键。结合第 3 条不难发现，不论是湿热发黄，还是寒湿发黄，小便不利是必具症状之一，故《伤寒论》有“若小便自利者，不能发黄”的论述。

二、证治

（一）谷疸

【原文】

穀疸之為病，寒熱不食，食即頭眩，心胸不安，久久發黄，為穀疸，茵陳蒿湯主之。（13）

茵陳蒿湯方：

茵陳蒿六兩　梔子十四枚　大黄二兩

上三味，以水一斗，先煮茵陳，減六升，内二味，煮取三升，去滓，分温三服。小便當利，尿如皂角汁狀，色正赤，一宿腹減，黄從小便去也。

【释义】

本条论述谷疸湿热俱盛的证治。谷疸属胃热脾湿为病，由于湿热交蒸，营卫不和，故恶寒发热，但这里的寒热并非表证。湿热内蕴，脾胃清浊升降失常，所以食欲减退。假如勉强进食，食入不化，反而助湿生热，湿热不能下行而上冲，所以食即头眩，心胸不安。这种病情往往有一个郁蒸过程，所以说“久久发黄为谷疸”。

谷疸多由湿热蕴结引起，故治疗用茵陈蒿汤清泄湿热为主。方中茵陈蒿清热利湿，栀子清三焦而利水道，大黄泄热通便退黄。三药合用，使瘀热湿浊从小便排泄。徐灵胎曰：“先煮茵陈则黄从小便去，此秘法也，故方后云溺如皂角汁状……黄从小便去也。”

【辨治要领】

（1）茵陈蒿汤证的主要症状，结合本篇第 2 条原文，除有寒热不食、食则头眩、心胸不安外，应有腹满、小便不利、大便秘结或不爽等，其发黄特点为鲜明如橘子色。结合《伤寒论》第 236 条，尚可见汗出不透。

（2）从“久久发黄”可以看出，湿热发黄有一个郁蒸的过程，如及时清热利湿，可避免黄疸的发生，此属治未病。

（3）关于茵陈蒿汤的作用，有谓开郁解热，非攻里也；有谓此方利下，使湿从大小二便而出。根据此方三味药均属苦寒，茵陈之量三倍于大黄可知，该方主要不是攻下，而是清利湿热，使湿热之邪从小便而去，故方后云“尿如皂角汁状”“黄从小便去也”。

（4）本方先煮茵陈蒿，后入栀子、大黄的煎药方法，有利于提高疗效，值得重视。

（5）将本条的“食即头眩”与第2条的“食即为满”、第3条的“饱则发烦头眩”相联系，可知黄疸病人的饮食应以清淡为主，不能勉强进食。

【临床应用】

茵陈蒿汤是治疗湿热黄疸的主方，常用于急性黄疸型肝炎、亚急性黄色肝萎缩及重症肝炎，还用于新生儿溶血症、母婴ABO血型不合性先兆流产、妊娠合并肝内胆汁淤积症、崩漏、血液透析患者皮肤瘙痒症、原发性肝癌栓塞化疗后发热、复发性口疮等证属湿热者，常可取得较好疗效。用本方治疗急性黄疸型肝炎，可随证选用龙胆草、泽泻、茯苓、大青叶、板蓝根、虎杖等，或合用五苓散、栀子柏皮汤、小陷胸汤；治亚急性黄色肝萎缩，多合用黄连解毒汤。若出现肝昏迷，可随证选用安宫牛黄丸、至宝丹、苏合香丸等，并采用中西医结合疗法抢救。

近代医家对本方的运用有较大拓展，如用本方与小柴胡汤合用治疗过敏性皮肤病、牛皮癣、皮肤瘙痒等；也有用本方治疗肝病引起之口腔炎、药物引起之肝功能异常而获效者。

应用本方时须注意：阴黄及湿重于热者忌用，孕妇慎用。

本方虽然退黄效果迅速可靠，但终属苦寒之品，易于伤胃，因此要中病即止，不可过剂，否则反使病情迁延难愈。

【医案举例】

张某，男，32岁，工人。于1973年7月25日就诊。患者1周前全身不适，初起发冷发热。曾服治感冒成药，发热减轻，但仍食欲不振，恶心欲吐，厌油腻，神疲无力，皮肤发黄，小便黄赤如茶水，大便正常，右肋下疼痛，腹部胀满。检查：体温37.5℃，血压16.6/11.3kPa，巩膜及全身皮肤黄染，腹软，肝肋缘下2cm，质软，触痛（+）、脾（-）。化验：麝香草酚浊度5U，谷丙转氨酶540U，凡登白试验呈双相反应，黄疸指数44U。诊断：急性黄疸性肝炎。辨证与治疗：初诊，黄疸色鲜明，面目一身俱黄，舌苔黄腻，脉象滑数。此系湿热蕴结所致，治宜清热祛湿，利疸除黄，以茵陈蒿汤加减。茵陈45g，山栀10g，大黄10g，板蓝根30g，茯苓15g，水煎服。二诊（8月2日）：上方服5剂，恶心消失，食欲略有增加，体温37.1℃，其他症状无明显变化，仍守原意。原方加丹参15g。三诊（8月25日）：上方共服12剂，黄疸基本消退，肋痛亦除，但肝区有沉重感，食欲欠佳，腹胀依然，大便溏薄。体温36.5℃，肝肋缘下可触及1cm。化验：麝香草酚浊度4U，谷丙转氨酶100U，黄疸指数5U。内热基本得清，腹胀、纳呆、便溏乃脾为湿困，运化失职使然，治宜健脾利湿。孩儿参15g，白术9g，茯苓12g，猪苓9g，木香4.5g，砂仁6g（后下），大腹皮9g，陈皮6g，六一散12g（冲）。水煎服。上方连服8剂，大便成形，食欲增加，腹胀消失。原方略为加减，以资巩固。6剂后身体恢复，照常工作。（河北新医大学.中医医案80例.北京：人民教育出版社，1976.）

【现代研究】

组成本方的三药均有保肝退黄作用。三药合用，不仅可促进胆汁分泌，扩张胆管，收缩胆囊，促进胆汁排泄，而且还有抗毒消炎、治疗肝胆炎症、防止肝细胞坏死并促进肝细胞再生等作用。复方研究表明，茵陈蒿汤具有抑制乙型肝炎抗原及抗菌、泻下、解热、镇静、利尿、止血等多种作用，还有降低血清胆固醇及β—脂蛋白的功效。其治疗传染性肝炎的疗效，主要是通过减轻肝细胞损害、修复肝细胞结构及改善肝功能而实现的。同时，与抑制乙型肝炎抗原、抑制肠道细菌繁殖、纠正便秘、减少毒性分解物的吸收以及解热、镇静、抗菌、抗病毒等治疗作用有关。（杨百茀，李培生．实用经方集成．北京：人民卫生出版社，1996.）

（二）酒疸

1. 治法

【原文】

酒黄疸者，或無熱，靖言了了①[1]，腹滿欲吐，鼻燥。其脉浮者，先吐之；沉弦者，先下之。（5）

酒疸，心中熱，欲嘔者，吐之愈。（6）

【校勘】

①靖言了了：原为“靖言了”，据《脉经》补。

【注释】

［1］靖言了了：神情安静，语言不乱。

【释义】

以上两条论述了酒疸的症状和治法。酒疸虽由于湿热内蕴所致，但其病位却有在上、在中、在下的不同。如湿热偏于上部，则欲吐、鼻燥；偏于下部，则腹部胀满；湿热不甚，邪在于中，则心中无热，神情安静，语言清晰。从治疗而言，主要是因势利导。如鼻燥脉浮而欲吐者，是病势趋于上，当用吐法；腹满脉沉弦者，是病势趋于下，当用下法。临床上应重视整体，把握病势，灵活地选取治疗方法。

酒疸是湿热内蕴于胃所致，欲呕是病势趋于上。欲呕者吐之，是顺应病势的一种疗法，通过呕吐，使病邪从上排出，故曰“吐之愈”。

【辨治要领】

（1）“脉浮者，先吐之，沉弦者，先下之”，提示治疗酒疸使用吐法和下法的鉴别要点是脉象。若临床上但见腹满、便秘，动辄使用下法，忽视了脉象在诊断上的作用，往往会造成不良后果。

（2）治病应因势利导。酒疸脉浮，欲呕，病在上，有上涌之势，可因而越之，用瓜蒂散；脉沉，腹满，病在下，可引而竭之，用大黄硝石汤。

2. 证治

【原文】

酒黄疸，心中懊憹，或熱痛，梔子大黄湯主之。（15）

梔子大黄湯方：

梔子十四枚　大黄一兩　枳實五枚　豉一升

上四味，以水六升，煮取二升，分温三服。

【释义】

本条论述酒疸热重于湿的证治。酒疸为湿热积于中焦，上蒸于心，故心中郁闷烦乱。湿热中阻，气机不利，故心中热痛。第2条言“心中懊侬而热”，本条则言“心中懊侬或热痛”，说明其热势较重，治用栀子大黄汤清心除烦。方中栀子、豆豉清心除烦，大黄、枳实除积泄热。

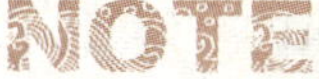

本方与茵陈蒿汤同治湿热黄疸，且均用大黄、栀子，但两者的病位、主症、方药功用不同，现比较如下：

表 15-2　栀子大黄汤证与茵陈蒿汤证的鉴别

	栀子大黄汤	茵陈蒿汤
药物组成	栀子、大黄（一两）、枳实、豆豉	茵陈、大黄（二两）、栀子
功效	泄热除烦	通利湿热
主症	心中懊侬	食谷即眩，腹满，小便不利
病位	心中、心下	腹中

【辨治要领】

联系第 2、4、5、6 条原文，栀子大黄汤证的主要症状为：一身尽黄如橘子色，身热口渴，心中热痛或足下热，懊侬不宁，不思饮食，小便短赤或大便秘结，苔黄或黄腻，舌质红，脉沉或兼数。

【临床应用】

本方主要用于热重湿轻之肝胆疾患或心经郁热者，如急性黄疸型传染性肝炎以及其他黄疸病，也可用于无黄疸型肝炎。本方亦可用于热扰胸膈兼有腑气不通的神经官能症，外用可治疗痛证、软组织损伤、关节扭伤等。

本方之豆豉应为淡豆豉，目前市场上常见的甜豆豉或咸豆豉不宜使用。

（三）女劳疸

【原文】

黄家日晡所發熱，而反惡寒，此為女勞得之。膀胱急，少腹滿，身盡黄，額上黑，足下熱，因作黑疸。其腹脹如水狀，大便必黑，時溏，此女勞之病，非水也。腹滿者難治。硝石礬石散主之。（14）

硝石礬石散方：

硝石　礬石（燒）等分

上二味，為散，以大麥粥汁和服方寸匕，日三服，病隨大小便去，小便正黄，大便正黑，是候也。

【释义】

本条论述女劳疸转变为黑疸兼有瘀血湿热的证治。黄疸多由于湿热蕴蒸，郁于阳明为病，故日晡发热而不恶寒。现日晡不发热而反恶寒，是为女劳疸，由肾虚有热而致。湿热郁遏，阳气不能外达，故不发热而反恶寒。膀胱急，少腹满，大便必黑，时溏，为瘀热内着所致；身尽黄是湿热郁遏引起；额上黑是肾虚，其色外露；足下热是肾阴虚的表现。如女劳疸日久不愈，则变为黑疸，所以说“因作黑疸”。内有瘀血，故腹皮绷急，按之坚硬胀满。“如水状”，是指其外形像水胀，其实不是水，而是瘀血引起，故言“此为女劳之病，非水也”。如病变发展至后期，出现腹满的症状，是脾肾两败的征象，预后不良。

“硝石矾石散主之”一句属倒装文法，是针对肾阴虚夹有瘀血湿热而言，不适于脾肾两败腹满之证。硝石矾石散有消瘀化湿的功能。硝石即火硝，能入血分，消瘀活血；矾石入气分，化湿利水；大麦粥汁调服，以保养胃气。

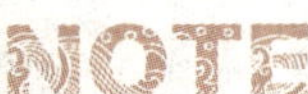

本条之“少腹满”为女劳疸兼有瘀血之征，而后面之“腹满”为大腹满，由少腹满发展而来。大腹属脾，女劳疸本属肾病，及至大腹满，则脾肾两病，故难治。

女劳疸若不兼瘀血，纯属肾虚，前人多用补肾法治疗。如偏于肾阴虚的，用六味丸、左归丸为主；偏于肾阳虚的，用肾气丸、右归丸为主。又《太平圣惠方》中有鹿茸丸（鹿茸、熟地、山萸肉、五味子、黄芪、牡蛎），亦可对证采用。

【辨治要领】

（1）本证属瘀血夹湿热，应见黄疸反复不退，腹胀满，大便时溏或呈灰黯色，面色灰滞或面额黑，巩膜黄染，牙龈出血，肝脾肿大，舌质有紫斑，苔白腻等。

（2）酒疸、女劳疸均可变作黑疸，两者同中有异。从病因上看，酒疸误下正虚，久久可为黑疸；女劳疸本自肾虚，因作黑疸者，或因失治误治，或因强力劳作，调摄不当，均可变成黑疸。在症状上，两者均可见大便正黑、皮肤抓之不仁、目青面黑，黑而微黄等瘀血征象，但由酒疸而来者，多见“心中如啖蒜虀状”等心中烦热不适之症，而女劳疸变黑疸者，必以手足心热、额上黑、畏寒等肾虚症状较为突出。在治疗上，除活血化瘀外，属酒疸者多侧重于清泄湿热，而女劳疸则应酌加益肾之品。

（3）用药应注意顾护胃气。硝石、矾石均为石药，有碍胃之弊，用大麦粥汁和服，旨在和胃。

【临床应用】

本方常用于急性黄疸型肝炎、慢性肝炎、肝硬化腹水、血吸虫病、胆石症、囊虫病、钩虫病、蛔虫病等。

方中矾石可用皂矾，大麦可以小麦代替。

因本方对胃有刺激，故不宜空腹服用。在初服本方的4～5天中，如胃部觉有阵发性嘈杂，可将剂量减轻，待无嘈杂感觉时，再逐渐增加剂量。

（四）黄疸

1. 热盛里实

【原文】

黄疸腹滿，小便不利而赤，自汗出，此為表和裏實，當下之，宜大黄硝石湯。（19）

大黄硝石湯方：

大黄　黄蘗　硝石各四兩　梔子十五枚

上四味，以水六升，煮取二升，去滓，内硝，更煮取一升，頓服。

【释义】

本条论述黄疸病热盛里实的证治。黄疸腹满，为邪热传里，里热成实；小便不利而赤，是湿郁化热，膀胱气化不利；自汗出，是里热熏蒸的表现。“此为表和里实”一句是辨证的结论，既概括大黄硝石汤证的病机，又对该病证的病位与虚实作了判断。因为表和无病，里热已成实，故治疗以攻下法通腑泄热，用大黄硝石汤。方中栀子、黄柏清里泄热，大黄、硝石攻下瘀热，全方共奏清热通便、利湿退黄之功。

【辨治要领】

（1）本方适用于黄疸热重于湿，里热成实者。结合第8条原文，常见临床表现有身黄如橘子色，自汗出，溲赤，腹部满胀疼痛拒按，大便干结，苔黄脉沉实，或见发热烦喘，胸满口燥，肚热等症。

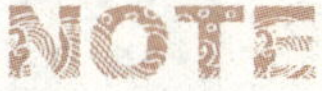

（2）茵陈蒿汤、栀子大黄汤、大黄硝石汤均治湿热黄疸。其病位偏上，热重于湿者，宜用栀子大黄汤；湿热俱盛，病在中焦者，宜用茵陈蒿汤；病情急重，里热成实，病位偏于中下者，宜用大黄硝石汤。三方的临床应用主要在辨证，不必拘泥于谷疸、酒疸、黄疸的名称。

（3）“表和里实”说明无表证，里热已成实，故云“当下之”。反之，里热未成实者，则不可使用本方。

【临床应用】

本方常用于急性传染性肝炎大便燥结者。黄疸鲜明者常合用茵陈蒿汤加强其清热利湿退黄之功。如症见胁痛胀满者，加郁金、川楝子、青皮等；小便短赤而少者，加滑石、冬葵子等；若阳明热结，潮热谵语，便秘，黄疸色深，脉沉实者，可用芒硝软坚泻热，以急下存阴。

2. 湿重于热

【原文】

黄疸病，茵陳五苓散主之一本云茵陳湯及五苓散并主之。（18）

茵陳五苓散方：

茵陳蒿末十分　五苓散五分方見痰飲中

上二物和，先食飲方寸匕，日三服。

【释义】

本条论述黄疸病湿重于热的治法。只言“黄疸病”，未指出症状，以方测证，当有形寒发热、食欲减退、小便短少或不利、苔腻不渴等症状，故用茵陈五苓散利水清热，去湿退黄。方中五苓散化气行水，茵陈清利湿热，可知本条是湿重而内热不甚的黄疸。

临床上黄疸病除首先区别阴黄、阳黄外，还需进一步在湿热阳黄的基础上区分湿胜、热胜或湿热俱盛。本篇治疗湿热发黄，共有茵陈五苓散、茵陈蒿汤、栀子大黄汤、大黄硝石汤四方，临证时应注意区别使用。

表 15–3　湿热发黄四方的鉴别

	茵陈五苓散证	茵陈蒿汤证	栀子大黄汤证	大黄硝石汤证
证型	湿重于热	湿热并重	热重于湿	热盛里实
主证	黄色鲜明，小便不利，纳呆，苔白腻，脉浮缓	黄色鲜明，寒热不食，食即头眩，心胸不安，小便不利	黄色鲜明，心中懊憹热痛，足下热，小便黄赤，大便干	黄色鲜明，腹满便结，小便短赤
治法	利湿退黄	清利湿热退黄	泄热除烦	通腑泄热退黄

【辨治要领】

以方测证，其临床表现应有全身面目皆黄，黄色鲜明，小便不利，食欲减退，舌苔白腻，脉浮缓，或见形寒发热，头痛，恶心呕吐，大便溏等症。

【临床应用】

本方治疗湿重于热之黄疸，常加藿香、蔻仁、佩兰等芳香化浊之品，以宣利气机而化湿浊；若湿热交蒸较甚，可加栀子柏皮汤以增强泄热利湿之功；若兼呕逆者，乃因胃浊上逆，宜酌加半夏、陈皮降逆止呕；若兼食滞不化，而大便尚通者，加枳实、神曲等消食和胃；若腹胀较甚，加大腹皮、香附、木香行气消胀。

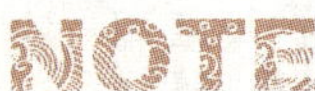

（五）黄疸兼证、变证

1. 兼表虚证

【原文】

諸病黄家，但利其小便；假令脉浮，當以汗解之，宜桂枝加黄耆湯主之方見水氣病中。（16）

【释义】

本条论述黄疸的治疗大法，并提出黄疸兼表虚的证治。黄疸的治疗大法是通利小便，因为黄疸是湿热之邪所致，如果小便通利，不但能排泄湿邪，而且能祛除热邪，因此通利小便是黄疸的通治法则，所以说“诸病黄家，但当利其小便”。当然，也有例外的，如恶寒发热、脉浮自汗的表虚证，非内热影响者，仍当汗解，宜用桂枝汤调和营卫解表，加黄芪扶正，且能去水湿。若湿热兼表实而发黄的，可用《伤寒论》麻黄连翘赤小豆汤。

【辨治要领】

（1）治黄疸应知常达变。黄疸由湿热蕴结，“诸病黄家，但当利其小便”，这是常法；假令黄疸初起伴恶寒发热、脉浮，属表虚内热不重者，可用桂枝加黄芪汤，这是变法。

（2）异病可同治：桂枝加黄芪汤，在《水气病脉证并治》篇用治黄汗，本条则用治黄疸表虚。

【临床应用】

本方除用于黄疸初起，伴有恶寒发热、脉浮自汗的表证外，还常用于虚人外感汗多、湿疹、中耳炎、蓄脓症、痔瘘、脐炎、化脓症、小儿汗多易外感、放化疗后以及原因不明之白细胞减少者。

2. 兼少阳证

【原文】

諸黄，腹痛而嘔者，宜柴胡湯必小柴胡湯，方見嘔吐中。（21）

【释义】

本条论述黄疸兼少阳证的证治。在黄疸的发病过程中，如见往来寒热、胸胁苦满、腹痛而呕，属邪在少阳，治宜和解少阳，方用小柴胡汤。

黄疸病与脾胃关系密切，脾胃有邪则肝胆受累，所以在黄疸的诸多兼证中，少阳兼证最多。腹痛而呕是土壅木郁、少阳失和之征，故治宜柴胡汤。

【临床应用】

黄疸初期可以出现少阳证，故用小柴胡汤治疗。方中人参甘温，能助湿生热，湿热重者当去人参，加茵陈或栀子。如里热渐盛，大便秘结，则为少阳阳明并病，当用大柴胡汤和解少阳，攻下阳明。

小柴胡汤的应用相当广泛，既用于外感热病，又广泛用于内伤杂病，以及外科、儿科、妇科等疾病。但不论应用于何种疾病，均须方证相符。

3. 兼燥结血瘀证

【原文】

諸黄，猪膏髮煎主之。（17）

猪膏髮煎方：

猪膏半斤　亂髮如雞子大三枚

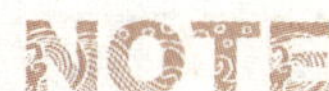

上二味，和膏中煎之，髮消藥成，分再服。病從小便出。

【释义】

本条论述黄疸病胃肠燥结血瘀的证治。猪膏发煎中用猪膏（俗称猪油）利血脉，解风热，润燥结；配合消瘀利水道的乱发，使余邪得以泄利，从小便排除。

本条所谓“诸黄”，应该灵活看待，因为本方不能用治所有黄疸，更不可用治湿热黄疸。

【临床应用】

本方可用于黑疸、阴吹等，亦可用于燥热内结之大便秘结及痔疾便干漏血者。除内服外，还可制成栓剂，用于肛肠疾病。若兼气虚者，酌加蜜炙黄芪、黄精、生首乌等，以补中气不足；兼血虚者，酌加当归、赤芍等，以润燥生血。本方用油煎发，病人可能难以接受。近年来，有人认为本方是吃发，绝非饮油，只不过仲景煎炸头发之油所用是猪膏罢了，可供参考。

4. 误治成哕

【原文】

黄疸病，小便色不變，欲自利，腹滿而喘，不可除熱，熱除必噦。噦者，小半夏湯主之方見痰飲中。（20）

【释义】

本条指出黄疸误治变哕的治法。黄疸病小便色不变，欲自利，为太阴虚寒，非湿热实证；虽有腹满，必然时减喜按；其喘多兼少气不足以息，与实热内结之腹满而喘不同。病机为寒湿内蕴，脾虚失运，治当温运脾阳，散寒除湿，故云“不可除热”。若误用苦寒之剂，伤及中阳，胃失和降，则发为哕逆，治用小半夏汤温胃化饮，降逆止哕。待哕逆止，再辨证论治。

【辨治要领】

黄疸虽多属湿热为患，但不可过用寒凉，误用寒凉，损伤脾胃阳气，则变证丛生。

（六）虚黄

【原文】

男子黄，小便自利，當與虚勞小建中湯方見虚勞中。（22）

【释义】

本条论述虚黄的证治。黄疸病由湿热内蕴引起，其证多小便不利。今小便自利而黄不去，知非湿热黄疸，而为脾胃气血虚弱，肌肤失荣所致。此证不仅男子有，凡妇女经病或产后，或大失血之后，气血虚损，血不能外荣，亦可出现。因为病由脾胃气血不足导致，故用小建中汤开发生化之源，使气血充盈，气色外荣，则虚黄自退。

历代医家对虚黄的认识很不一致。大多数人认为虚黄即是萎黄，不属黄疸病；亦有少数医家认为虚黄是黄疸病之一种。如《环溪草堂医案》载：“两目及身体皆黄，小便自利而清，此属脾虚，非湿热也，名曰虚黄……诒按：此疸病中另有一种，以小便清利为据，证不多见，录之以备一格。”《静香楼医案》中亦有类似病例，书云：“面目及身体悉黄，而中无痞闷，小便自利，此仲景所谓虚黄也。”另据《中医杂志》1958年第7期报道，溶血性黄疸按中医虚黄治疗，用黄芪建中汤及归芪建中汤合真武汤加茵陈等，收到较好效果。说明黄疸病有建中汤证者，古今皆有验案可查。现代临床上治疗溶血性黄疸多受本条启发，用益气、养血、补肾等法治疗。

NOTE

【辨治要领】

（1）本条辨证要点在于“小便自利”。由于小便自利，可知非湿热黄疸。本篇所论黄疸，凡与湿热有关的，一般多小便不利。如第9条“小便不利者，皆发黄。”第16条“诸病黄家，但利其小便”。本条的发黄属脾胃虚弱的虚黄。

（2）本证除条文所言症状外，尚可见纳呆少气、身倦肢困、腹痛便溏等。

（3）本条既云虚劳，毫无疑问就应用补法，小建中汤不过举例而已。此外如黄芪建中汤、人参养营汤、十全大补汤等，皆可随证选用。

【医案举例】

彭某，年20余。身面俱黄，目珠不黄，小便自利，手足烦热，诸医疗无功。予诊其脉细弱，默思黄疸虽有阴阳之不同，未有目珠不黄，小便自利者。脉症合参，脾属土，为荣之源而主肌肉，此必脾虚荣血虚馁，不能荣于肌肤，土之本色外越也。《金匮》云：“男子黄，小便自利，当与虚劳小建中汤。”仲师明训“虚劳”也能发黄，与寒湿、湿热诸黄不同。当从虚劳治例，与小建中汤加参归以益气养荣，10余剂热止黄退。[汤万春．万健臣先生医案摘录．中医杂志，1963，(9)：25]

三、转归与预后

【原文】

酒疸下之，久久為黑疸，目青面黑，心中如噉蒜虀狀[1]，大便正黑，皮膚爪之不仁[2]，其脉浮弱，雖黑微黄，故知之。(7)

【注释】

[1] 心中如啖（dàn 淡）蒜虀（jī 基）状：病人心中烦热不适，如吃了蒜末一样。啖，吃；虀，同“齑”，指捣碎的姜、蒜、韭菜等末。

[2] 爪之不仁：谓肌肤麻木，搔之不知痛痒。

【释义】

本条论述酒疸误下变为黑疸的证候。酒疸可下，但下之不当可以导致湿热内陷，邪入血分，久久熏蒸，血为之瘀滞，就变为黑疸。其症目青面黑，皮肤搔之不仁，为血瘀于内，不荣于外所致。大便正黑为瘀热内积，流滞于肠腑。心中如啖蒜虀状，是瘀热内蕴，上蒸于心的现象。其脉浮弱说明湿热仍有上攻之势，但血分已经受伤，故脉见“弱”。面目虽黑而犹带黄色，可知是由酒疸误下转变而来。文中“久久为黑疸”，说明黑疸的形成有一个较长的过程。

【辨治要领】

酒疸病虽然可以用下法，但应该审辨，必须是腹满按之痛，脉沉弦，才能施用。否则，妄用下法，久之就会变成黑疸。

【原文】

黄疸之病，當以十八日為期，治之十日以上瘥，反劇①為難治。(11)

【校勘】

①剧：原作“极”，据《医统正脉》本改。

【释义】

本条论述黄疸病的预后。黄疸病向愈或增剧，以18日左右为期。假如经过治疗，10日左

NOTE

右症状减轻，就容易治愈；如果10日以后病情反而加重，是邪盛正虚，治疗就比较困难。

【辨治要领】

凡在一定时期内经过治疗病情减轻者，说明正胜邪退，预后较好；反之，迁延不愈，病情加重，说明邪胜正衰，预后较差。提示临床治病应抓住时机，及时治疗，有利于疾病的好转。

【原文】

疸而渴者，其疸難治；疸而不渴者，其疸可治。發於陰部，其人必嘔；陽部，其人振寒而發熱也。（12）

【释义】

本条再论黄疸病的预后。口渴，是湿热化燥的现象，意味着病邪入里热重，病势正在发展，故“其疸难治”；口不渴，是病邪尚浅，里热不盛，正气尚能胜邪，故“其疸可治”。

呕吐多发于里，所以说“发于阴部”；恶寒发热，病多在表，所以说“发于阳部”。这里的发于阴、发于阳，与首篇第13条阳病、阴病相似。

【辨治要领】

本条用渴与不渴来推断黄疸难治、可治，实际上揭示了推断疾病预后的规律：病势发展，病位较深者，难治；病情稳定，病位浅表者，可治。

【原文】

附方：瓜蒂湯：治諸黄方見暍病中。

《千金》麻黄醇酒湯：治黄疸。

麻黄三兩

上一味，以美清酒五升，煮取二升半，頓服盡。冬月用酒，春月用水煮之。

小　结

【关键词】

黄疸　谷疸　酒疸　女劳疸　黑疸　瘀热以行　茵陈蒿汤　硝石矾石散　栀子大黄汤　茵陈五苓散　大黄硝石汤

Key Words

Jaundice; Gu Dan (jaundice due to improper diet); Jiu Dan (jaundice due to over-drinking); Nü Lao Dan (jaundice due to sexual intemperance); Hei Dan (black jaundice); Condensed Heat will Turn the Patient's Skin a Yellowish Color; Yinchenhao Tang (Decoction Herba Artemisiae Scopariae); Xiaoshi Fanshi San(Powder of Saltpeter and Alumen); Zhizi Dahuang Tang(Decoction Fructus Gardeniae and Radix et Rhizoma Rhei); Yinchen Wuling San (Powder of Herba Artemisiae Scopariae and Wuling); Dahuang Xiaoshi Tang (Decoction Radix et Rhizoma Rhei and Saltpeter)

【本篇要点】

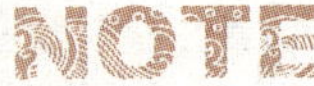

1. 本篇讨论了因湿热、寒湿、火劫、燥结、女劳及虚劳等各种不同病因所致的发黄证候与治疗，还涉及有关变证、兼证的处理，但以湿热发黄为重点。

2. 黄疸病以目黄、身黄、小便黄为其特征。本篇根据黄疸病的不同病因和临床表现，分为谷疸、酒疸、女劳疸。谷疸与饮食有密切关系，多由于脾胃湿热熏蒸所致，主症为寒热不食，食即头眩、心烦；也有因脾虚寒湿所致者，症见脉迟无力，纳差，头眩，小便不利，腹满或大便溏薄，神疲肢倦，苔白腻，色黄晦暗。酒疸由于长期饮酒过度，酒热伤胃引起，主症是心中懊侬或热痛。女劳疸多为房劳伤肾所造成，具体症状是日晡发热而反恶寒，膀胱急，小便自利，额上黑，足下热，大便必黑，时溏。女劳疸、谷疸、酒疸日久不愈，血分瘀滞可变成黑疸，症见目青面黑，心中如啖蒜虀状，大便正黑，皮肤抓之不仁，脉浮弱，皮肤黑而微黄。

3. 黄疸治疗，无论是谷疸、酒疸，应首先分清湿胜、热胜、湿热俱盛等情况。如茵陈五苓散证，属于湿胜的黄疸；大黄硝石汤、栀子大黄汤证，属于热胜的黄疸；茵陈蒿汤证，属于湿热俱胜的黄疸。至于脾虚寒湿所致黄疸，治宜温中散寒化湿，书中未出方剂，当用理中、四逆等方加茵陈。女劳疸，有兼瘀与不兼瘀之分。硝石矾石散适用于前者；若不兼瘀者，后世多主张选用补肾方剂治疗。此外，诸黄而有表证者，以桂枝加黄芪汤治之；邪郁少阳者，柴胡汤治之；肠胃燥结兼血瘀者，猪膏发煎治之.。因误治损伤胃气产生哕者，小半夏汤治之；小建中汤为虚黄而设，其发黄与湿无关，故小便自利。

NOTE

惊悸吐衄下血胸满瘀血病脉证治第十六

本篇论述惊、悸、吐血、衄血、下血和瘀血等病，胸满仅是瘀血的伴见症状，不是独立的疾病。由于上述病证均与心和血脉有密切联系，故合为一篇讨论。

惊与悸有别。惊指惊恐，精神不定，卧起不安；悸是自觉心中跳动不安。惊发于外，多自外来，悸在于内，多自内生。惊与悸又互有联系，突然受惊必然导致心悸，心悸易见惊恐，故常惊悸并称。吐血、衄血、下血和瘀血皆为血脉之病，均属血证范围。因其发病机理和病变部位不同，故证有寒热虚实之分，治有温凉补泻之异。

一、惊悸

（一）成因

【原文】

寸口脉動而弱，動即為驚，弱則為悸。（1）

【释义】

本条从脉象论述惊和悸的病因病机。寸口脉如豆粒转动者，为动脉，主惊。由于外界的刺激（如卒受惊恐）使血气逆乱，而致心无所倚，神无所归，出现精神不宁、卧起不安之症，脉见动摇不宁，故曰“动即为惊”。若脉象细软无力，重按乃见者，为弱脉，主悸。气血不足，心脉失于充养，脉气无力鼓动，则脉象细软无力，故曰“弱则为悸”。若寸口脉动、弱并见，则是心之气血内虚，又为惊恐所触，则症见精神惶恐，坐卧不安，心中悸动不宁，是为惊悸。

需要注意的是，惊与悸常互为因果，相互联系，并非动脉均主惊，弱脉均主悸。临床上必须脉症合参，方为全面。

（二）证治

1. 火邪致惊

【原文】

火邪者，桂枝去芍藥加蜀漆牡蠣龍骨救逆湯主之。（12）

桂枝救逆湯方：

桂枝三兩（去皮） 甘草二兩（炙） 生薑三兩 牡蠣五兩（熬） 龍骨四兩 大棗十二枚 蜀漆三兩（洗去腥）

上為末，以水一斗二升，先煮蜀漆，減二升，內諸藥，煮取三升，去滓，溫服一升。

【释义】

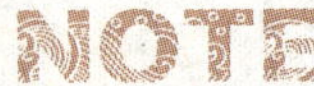

本条论述火劫致惊的治法。火邪者，指使用熏、熨、烧针等法强迫发汗，可导致心阳受

损，神气浮越，见心悸、惊狂、卧起不安等症。治宜温通心阳，镇惊安神。方用桂枝去芍药加蜀漆牡蛎龙骨救逆汤。方中桂枝汤去芍药之阴柔以助心阳，加龙骨、牡蛎固摄镇惊，心阳既虚则痰浊易阻，用蜀漆涤痰逐邪以止惊狂。本方有通阳、镇惊、安神之效，因其证情紧急，且由火逆所致，故方名“救逆”。

【临床应用】

桂枝去芍药加蜀漆牡蛎龙骨救逆汤可用于多种疾病，如冠心病、风湿性心脏病、心脏神经官能症、室性心动过速、心律不齐、心肌缺血、室性早搏、精神分裂症、神经性头痛等，证属心阳虚夹痰浊为患。

2. 水饮致悸

【原文】

心下悸者，半夏麻黄丸主之。（13）

半夏麻黄丸方：

半夏　麻黄等分

上二味，末之，煉蜜和丸小豆大，飲服三丸，日三服。

【释义】

本条论述水饮致悸的治法。心下指胃脘部。水饮内停，胃阳被遏，故心下悸动。水饮亦可犯肺，多伴有胸脘痞闷、咳唾清痰涎沫、舌苔白滑等症。治宜蠲饮通阳，降逆定悸。用半夏蠲饮降逆，麻黄宣发阳气，心阳得宣，饮邪得降，则悸动自宁。但阳气不能过发，凌心之水不易速消，故以丸剂小量缓缓图之。

【辨治要领】

（1）弱者为悸，乃因气虚血少，心失所养，故应补益气血，此为其常。本条之悸因水饮上逆所致，故用蠲饮降逆、宣发阳气的半夏麻黄丸，此为其变。

（2）痰饮心悸，仲景一般多采用桂枝、茯苓。本证属于饮盛而阳郁，故用半夏降逆和胃、蠲痰饮，麻黄通阳宣肺、泄水气。

【医案举例】

顾某，男，58岁。入冬以来自觉“心窝部”跳动，曾作心电图，无异常。平时除有老年性慢性支气管炎及血压略偏低外，无他病。脉滑，苔白。予姜半夏、生麻黄各30g，研末和匀，装入胶囊。每日3次，每次2丸，服后心下悸即痊愈。[何任.《金匮》摭记（六）.上海中医药杂志，1984，（12）：21]

二、吐衄下血

（一）成因

【原文】

夫酒客[1]欬者，必致吐血，此因極飲過度所致也。（7）

【注释】

[1] 酒客：长期饮酒的人。

【释义】

本条论述酒客咳血、吐血的病因病机。酒客，即平素嗜好饮酒之人。此类人如果患咳嗽，

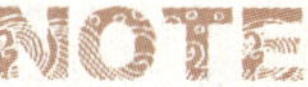

常可导致吐血。这是因为饮酒过度，酒毒湿热蕴郁，积于胃而熏于肺，肺失肃降，故咳；进而灼伤血络，则必致吐血。

【辨治要领】

吐血之因，有气虚不摄者，有阴虚火旺者。本条为湿热熏蒸之吐血，当以泄热除湿为主，后世多主张用泻心汤。

（二）脉症与辨证

【原文】

病人面無血色①，無寒熱。脉沉弦者，衄；浮弱，手按之絕者，下血；煩欬者，必吐血。（5）

【校勘】

①面无血色：原作“面无色”，据《脉经》《诸病源候论》改。

【释义】

本条论述衄血、下血和吐血的不同脉症。面无色，即面无血色，为血脱失荣所致，《灵枢·决气》曰：“血脱者，色白，夭然不泽。”无寒热，指没有外感病的恶寒发热症状，说明面无血色由内伤所致。内伤出血者可表现为吐、衄、下血等证候的不同。若病人脉见沉弦，沉主里候肾，弦为肝脉，肝肾阴虚，阳气亢逆，血随气涌，故知衄血；若脉见浮弱，按之而绝，则为虚阳外浮，阳不摄阴而血脱于下，故知下血；若脉浮弱，而症见心烦咳逆，为虚热上扰，熏灼心肺，必吐血。

【原文】

寸口脉弦而大，弦則為減，大則為芤，減則為寒，芤則為虛，寒虛相擊，此名曰革，婦人則半產漏下，男子則亡血。（8）

【释义】

本条论述虚寒亡血的脉象。此条即《血痹虚劳病脉证并治》篇第12条。这里专论失血，所以条文末尾未载“失精”两字，且与第6、7两条作为对比，说明亡血不一定皆是阴虚，亦可出现阳虚之象。关于本条的释义，详见《血痹虚劳病脉证并治》篇。

【原文】

又曰：從春至夏衄者太陽，從秋至冬衄者陽明。（3）

【释义】

本条从四时气候论述衄血的辨证。手足太阳、阳明四经皆循行于鼻，故鼻衄多属太阳、阳明两经的病。春夏阳气生发，表热居多，故春夏衄血属太阳；秋冬阳气内藏，里热居多，所以秋冬衄血多属阳明里热。

【辨治要领】

人体脏腑经络之气的变动与四时气候有关，因此临床上辨证施治应考虑到这种关系，但又不可拘泥。春夏衄血亦有属阳明里热证者，秋冬衄血亦有属太阳表热证者。

（三）预后及治禁

【原文】

師曰：尺脉浮，目睛暈黃[1]，衄未止；暈黃去，目睛慧了[2]，知衄今止。（2）

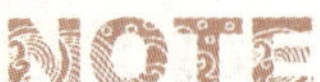

【注释】

［1］目睛晕黄：有两种情况，一是望诊可见患者眼白发黄，围绕黑眼珠有黄晕；二是患者自觉视物昏黄不清。

［2］慧了：明晰清楚。

【释义】

本条从脉症判断衄血的预后。尺脉候肾，肾脉宜沉不宜浮，尺脉浮为肾阴虚、相火不潜之征。肝开窍于目，目睛晕黄为肝经郁热上扰于目所致。若见目睛晕黄，说明肝肾阴虚，阳亢火动，火热迫血妄行，损伤阳络则衄血，故知衄未止。若晕黄去，目睛清明，视物清晰，说明阴复火降，热退血宁，故可知衄止。

【辨治要领】

脉症合参是推断疾病预后的重要方法。尺脉浮、目睛晕黄，说明肝肾阴虚，阳亢火动，故衄未止；反之，晕黄去，目睛慧了，则说明阴复火降，故知衄今止。由此也可推断，"知衄今止"时的尺脉已从浮恢复至正常。

【原文】

衄家不可汗，汗出必額上陷，脉緊急，直視不能眴[1]，不得眠。（4）

【注释】

［1］眴（shùn 舜）：眼球转动。

【释义】

本条论述衄家禁汗及误汗的变证。衄家，指经常衄血的人。这种患者阴血必亏少，虽有表证，亦不可用辛温发汗。若发汗则阴血重伤，使经脉、目睛以及心神均失其濡养，可见额上陷脉紧急、目直视不能转动、不得眠等症。

【原文】

夫吐血，欬逆上氣，其脉數而有熱，不得臥者，死。（6）

【释义】

本条论述吐血的预后。吐血与咳逆并见，多由阴虚火旺，肺络损伤所致。吐血必致阴血亏虚，阴虚则火旺，虚火灼肺，肃降失常，不但吐血不止，反而加重咳逆上气。阴虚不敛阳则见脉数而身热，虚火上浮，扰动心神，故虚烦不得眠。吐血不止，阴虚阳亢，终将导致气随血脱，其病难治，预后险恶，故云"死"。

【原文】

亡血不可發其表，汗出即寒慄而振。（9）

【释义】

本条论述亡血误汗的变证。亡血之人，气血大亏，易感受外邪，虽有表证，亦不可单用汗法解其表，因"血汗同源"。亡血已伤其阴，若再发其汗，不仅阴血更伤，而且阳气亦随津液外泄，可出现血少阳虚之变。阳虚周身失于温煦，筋脉亦得不到阴血的濡养，故寒慄而振。

【辨治要领】

亡血之人不可用汗法，因汗血同源。汗既伤阴血，又伤阳气，若用会出现多种变证。如第4条误汗后呈现一派伤阴之象，本条误汗后则表现为阳虚之证。

（四）证治

1. 虚寒吐血

【原文】

吐血不止者，柏葉湯主之。（14）

柏葉湯方：

柏葉　乾薑各三兩　艾三把

上三味，以水五升，取馬通汁一升，合煮取一升，分温再服。

【释义】

本条论述虚寒吐血的证治。吐血日久不止，如证属中气虚寒，血不归经，可见吐血日久不愈，血色淡红或暗红，面色萎黄或苍白，神疲体倦，舌淡苔白，脉虚无力等症状。治宜温中止血，方用柏叶汤。柏叶清降，折血逆上之势，又能收敛以止血；干姜、艾叶温阳守中，使阳气振奋而能摄血；马通汁由马粪加水过滤取其汁而成，性微温，可引血下行以止血。四味合用，共奏温中止血之效。

【辨治要领】

（1）本证吐血当以日久不止、色淡不鲜为主要特点，以方测证，当伴见面色萎黄或苍白、神疲体倦、舌淡苔白、脉虚无力等中焦虚寒表现。

（2）柏叶汤虽以“柏叶”为名，但并非主治热性吐血，而是主治虚寒吐血。柏叶主要取其清降止血之功，用量不宜太大，干姜、艾叶用量不可太小。

（3）马通汁入药合煎是本方的特点，以其能温涩止血，并能引血下行。

【临床应用】

柏叶汤临床用于治疗多种疾病，并不限于吐血，衄血、咳血或下血等均可使用。如上消化道出血、胃溃疡、十二指肠溃疡、肝硬化、食管静脉曲张出血、肺结核出血、血小板减少性紫癜等，证属中气虚寒、失于统摄者。古人常用马通汁止血，目前常用童便代之，其效亦佳。为了加强本方的止血效果，也可将柏叶、干姜、艾叶三药炒炭应用。

【医案举例】

段某，男，38岁，干部，1960年10月1日初诊。旧有胃溃疡病，并有胃出血史，前20日大便检查潜血阳性，近因过度疲劳，加之公出逢大雨受冷，饮葡萄酒一杯后，突然发生吐血不止，精神萎靡。急送某医院，检查为胃出血，经住院治疗两日，大口吐血仍不止，恐导致胃穿孔，决定立即施行手术，迟则将失去手术机会。而患者家属不同意，半夜后请蒲老处一方止血。蒲老曰：吐血已两昼夜，若未穿孔，尚可以服药止之。询其原因，由受寒饮酒致血上溢，未可以凉药止血，宜用《金匮要略》侧柏叶汤，温通胃阳，消瘀止血。处方：侧柏叶9g，炮干姜6g，艾叶6g，浓煎取汁，兑童便60ml，频频服之。次晨往诊，吐血渐止，脉沉细涩，舌质淡，无苔，原方再进，加西洋参12g益气摄血，三七（研末吞）6g止血消瘀，频频服之。次日复诊：血止，神安欲寐，知饥思食，并转矢气，脉两寸微，关尺沉弱，舌质淡无苔。此乃气弱血虚之象，但在大失血之后，脉证相符为吉，治宜温运脾阳，并养荣血，佐以消瘀……逐渐恢复健康。（中国中医研究院．蒲辅周医案．北京：人民卫生出版社，1972.）

【现代研究】

NOTE

柏叶汤可以缩短凝血时间，增加血小板计数，抑制胃溃疡出血，对虚寒出血具有明显的止

血作用。[罗苏群.柏叶汤及其拆方对小鼠虚寒性出血影响的实验研究.陕西中医，2006，27(12)：1590-1591]

2. 热盛吐衄

【原文】

心氣不足①，吐血、衄血，瀉心湯主之。(17)

瀉心湯方：亦治霍亂。

大黃二兩　黃連　黃芩各一兩

上三味，以水三升，煮取一升，頓服之。

【校勘】

①心气不足：《千金要方》作"心气不定"。宜从，即心烦不安之意。

【释义】

本条论述热盛吐衄的证治。心藏神，主血脉，若心火亢盛，扰乱心神于内，迫血妄行于上，则见心烦不安、吐血、衄血，伴面赤、溲赤、口渴、便干等症。治以泻心汤清热泄火而止血。方中黄连长于泄心火，黄芩泄上焦火，大黄苦寒降泄，三药合用，直折其热，使火降则血亦自止。

泻心汤与柏叶汤虽均治吐血，但有寒温之别，是治疗血证的两大方法。现将两方证列表鉴别如下：

表 16-1　柏叶汤证与泻心汤证的鉴别

	柏叶汤证	泻心汤证
病机	中气虚寒，气不摄血	心火亢盛，迫血妄行
主要脉症	吐血不止，色暗红，面色苍白或萎黄，舌淡苔白，脉微弱或虚而无力	吐血衄血，量多，色鲜红，来势急，面红口渴，神烦便秘，舌红苔黄，脉洪数
治法	温中止血	凉血止血

《伤寒论》有大黄黄连泻心汤主治"心下痞，按之濡，其脉关上浮者"。据宋·林亿方后注可知，大黄黄连泻心汤中当有黄芩，与《金匮要略》泻心汤组成相同，但两方的煎服法不同，故作用有异。大黄黄连泻心汤"以麻沸汤二升，渍之须臾，绞去滓，分温再服"。不用煎煮是取其清淡之性味以清心火，泄胃热，消痞满。而《金匮》泻心汤是"以水三升，煮取一升，顿服之"，取其降火止血之功，不可不知。

【辨治要领】

本方的特点是药味少而作用专一。药仅三味，即大黄、黄连、黄芩，均为苦寒泻火之品，三药合用，直折其热，使火降血止。

【临床应用】

泻心汤用于治疗多种疾病，如吐血、衄血、便血、尿血、紫癜等，证属心火亢盛，迫血妄行者。

3. 虚寒便血

【原文】

下血，先便後血，此遠血也，黃土湯主之。(15)

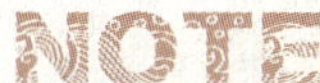

黄土湯方亦主吐血、衄血：

甘草　乾地黄　白术　附子（炮）　阿膠　黄芩各三兩　竈中黄土半斤

上七味，以水八升，煮取三升，分温二服。

【释义】

本条论述虚寒便血的证治。下血，指大便出血。所谓先便后血，是先见大便，后见便血，出血部位离肛门较远，故称为远血。病由中焦脾气虚寒，统摄无权而血渗于下所致。治宜黄土汤温脾摄血。方中灶心土又名伏龙肝，温中涩肠止血；白术、甘草健脾补中；制附子温阳散寒，虽无止血作用，却有助于中阳恢复而达到止血作用；干地黄、阿胶滋阴养血以止血；黄芩苦寒，作为反佐，防温燥动血。药味相协，共奏温中止血之功。

【辨治要领】

黄土汤用治虚寒便血，据方测证，可见便血，血色紫暗，并伴腹痛，喜温喜按，面色无华，神疲懒言，四肢不温，舌淡脉细虚无力等。

【临床应用】

黄土汤用于各种血证的治疗，如吐血、衄血、崩漏、尿血等，证属脾气虚寒，统摄无权者。临床以血色紫暗并伴腹痛，喜温喜按，面色无华，神疲懒言，四肢不温，舌淡，脉细虚无力为主症。出血多者，酌加三七、阿胶、白及、艾叶；气虚甚者，加党参、黄芪；虚寒甚者，加炮姜、肉桂、补骨脂，去黄芩或改用黄芩炭。本方还可加赤石脂，以增强温补涩血之效。

【医案举例】

李某，女，46岁，工人，1971年6月4日初诊。素有溃疡病，胃脘刺痛，近半月来大便次数多，如柏油，隐血强阳性，四肢不温，面色苍黄，脉细无力，苔白，治拟温健脾土并止血。炙甘草9g，白术12g，伏龙肝30g，干地黄12g，制附子4.5g，炒阿胶12g，黄芩9g，党参9g，白及9g，三七粉3g(分吞)。5剂，药后便次减少，便色转正常。续予调治，隐血转阴。（何任. 金匮要略新解. 杭州：浙江科学技术出版社，1981：141）

4. 湿热便血

【原文】

下血，先血後便，此近血也，赤小豆當歸散主之方見狐蜮中。（16）

【释义】

本条论述湿热便血的证治。下血，便血在先，大便在后，出血的部位离肛门较近，故称为近血。症见下血鲜红或有黏液，大便不畅，苔黄腻，脉数。其证多因湿热蕴于大肠，灼伤阴络，迫血下行所致。治以赤小豆当归散清热利湿，活血止血。

本方与黄土汤均治便血，但有虚实寒热之分。本方所治之近血属大肠湿热，灼伤阴络；而黄土汤所治之远血为脾气虚寒，失于统摄所致。现将两方证列表对比如下：

表16-2　黄土汤证与赤小豆当归散证的鉴别

	黄土汤证	赤小豆当归散证
病机	脾气虚寒，气不摄血	大肠湿热，迫血下行
主要脉症	下血暗紫稀薄，便溏腹痛，面色无华，神疲懒言，手足不温，舌淡脉细	下血鲜红或有黏液，大便不畅，苔黄腻，脉数
治法	温脾摄血	清热利湿活血止血

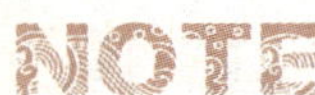

【辨治要领】

（1）赤小豆当归散证下血色鲜红或有黏液，并伴有大便不畅。

（2）赤小豆当归散以赤小豆清热解毒利湿，当归引血归经，是其配伍特点。

【临床应用】

赤小豆当归散常用于痔疾、肛裂等病，证属湿热蕴阻大肠者。临床以下血、血色鲜红或有黏液，并伴有大便不畅为主症。使用时可酌加槐花、金银花、紫花地丁；便血日久不止者，可酌加炒椿根白皮、侧柏炭；湿热偏重者，可酌加黄柏、苦参、知母等。赤小豆当归散还可用于狐蜮病酿脓、结节性红斑等病证。

三、瘀血

【原文】

病人胸滿，脣痿舌青，口燥，但欲漱[①]水不欲嚥，無寒熱，脉微大來遲，腹不滿，其人言我滿，為有瘀血。(10)

【校勘】

①漱：原作“嗽”，据赵开美本改。

【释义】

本条论述瘀血的脉症。瘀血阻滞，气机痞塞，故胸满。瘀血内阻，新血不生，血不能外荣，故唇痿舌青。瘀血内停，津液不布，不能上濡，故口燥。病由瘀血，并非津亏，故虽口燥却只欲漱水而不欲咽。此非外感为患，故无寒热之表证。其脉虽大，但脉势不足，往来涩滞迟缓，为瘀血阻滞之象。瘀血内结，影响气机运行，而不是宿食、水饮蓄积于肠胃，所以患者自觉腹部胀满，而其外形并无胀满之症。

【辨治要领】

“唇痿舌青”和“口燥，但欲漱水不欲咽”，是辨别瘀血的两大指征，特别是舌质紫暗或舌边尖有青紫色瘀斑，有较大的诊断价值。另外，胸腹胀满必出现刺痛、拒按，脉微大来迟指脉象涩滞迟缓。这些都是辨瘀血证的重要依据。

【原文】

病者如熱狀，煩滿，口乾燥而渴，其脉反無熱，此為陰伏[①]，是瘀血也，當下之。(11)

【校勘】

①阴伏：原作“阴狀”，据赵开美本改。

【释义】

本条论述瘀血化热的脉症及其治法。病人自觉有热，心烦胸满，口干燥而渴，但诊其脉，并无热象，说明热不在气分，而是伏于血分，为瘀血阻滞日久，郁而化热所致。治疗当以攻下瘀血为主，瘀血去，郁热解，则诸症自除。

【辨治要领】

（1）本条瘀血化热证，除如热状、烦满、口干燥而渴外，当有脉涩或舌有瘀斑等瘀血症状。

（2）“当下之”的治法，通过攻下瘀血，使瘀血去而热无所附，则诸症自解，体现了第一篇“夫诸病在脏，欲攻之，当随其所得而攻之”的审因论治思想。

小 结

【关键词】

惊悸　吐衄下血　瘀血　桂枝去芍药加蜀漆牡蛎龙骨救逆汤　半夏麻黄丸　柏叶汤　泻心汤　黄土汤

Key Words

Convulsions and Palpitation；Hematemesis，Epistaxis，Hematochezia；Blood Stasis；Guizhi qu Shaoyao jia Shuqi，Muli，Longgu Jiuni Tang（Decoction Ramulus Cinnamomi Jiuni）；Banxia Mahuang Wan（Pills of Rhizoma Pinelliae and Herba Ephedrae）；Baiye Tang（Decoction Cacumen Bistae）；Xiexin Tang（Decoction Xiexin）；Huangtu Tang（Decoction Loess）

【本篇要点】

1. 惊多因突然受外界刺激而起，惊者气乱；悸多因心血不足，心失所养所致。两者病因与临床表现有所不同，但常互相影响，如突然受惊可导致心悸，心悸亦常易受惊，故多惊悸并称。在治疗上，一般惊宜镇静安神，悸宜补虚定悸。具体治法，本篇仅列出两方。火邪致心阳不足、神气浮越的惊狂证，用桂枝去芍药加蜀漆牡蛎龙骨救逆汤温通心阳，镇惊安神；水饮凌心的心下悸证，用半夏麻黄丸蠲饮通阳，降逆定悸。

2. 吐血、衄血、下血是本篇的重点。篇中各列两种不同证治，举出方剂4首，虽不能概括全面，但温清补泻，各具法度。临证时可根据病情的寒热虚实，灵活运用。如吐血不止属于虚寒的，用柏叶汤温中止血；吐衄属于热盛的，用泻心汤苦寒清热，泻火止血。下血属于虚寒远血的，用黄土汤温脾摄血；属于湿热近血的，用赤小豆当归散清利湿热，活血止血。

3. 关于瘀血一证，本篇仅列举两条，以示瘀血的主要症状及瘀久化热的症状，对后世影响深远。瘀血的治疗，有法无方，但在“当下之”启发下，可选用本书其他篇中所载的活血化瘀方，如下瘀血汤、抵当汤等。

NOTE

呕吐哕下利病脉证治第十七

本篇论述呕吐、哕、下利病的病因病机和证治。呕为有声有物，吐为有物无声。因呕与吐多同时发生，故常呕吐并称。哕即呃逆，是胃膈气逆所致。下利包括泄泻和痢疾。上述病证均属胃肠疾患，且相互影响，多合并发生，在病机上因脾胃运化失职，升降失常者多，在辨证上皆以脾胃为中心，治疗上又以恢复升降为原则，故合为一篇论述。

本篇所述病证论治，多根据《素问·太阴阳明论》"阳道实，阴道虚"的理论。凡属实证、热证者，多责之于胃肠，即所谓"实则阳明"，治以和胃降逆，通腑去邪；属虚证、寒证者，多责之于脾肾，即所谓"虚则太阴"，治以健脾温肾。这在临床实践中有着重要的指导意义。

一、呕吐

（一）成因与脉症

1. 饮邪致呕

【原文】

先嘔却渴者，此為欲解。先渴却嘔者，為水停心下，此屬飲家。

嘔家本渴，今反不渴者，以心下有支飲故也，此屬支飲。（2）

【释义】

本条论述停饮呕吐的辨证。脾胃虚弱，健运失常，饮停于中，影响气机升降，胃气上逆，内停之饮亦随之而出。若呕吐而饮邪得去，胃阳恢复，出现口渴，这种先呕而后口渴者，为饮去阳复，病欲解之征。相反，先渴而后呕，是因饮停于中，气化不利，津液不能上承而口渴；渴而多饮，更令中阳失运，饮不得化，饮阻气逆则呕吐。这种先渴而因饮水助邪致呕的，属内停之饮所致，故曰"此属饮家"。

经常呕吐的患者，津液耗伤，本应口渴，今反不渴，乃饮邪停留于心下，以致呕吐频作，故云"此属支饮"。本条见症可用小半夏汤或小半夏加茯苓汤治疗。

【辨治要领】

水饮致呕的辨证要点是口渴与否。呕而渴，为饮却阳复；呕而不渴，为饮盛阳弱；渴而呕，为饮阻阳郁，水停心下。临床上需四诊合参，方能作出正确诊断。

2. 误治致呕

【原文】

問曰：病人脉數，數為熱，當消穀引食，而反吐者，何也？師曰：以發其汗，令陽微，膈氣[1]虛，脉乃數。數為客熱[2]，不能消穀，胃中虛冷故也。

脉弦者虛也。胃氣無餘，朝食暮吐，變為胃反[3]。寒在於上，醫反下之，今脉反弦，故名曰虛。（3）

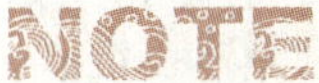

【注释】

［1］膈气：指胸中宗气。

［2］客热：虚热或假热，是相对实热、真热而言。

［3］胃反：亦称“反胃”，指朝食暮吐、暮食朝吐的病证。

【释义】

本条论述误治导致虚寒胃反呕吐的病机。患者脉数，数本主热，若胃有邪热，当消谷易饥，今不但不消谷而反呕吐，是因医生误用发汗，损伤中阳，以致胃中虚冷，不能腐熟运化水谷和降浊所致，其脉必数而无力。这种数脉并非胃有实热，而是胃气虚寒，虚阳浮越所产生的假热。因是暂时性的，故曰“客热”。因误汗伤阳，胃气受损，使膈上胸中宗气不足，故曰“令阳微，膈气虚”。

胃气虚寒，虚阳浮越而脉数，医者误认为是实热，用寒药攻下，复损伤胃阳，以致土虚木贼，脉象变弦。因胃阳衰微，不能腐熟水谷，以致发生朝食暮吐的胃反病。此处弦脉是不任重按之虚弦，不可因弦而误作实证。

本条论胃反病，虽云由误汗、误下损伤中阳所致，但并非胃反病皆由误治而成。凡致胃中虚寒者，均有形成胃反的可能。

3. 胃反病机与脉症

【原文】

趺陽脉浮而濇，浮則為虛，澀則傷脾，脾傷則不磨，朝食暮吐，暮食朝吐，宿穀不化，名曰胃反。脉緊[①]而濇，其病難治。（5）

【校勘】

①脉紧：《千金要方》此前有“趺阳”二字。

【释义】

本条论述脾胃两虚胃反的病机、脉症及预后。趺阳脉候脾胃之气，胃宜降则和，故趺阳脉不应浮，浮则胃阳虚浮，胃气不降，所以说“浮则为虚”；脾宜升则健，故趺阳脉不当涩，涩为脾阴受损，脾失健运，所以说“涩则伤脾”。脾胃两虚，不能腐熟消化水谷，势必上逆而吐，形成以朝食暮吐、暮食朝吐、宿谷不化为特征的胃反病。

胃反出现脉紧而涩，紧为阳虚有寒，涩属津亏而燥，是胃中因虚而寒、因寒而燥之象。因此，该胃反属阴阳两虚，如助阳则伤阴，滋阴则损阳，所以说“其病难治”。

本条“涩则伤脾”，与第3条“数为客热”及第4条“微则无气”都是阐明胃反病机的。

【辨治要领】

胃反的主症是“朝食暮吐，暮食朝吐，宿谷不化”。

【原文】

寸口脉微而數，微則無氣，無氣則榮虛，榮虛則血不足，血不足則胸中冷。（4）

【释义】

本条从脉象论述胃反气血俱虚的病机。这里“寸口”应指两手寸关尺而言。“脉微而数”是脉数而无力之意。胸中为心肺之所居，心主血脉，肺主一身之气，气旺则血生。今脉微而阳气不足，气虚而生化不及，则营虚血不足，气血俱虚，胸中宗气不足，故胸中冷。由此可见，气血不足，胸中寒冷亦是胃反病所常见。

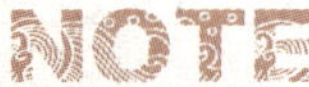

（二）治则与禁忌

【原文】

夫嘔家有癰膿，不可治嘔，膿盡自愈。（1）

【释义】

本条论述内有痈脓而呕吐的治法。呕吐为胃气上逆的一种病症，可见于多种疾病。原文提出“呕家有痈脓，不可治呕”这一原则，要求治病当求其本，不可见呕止呕。因为呕吐本身也是正气祛邪外出的一种反应。呕家有痈脓，是痈脓秽毒致胃失和降之故，其病本在痈脓，呕吐只是病之标，治疗应除痈排脓以治本，才能收到脓尽呕止的效果。若单纯止呕治标，不仅不能除病止呕，甚至会使脓毒内留而引起其他变证，使病情加重。原文“脓尽自愈”，并非不服药以待脓尽，而是应采取积极措施消除痈脓，脓尽则呕吐自愈。

【辨治要领】

临床治病应透过现象看本质，针对疾病的本质进行治疗。这就是治病求本。治病求本的法则，对临床有重要指导价值。王好古《医垒元戎》有“见痰休治痰，见血休止血”之说，与本条旨意一脉相承。

【原文】

病人欲吐者，不可下之。（6）

【释义】

本条论述欲吐的治禁。患者欲吐，是由于病邪在上，正气有驱邪外出之势，正所谓“其高者因而越之”，治宜因势利导，顺其病机，祛除邪气。切不可逆其病势，误用下法，使邪气内陷，正气受损。故曰欲吐者，不可下之。

【辨治要领】

治病当因势利导。邪居高位，当慎攻下，尤其患者“欲吐”，邪有外出之机，应因势利导，使用吐法，方是正治。

（三）证治

1. 寒证

（1）肝胃虚寒

【原文】

嘔而胸滿者，茱萸湯主之。（8）

茱萸湯方：

吴茱萸一升　人參三兩　生薑六兩　大棗十二枚

上四味，以水五升，煮取三升，温服七合，日三服。

【释义】

本条论述胃虚寒凝呕吐的证治。呕而胸满者原因较多，从原文来看，胃阳不足，寒饮凝聚，浊阴内阻，胃失和降，以致胃气上逆而呕吐；阴寒上乘，胸阳被郁，故胸满不舒。治以吴茱萸汤散寒降逆，温中补虚。方中吴茱萸、生姜温胃散寒，降逆止呕；人参、大枣补中益气。

【原文】

乾嘔，吐涎沫，頭痛者，茱萸湯主之方見上。（9）

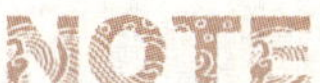

【释义】

本条论述胃虚停饮夹肝气上逆的干呕头痛证治。干呕，有声无物，由于脾胃虚寒，寒饮停滞，肝失疏泄，胃气上逆；肝经上抵巅顶，肝气夹阴寒之邪循经上冲，故头痛。本条病机与呕而胸满相同，故亦以吴茱萸汤温中散寒，降逆止呕，止头痛。

【辨治要领】

（1）据方测证，吴茱萸汤证主症是呕涎沫、脘痞喜温、干呕、巅顶痛；兼症有胸胁胀闷、心下痞满、嘈杂吞酸、四肢不温、脉弦迟、苔白而腻等。

（2）本条干呕、吐涎沫、头痛与上条呕而胸满虽然症状有所不同，但均为中焦有寒，胃气上逆，故同用吴茱萸汤治疗，属异病同治。

【临床应用】

吴茱萸汤临床常用于急性胃肠炎、慢性胃炎、溃疡病、神经性呕吐、偏头痛、高血压、心脏病、肝炎、妊娠恶阻等属于肝胃虚寒者。若阳虚恶寒甚者，加附子、肉桂；血虚加当归；呕吐甚者，加半夏、丁香；腹胀加白豆蔻；泛酸加瓦楞子、牡蛎；胃寒痛甚，加高良姜、制香附；气虚者，重用党参、黄芪；头晕头痛较甚者，加钩藤、半夏、川芎。

【医案举例】

陈某，男，49岁。症见头痛以颠顶为甚，伴眩晕，口中多涎，寐差，面色黧黑，舌苔水滑，脉弦迟无力。此由厥阴水寒循经上犯清阳所致。吴茱萸15g，生姜15g，党参9g，大枣12枚。服药2剂，头痛止，唯寐仍不佳，改用归脾汤，3剂而安。（刘渡舟．经方临证指南．天津：天津科学技术出版社，1993.）

（2）阴盛格阳

【原文】

嘔而脉弱，小便復利，身有微熱，見厥者，難治，四逆湯主之。（14）

四逆湯方：

附子一枚（生用） 乾薑一兩半 甘草二兩（炙）

上三味，以水三升，煮取一升二合，去滓，分温再服。强人可大附子一枚，乾薑三兩。

【释义】

本条论述阴盛格阳呕吐的证治。呕吐而症见脉弱，小便自利，身微热而四肢冷，病属阴盛格阳。阴寒上逆，阳气虚弱，故呕而脉弱；阴盛于下，肾气不固，故小便自利；阴格阳于外，故身微热而四肢冷。此为阴盛阳微之危重证，大有阳气欲脱之势，故曰“难治”。治用四逆汤回阳救逆。

【辨治要领】

（1）辨阴盛格阳当注重脉象，脉症合参，方不致误。本条尽管有身热，但患者四肢厥冷、小便自利、脉微弱，脉症合参，可辨明是阳虚阴盛、阴盛格阳证。

（2）用药的剂量当因人制宜。本条四逆汤方后“强人可大附子一枚，干姜三两”，就是说明用药的剂量应根据患者体质而定。四逆汤中“附子一枚，干姜一两半，甘草二两”，只是古代对一般患者的用量。体质壮实者可增大，反之，体质瘦弱的、儿童乃至老人，则用量相应减少。

【临床应用】

本方临床常用于心肌梗死、心力衰竭、急慢性胃肠炎吐泻过多或急性病大汗出而见虚脱以及胃下垂等，证属脾肾阳虚而见本条症状者。

（3）虚寒胃反

【原文】

胃反嘔吐者，大半夏湯主之《千金》云：治胃反不受食，食入即吐。《外臺》云：治嘔，心下痞鞕者。（16）

大半夏湯方①：

半夏二升（洗完用） 人參三兩 白蜜一升

上三味，以水一斗二升，和蜜揚之二百四十遍，煮藥取升半②，温服一升，餘分再服。

【校勘】

①大半夏汤方：此五字原脱，据赵开美本补。

②煮药取升半：赵开美本作“煮取二升半”，可从。

【释义】

本条是为第3、4、5条虚寒胃反补出治法。如前所述，胃反呕吐的主要症状是朝食暮吐，暮食朝吐，宿谷不化。其病机为中焦虚寒，脾胃功能失调，食入之物不能腐熟运化，反出于胃而为呕吐。脾之运化失职，不能化气生津以滋润大肠，故可见心下痞硬，大便燥结如羊屎。用大半夏汤和胃降逆，补虚润燥。方中重用半夏开结降逆，人参、白蜜补虚润燥。

本方为胃反呕吐的主方，与小半夏汤不同，临床不可混用。

【辨治要领】

应用大半夏汤方的主症是“朝食暮吐，暮食朝吐，宿谷不化”。但据证分析，当兼见面色不华、倦怠乏力、舌淡苔白、脉弱等症状。

【临床应用】

本方加减后可治神经性呕吐、急性胃炎、胃及十二指肠溃疡、贲门痉挛、胃扭转、胃癌等。久病血亏而大便如羊屎者，加当归、火麻仁、郁李仁；郁久化热伤阴，热伤阴络而便血，兼见口干者，加黄芩、麦门冬、白及；上腹部隐痛，大便色黑而无热者，为气虚便血之证，加生黄芪、白及；胸腹胀满，便秘者，加枳实、厚朴、槟榔；因情志不畅，时发呕吐，嗳气者，加乌药、青皮、陈皮；面色白，畏寒肢冷明显者，加川椒、生姜。

【医案举例】

赵某，男，62岁，1971年6月12日初诊。胃反呕吐，食不能多，气机不舒，面色不华，脉弱无力，经医院检查，未发现实质性病变，乃予大半夏汤加味：党参15g，姜半夏12g，沉香曲9g，白蜜2勺（冲），生姜2片（各药浓煎后，再加蜜）。5剂。服药后，呕反停止，能得嗳气，调治而痊。（何任.金匮要略新解.杭州：浙江科学技术出版社，1981.）

2. 热证

（1）热郁少阳

【原文】

嘔而發熱者，小柴胡湯主之。（15）

NOTE

小柴胡湯方：

柴胡半斤　黄芩三兩　人参三兩　甘草三兩　半夏半斤[1]　生薑三兩　大棗十二枚

上七味，以水一斗二升，煮取六升，去滓，再煎取三升，温服一升，日三服。

【校勘】

①半夏半斤：《伤寒论》《医统正脉》本均为“半夏半升”，宜从。

【释义】

本条论述少阳邪热迫胃致呕的治法。呕而发热，是邪在少阳；少阳邪热迫胃，胃气上逆则呕，临床可伴有口苦咽干、胸胁苦满等症。欲止其呕，必解其少阳邪热，故用小柴胡汤疏解清热，和胃降逆。方中柴胡为君，配以适量黄芩，和解清热；半夏、生姜降逆止呕；人参、甘草、大枣补虚安中。诸药合用，枢机得利，热除呕止。小柴胡汤的辨证应结合《伤寒论》有关条文所述，方为全面。

本条与第 14 条均有呕而发热之症，一则发热，一则微热。本条是肝郁气滞，枢机不利，病属郁热，故云“发热”，乃真热；第 14 条是阳微阴盛，阴盛格阳，故云“微热”，属于假热。恐后人将微热与发热相混，故将此两条原文并列，以资鉴别。

【临床应用】

小柴胡汤的应用相当广泛，既用于外感热病，又广泛用于内伤杂病以及外科、妇科、儿科等疾病。不仅用于高热、低热，亦可用于咳、呕、腹中痛、胁下痞硬等呼吸道和消化系统疾病。

（2）胃肠实热

【原文】

食已即吐者，大黄甘草湯主之《外臺》方，又治吐水。（17）

大黄甘草湯方：

大黄四兩　甘草一兩

上二味，以水三升，煮[1]取一升，分温再服。

【校勘】

①煮：原作“者”，据赵开美本改。

【释义】

本条论述胃肠实热呕吐的证治。“食已即吐”，是食入于胃，旋即尽吐而出。实热壅阻胃肠，腑气不通，以致在下则肠失传导而便秘，在上则胃气不降，且火性急迫上冲，故食已即吐。治用大黄甘草汤泻热去实，使实热去，大便通，胃气和，则呕吐自止。方中大黄荡涤肠胃实热，推陈出新；甘草缓急和胃，安中益气，使攻下而不伤胃。

本方证之吐用攻下法，与第 6 条“病人欲吐者，不可下之”有所不同。欲吐而不可下之禁，是为病邪在上者立法，因邪有外出上越之机，故当因势利导，使用吐法；本条因实热阻于胃肠，腑气不通，胃气上逆而呕吐，故当用攻下。二者均不止呕而呕自止，可见仲景治呕在于求本。

本条与大半夏汤证都有呕吐而食谷不下之症，但病机不同，治法迥异。本条为胃肠实热壅滞，虽能食，但“食入即吐”；大半夏汤为脾胃虚寒，不能消谷，故见朝食暮吐，暮食朝吐，宿谷不化。前者治以通腑泄热，后者治以补虚降逆。

NOTE

【辨治要领】

“食已即吐”是应用本方的关键。据证分析，临床当有胃肠实热的见症，如口渴、口臭、便秘、苔黄、脉实等。

【临床应用】

本方常用于呕吐属胃肠实热者。呕甚者加竹茹、瓦楞子、芦根等；热甚者加山栀、黄连、黄芩等；大便秘结者加芒硝；吐出物酸苦者，宜合用左金丸。此外，本方加减对疔疮发背、泌尿系感染等亦有良效。

（3）热结饮阻

【原文】

吐後，渴欲得水而貪飲者，文蛤湯主之；兼主微風，脉緊[①]，頭痛。(19)

文蛤湯方：

文蛤五兩　麻黄　甘草　生薑各三兩　石膏五兩　杏仁五十枚　大棗十二枚

上七味，以水六升，煮取二升，温服一升，汗出即愈。

【校勘】

①緊：原作“肾”，据《医统正脉》本改。

【释义】

本条论述吐后贪饮的证治。“吐后，渴欲得水”，本属正常现象，因吐则伤阴损阳，阴伤故欲饮水以救燥，但渴而饮水不止的“贪饮”则属病理变化。此乃吐而阴伤，热郁于内，故吐而贪饮，并不复吐。这种吐后贪饮引起饮热互结者，当用文蛤汤发散祛邪，清热止渴。若水饮停聚，里气不和，表气不畅，外感风寒，见头痛、脉紧等症，也可用本方治之。方中文蛤咸寒，利水消饮，配以石膏清热止渴；麻黄、杏仁宣肺发汗以行水；生姜、大枣、甘草健脾温胃，化饮生津，调和营卫。诸药相合，肺得宣降，水道通调，则饮邪消散，内热透解，故方后注云“汗出即愈”。所谓“汗出”，当以微微汗出为佳，不可大汗，以防变生他证。

本条注家论述不一，有的认为与《伤寒论·辨太阳病脉证并治》篇文蛤散互错，有的以饮邪立论，有的以热郁立论，可供参考。

（4）热利兼呕

【原文】

乾嘔而利者，黄芩加半夏生薑湯主之。(11)

黄芩加半夏生薑湯方：

黄芩三兩　甘草二兩（炙）　芍藥二兩　半夏半升　生薑三兩　大棗十二枚[①]

上六味，以水一斗，煮取三升，去滓，温服一升，日再夜一服。

【校勘】

①十二枚：原作“二十枚”，据《医统正脉》本改。

【释义】

本条论述干呕与下利并见的证治。由于饮食所伤，湿热内扰，肝胆不和，热犯胃肠，以致升降失调，胃气上逆，故干呕；邪热下迫，大肠传导失常则下利；因有邪热，故当伴腹痛、利下热臭垢积或发热等症。治用黄芩加半夏生姜汤，以黄芩汤清热止利为主，辅以半夏、生姜和胃降逆。

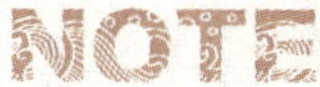

本条同第10条都有呕而下利的见症，但第10条是寒热互结于中焦，气机升降失常，上见呕吐，中见心下痞，下见肠鸣下利，以“心下痞”为主，故用半夏泻心汤主治胃而兼治肠。本条为肠热而胃失和，症以下利为主，兼见干呕或呕吐，故用黄芩加半夏生姜汤主治肠而兼治胃。

【临床应用】

本方常用于热痢初起、赤白痢、阿米巴痢疾、急性肠炎等。另春温初起，热在少阳胆经，发热不恶寒，口苦而渴，心烦，小便短赤，舌红苔黄，脉弦数者亦可使用。

3. 寒热错杂

【原文】

嘔而腸鳴，心下痞者，半夏瀉心湯主之。（10）

半夏瀉心湯方：

半夏半升（洗） 黄芩 乾薑 人參各三兩 黄連一兩 大棗十二枚 甘草三兩（炙）

上七味，以水一斗，煮取六升，去滓，再煮取三升，温服一升，日三服。

【释义】

本条论述寒热错杂的呕吐证治。症见上有呕吐，下有肠鸣，中有痞阻，乃寒热互结于中焦，升降失调所致。胃气上逆则呕，脾失健运则肠鸣、泄泻。因其病变在中焦，故“心下痞”为其主要特征。方用半夏泻心汤散结除痞，和胃降逆。方中半夏、干姜散寒降逆，黄芩、黄连苦降清热，人参、甘草、大枣补益中气。诸药合用，辛开苦降，中焦畅通，诸症自愈。

【辨治要领】

（1）本条寒热互结于中焦，以心下痞为辨证的关键。临床可兼见恶心、呕吐、纳呆、腹胀等症。

（2）半夏泻心汤的组方特点是辛开苦降，其中半夏、干姜为辛开，黄芩、黄连为苦降。后世苦辛宣泄、苦降辛开、苦降辛通等说，实源于此。

【临床应用】

本方广泛应用于急性胃炎、消化性溃疡、慢性肠炎、消化不良、慢性胆囊炎、慢性胰腺炎等病。若痛者，可加芍药甘草汤；泛酸可加左金丸；大便秘结可加大黄；胃火盛者加蒲公英，重用黄连。

4. 饮证

（1）寒饮呕吐

【原文】

諸嘔吐，穀不得下者，小半夏湯主之方見痰飲中。（12）

【释义】

本条论述一般呕吐的治法。呕吐有多种病因，但其病机不离胃失和降，胃气上逆。从本条所出方剂来看，这里的呕吐、谷不得下当是胃中停饮，脾胃升降失调，寒饮上逆所致，故用小半夏汤散寒化饮，和胃降逆以止呕吐。方中半夏开饮结而降逆气，生姜散寒和胃以止呕吐。

因本方具有较强的和胃、降逆之功，经过适当的配伍变化，可以治疗各种呕吐，所以后世医家称此为止呕祖方。

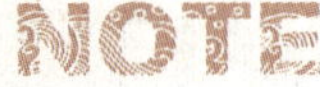

（2）阳虚饮停

【原文】

乾嘔，吐逆，吐涎沫，半夏乾薑散主之。（20）

半夏乾薑散方：

半夏　乾薑各等分

上二味，杵為散，取方寸匕，漿水一升半，煎取七合，頓服之。

【释义】

本条论述中阳不足，寒饮内盛的呕逆证治。干呕吐逆与吐涎沫可以同时发生，也可单独出现，在病机上都属于中阳虚弱，温运乏力，寒饮内停，虚寒之气上逆所致。如中阳不足，胃寒气逆，则干呕、吐逆；寒饮不化，聚为痰涎，随胃气上逆而出，则口吐涎沫，即所谓“上焦有寒，其口多涎”。治用半夏干姜散温中散寒，降逆止呕。半夏辛燥，能化痰开结，善降逆气；干姜辛热，温胃散寒。两味相伍，温胃化饮止呕。以浆水煮服，取其甘酸能调中止呕；“顿服之”，使药力集中而取效捷速。

半夏干姜散，即小半夏汤以生姜易干姜而成，因干姜与生姜功用不同，故其主治有别。半夏干姜散以干姜温阳，守而不走，治疗中阳不足、寒饮呕逆之证；小半夏汤以生姜散寒，走而不守，主治饮盛抑阳之呕吐。

半夏干姜散证与吴茱萸汤证都有干呕、吐涎沫的症状，但二者病机不同，治法亦异。吴茱萸汤证是胃寒夹肝气上逆，故肝胃同治；半夏干姜散证是中阳不足，寒饮上逆，故专治胃。

【临床应用】

本方常用于急慢性胃炎而见干呕吐逆者。

（3）寒饮搏结胸胃

【原文】

病人胸中似喘不喘，似嘔不嘔，似噦不噦，徹心中憒憒然無奈[1]者，生薑半夏湯主之。（21）

生薑半夏湯方①：

半夏半斤②　生薑汁一升

上二味，以水三升，煮半夏取二升，内生薑汁，煮取一升半，小冷，分四服，日三夜一服。止，停後服。

【校勘】

①生姜半夏汤方：原脱，据赵开美本补。

②半夏半斤：《医统正脉》本作“半夏半升”。

【注释】

[1] 彻心中愦愦然无奈：患者自觉胸胃烦闷不已，有无可奈何之状。彻，通联之意；心中，指胸胃。

【释义】

本条论述寒饮搏结胸胃的证治。胸为气海，是清气出入升降之道路，且内居心肺，下邻脾胃。寒饮搏结于胸胃，胸阳阻滞，欲伸不能，邪正相搏，气机逆乱，故见寒饮扰胸，肺气不利，似喘不喘；饮扰于胃，胃失和降，似呕不呕，似哕不哕；病势欲出不能，欲降不得，以致

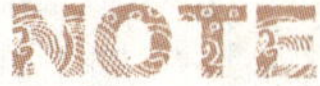

心胸中烦闷不堪，有无可奈何之状。故用生姜半夏汤辛散寒饮，舒展胸阳，畅达气机。本方重用生姜且取汁，在于散饮去结。“小冷”为“治寒以热，凉而行之”的反佐之意。“分四服”，以免药力过大，反致呕吐，取频服之意，通过药物的持续作用，使寒饮尽散。

小半夏汤、半夏干姜散、生姜半夏汤三方均由半夏与姜组成，其证候病机皆属寒饮内停，胃气上逆，治法皆是散寒化饮，和胃止呕，但同中有异。小半夏汤使用“走而不守”的生姜，并重用半夏，重在降逆化饮，知其证候以饮为主；半夏干姜散用“守而不走”的干姜，且其用量与半夏相等，温中散寒与化饮降逆并举，知其证候有中阳不足；生姜半夏汤重用生姜汁辛开散结，可知寒饮搏结、气机被遏是病机的关键。

【临床应用】

生姜半夏汤常用于胃寒、胃虚、痰饮上犯而作呕吐，亦可用于梅尼埃综合征之眩晕呕吐，或慢性消化道疾病而见呕吐等。

（4）饮阻气逆

【原文】

胃反，吐而渴欲飲水者，茯苓澤瀉湯主之。（18）

茯苓澤瀉湯方《外臺》云：治消渴脉絕，胃反吐食之，有小麥一升：

茯苓半斤　澤瀉四兩　甘草二兩　桂枝二兩　白术三兩　生薑四兩

上六味，以水一斗，煮取三升，内澤瀉，再煮取二升半，温服八合，日三服。

【释义】

本条论述饮阻气逆而呕渴并见的证治。“胃反”，乃反复呕吐之意。本证因胃有停饮，失其和降，则上逆而吐；饮停不化，津不上承，故口渴欲饮；因渴而饮，脾虚不运，更助饮邪，饮动于内，升降失常，故呕吐加重。如此愈吐愈饮，愈饮愈渴，致呕吐不止的胃反现象，故以茯苓泽泻汤健脾利水，化气散饮。方中茯苓、泽泻淡渗利水而扶脾，辅以桂枝通阳化气，生姜温胃散饮，白术、甘草健脾化湿，安中和胃。诸药合用，使气化水行，则呕渴自止。

本证“吐而渴欲饮水”，与五苓散“渴欲饮水，水入则吐”颇为相似。然五苓散证重点在于膀胱气化失职，以小便不利为主症，治以化气利水；茯苓泽泻汤证重点在于脾虚不运，胃有停饮，以呕渴并见为主症，治以温胃化饮止呕。

【辨治要领】

辨治呕吐，重在求本，不能见呕止呕。本方化饮止呕，故临证可兼有头眩、心下悸等饮邪内停的症状。

【临床应用】

本方常用于急性胃炎、胃肠炎、胃神经官能症和其他消化道疾患。呕吐甚者，加砂仁、半夏以理气降逆止呕；呕吐清水不止，加吴茱萸以温中降逆止呕；脘腹胀满，苔厚者，去白术，加苍术、厚朴以行气除满；脘闷不食者，加白蔻仁、砂仁以化浊开胃。

【医案举例】

一妇二十四五，患呕吐，三四日或四五日一发，发必心下痛，如此者二三月，后至每日二三发，甚则振寒昏迷，吐后发热。诸医施呕吐之治或驱蛔之药无效。余诊之：渴好汤水甚，因与茯苓泽泻汤，令频服少量，自其夜病势稍缓，二十余日诸症悉退。（陆渊雷．金匮要略今释．北京：人民卫生出版社，1955.）

NOTE

（5）呕后调治

【原文】

嘔吐而病在膈上，後思水者，解，急與之。思水者，猪苓散主之。（13）

猪苓散方：

猪苓　茯苓　白术各等分

上三味，杵為散，飲服方寸匕，日三服。

【释义】

本条论述停饮呕后的调治方法。胃中停饮，上逆于胸膈而致呕吐；呕吐之后，饮去阳复，则口渴饮水，故先呕后渴为饮邪欲解之征，所以说“思水者解”。停饮因呕吐而去，胃阳正复，思水润其燥，故云“急与之”。然而，此时胃的功能尚未完全恢复，若思水时恣意多饮，胃弱不能消水，势必旧饮尚未尽除，新饮骤增，而再致呕吐，故治以猪苓散健脾利水。方中猪苓、茯苓淡渗利水，白术健脾化湿。配制散剂，是取“散者，散也”之意，使水饮得散，中阳复运，气化水行，则思水、呕吐自除。

【辨治要领】

病后初愈，脾胃虚弱，饮食只能逐渐恢复，不可太过。本条呕后思水，只宜少饮，正如《伤寒论·辨太阳病脉证并治》篇第71条所说：“少少与饮之，令胃气和则愈。”

【临床应用】

本方临床上常用于急慢性胃炎、神经性呕吐、幽门水肿、心律失常等。

二、哕

（一）哕而腹满治则

【原文】

噦而腹滿，視其前後[1]，知何部不利，利之即愈。（7）

【注释】

[1] 前后：指大小便。

【释义】

本条论述哕而腹满的治则。哕与腹满并见，是因病阻于下、气逆于上所致。邪实内阻，则腹满；气逆于上，故呃逆，此即《金匮要略心典》所谓“病在下而气溢于上也”。从原文“视其前后”可以看出，本证当有小便不利或大便不通，并以此为辨。如大便不通，糟粕内积，肠胃实热，胃气不降，则腹满呃逆，治当通腑清肠。腑畅气顺，则腹满、呃逆自愈。如小便不利，是为水湿停聚于下，水停气阻气逆，亦致腹满、呃逆，治以利湿降浊。如此使邪去气平，则呃逆自止，所以说“利之即愈”。

本条的辨证方法同样适用于干呕或呕吐并见腹满的证候。从“视其前后”“利之即愈”可以看出，通利仅用于呃逆实证，不可用于虚证，尤其是久病、重病之后的虚证呃逆，更应谨慎。

关于本条治方，朱奉议提出“前部不利者，猪苓汤；后部不利者，调胃承气汤”，可供参考。

【辨治要领】

临证之时，审察与主症相关的症状，对于辨清证候、确定治则有重要的作用。本条哕而腹

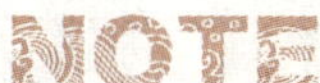

满，审察其二便症状，则病在水与食、膀胱与胃肠，将会一目了然，治疗也就能抓住根本，对证用药。

（二）证治

1. 胃寒气逆

【原文】

乾嘔，噦，若手足厥者，橘皮湯主之。（22）

橘皮湯方：

橘皮四兩　生薑半斤

上二味，以水七升，煮取三升，温服一升，下咽即愈。

【释义】

本条论述胃寒气逆而干呕、哕的证治。干呕与呃逆均是胃气失和，其气上逆所致，但其证候有寒热虚实之分。若寒气滞于胸膈，胸阳不能伸展，寒气上逆则作呕；寒气闭阻于胃，中阳被郁，阳气不能达于四末，则手足厥冷。治以橘皮汤散寒降逆，通阳和胃。方中橘皮理气和胃，生姜散寒降逆止呕，二味合用，使寒去阳通，胃气和降，则干呕、哕与厥冷自愈，故方后云“下咽即愈”。

哕证有寒热虚实之分，新病实证易治，久病见哕，证多危重。

【辨治要领】

本证之厥非阴盛阳微，乃胃阳抑郁不能伸展，一般表现为轻度的寒冷感，为暂时性的，且无恶寒之象，其呃声沉缓，得热则减，得寒则剧。

【临床应用】

本方常用于急性胃炎、幽门不全梗阻、神经性呕吐等胃寒气逆所致的呃逆、呕吐。若呕哕胸满，虚烦不安者，加人参、甘草；里寒甚，四肢厥冷明显者，加吴茱萸、肉桂以温阳散寒降逆；夹有痰滞，脘闷嗳腐，泛吐痰涎，加厚朴、半夏、枳实、陈皮、麦芽等以行气祛痰导滞；兼气机阻滞，胃脘闷胀，呃逆频作，加木香、旋覆花、代赭石以增其理气降逆、和胃止呃之力；哕逆久作不愈，夹瘀血者，酌加桃仁、红花、当归、川芎、丹参。

2. 胃虚有热

【原文】

噦逆者，橘皮竹茹湯主之。（23）

橘皮竹茹湯方：

橘皮二升[①]　竹茹二升　大棗三十枚　生薑半斤　甘草五兩　人參一兩

上六味，以水一斗，煮取三升，温服一升，日三服。

【校勘】

①二升：《医统正脉》本作“二斤”。

【释义】

本条论述胃虚有热呃逆的证治。原文叙证较简，以药测证，可知本条所论之呃逆是因胃中虚热，气逆上冲所致，故可伴有虚烦不安、少气、口干、手足心热、脉虚数等症。治用橘皮竹茹汤补虚清热，和胃降逆。方中橘皮理气健胃，和中止呕；生姜降逆开胃；竹茹清热安中，止呕逆；人参、甘草、大枣补虚和中。六味相合，虚热得除，胃气和降，则哕逆自愈。

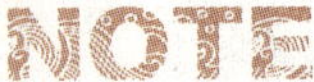

本篇论治呃逆的条文虽然仅有三条，但其内容精要，涵盖实滞内结、胃寒气逆、胃虚有热三种类型，其治有通利二便、理气和胃、清热补虚之法。这些为后世哕病的寒热虚实辨证论治奠定了基础，对哕病的深入研究有一定的指导意义。本篇治哕诸法及其方药，同样可用于呕吐。

【辨治要领】

本条哕逆，应伴有少气乏力、口干、心烦肢热、脉虚而数等症。

【临床应用】

本方常用于慢性消化道疾病、妊娠恶阻、幽门不全梗阻及胃炎之呕吐，以及神经性呕吐、腹部手术后呃逆不止等属于胃虚夹热者。呃逆不止者，加枳实、柿蒂等；胃热较重者，加黄连、山栀；兼痰热者，加竹沥、天竺黄、鱼腥草；兼瘀血者，加桃仁；因呕吐胃阴不足，口渴，舌红苔少，脉细数者，加麦冬、石斛、芦根、沙参以滋养胃阴，降逆止咳。

三、下利

（一）病机、脉症及预后

【原文】

夫六府氣絕[1]於外者，手足寒，上氣，脚縮；五藏氣絕於内者，利不禁，下甚者，手足不仁。（24）

【注释】

［1］气绝：指脏腑之气虚衰。

【释义】

本条从脏腑功能的虚衰来论述呕吐、哕、下利病的病机和预后。人体以脏腑为本，五脏六腑各司其职。六腑属阳，阳主卫外，其气行于表；五脏属阴，阴主内守，其气行于里。所谓“六腑气绝于外”“五脏气绝于内”，是指脏腑气衰，外不足以行表，内不能固守封藏而言。由于六腑以胃为本，诸腑皆受气于胃，故胃阳虚衰，诸腑之气皆衰。胃虚不能运化水谷，受纳和降失职，胃气上逆，故呕吐或哕；上焦不能受气于中焦，宗气因之不足，肺失肃降，故上气喘促；下寒不得温煦，筋脉不能舒张，故脚缩。五脏以肾为先天之本，脾为后天之本，故五脏之气不充，关键是脾肾气衰。初期以脾病为主，脾虚失运，水谷不得腐熟，清气下陷，故泄利不禁；久必及肾，肾阳虚衰，则下利尤甚；阴液随利而失，四肢筋脉失其濡养，故手足麻痹不仁。

本条旨在阐明呕吐、哕、下利的一般传变规律。三者虽为胃肠系病变，但日久不愈可累及其他脏腑，病情由轻转重，由重转危。故在辨证论治中要以五脏为中心，考虑到脏腑之间的生理关系及病理影响。

【原文】

下利[1]脉沉弦者，下重[2]；脉大者，為未止，脉微弱數者，為欲自止，雖發熱不死。（25）

【注释】

［1］下利：此指痢疾。

［2］下重：即里急后重。

NOTE

【释义】

本条是以脉象辨别下利病情的进退。由于病邪入里，阻滞气机，腑气不畅，肝气不调，故见下利腹痛，里急后重，脉沉而弦；若下利而脉反大者，为邪气内盛，大则病进，故云“为未止”；若下利而邪气渐衰，阳气开始恢复，则脉微弱而数，故知下利将自止。虽有发热之症，而正气渐复，预后良好，故曰“虽发热不死”。

痢疾有虚实轻重不同，如《素问·通评虚实论》“肠澼身热而死”是指邪盛正衰，正不抗邪的危重病症。此条身虽发热，当是微热或虚热，决非大热、实热，故见微弱而数之脉，为邪微正复之象，所以“虽发热不死”。

【原文】

下利，手足厥冷，無脉者，灸之不温，若脉不還，反微喘者，死。少陰負趺陽[1]者，為順也。(26)

【注释】

[1] 少阴负趺阳：少阴脉比趺阳脉弱小之意。

【释义】

本条辨下利危候之顺逆。阴寒下利，损伤脾肾，脾肾虚寒，真阳受损，阳气外不能行于四肢而厥冷，内不能温通经脉而脉伏。治以艾灸，取其温暖脾肾之阳气以复脉。若灸之四肢仍不见温，说明阳衰难复。若温之，脉不但不回，反见微喘，乃阴气下竭，阳气上脱，阴阳离决之危象，故曰死。若少阴肾脉弱于趺阳胃脉，说明尚有胃气，仍有好转的希望，故为顺也。

【辨治要领】

胃气存亡与否，是判断预后吉凶的依据，有胃气则生，无胃气则死。本条“少阴负趺阳”就是说明这一道理，故临证切脉，要详细审察三部九候，四诊合参，才能准确地诊断和预后疾病。

【原文】

下利有微熱而渴，脉弱者，今自愈。(27)

【释义】

本条论述下利渐愈之脉症。阴寒下利，本为阳气不足，应手足厥冷，畏寒倦息。若症见微热、口渴，说明阳气来复，阳能胜阴；更见脉象微弱，表明正衰而邪气亦衰，正复邪去，故其病当自愈。

【原文】

下利脉數，有微熱汗出，今自愈；設脉緊，為未解。(28)

【释义】

本条论述下利自愈与未解的脉症。虚寒下利多属脾肾阳虚，若下利而邪退，阳气恢复，外达于表，表里俱和，则见脉数、微热汗出，此为自愈之征。假如下利脉不弱而紧者，为邪气较盛，正气未复，故知其病“未解”。

文中“脉数”，必微弱而数，为阴寒下利、邪衰阳复之象，乃利欲自止，非邪气有余之症，“微热汗出”更是寒去阳和之兆，当与正衰邪盛、病势发展之证相区别。

NOTE

【原文】

下利脉數而渴者，今自愈；設不差，必清[1]膿血，以有熱故也。（29）

【注释】

[1] 清：通“圊”，厕也。

【释义】

本条论述下利发热的两种病情变化。阴寒下利，邪去阳复，故脉数、口渴，病有向愈之势。如阴气未复，阳复太过，内热壅盛，热伤胃肠络脉，血不循常道而下血，则见下利脓血。原文“以有热故也”五字，正是阐明这一病机。但阳复太过、邪热内盛之证，脉数必有力，口渴必喜凉饮。

从本条可以看出，下利之寒热病证是可以相互转化的，这对临床辨证和预后有一定的指导意义。

【原文】

下利脉反弦、發熱、身汗者，自愈。（30）

【释义】

本条再论虚寒下利自愈的病机和脉症。虚寒下利，病在里，脉当沉，今脉不沉而弦，故曰反弦。这种弦并非沉弦，而是浮弦之象，为阳气虽郁而有向外伸展的征兆，所以并见发热、身汗之阳气来复，营卫调和的症状，故云“自愈”。

以上六条主要论述虚寒下利的病机进退状况，并以阳气的消长、病邪的盛衰作为判断预后的关键。但阳复太过，病证又会由寒转热，由阴转阳。

【原文】

下利，寸脉反浮數，尺中自[1]濇者，必清膿血。（32）

【注释】

[1] 自：作“本”字解。

【释义】

本条从脉象论述热利脓血的病机。下利，其病在里，故脉应沉而不浮；因于寒，则脉当迟而不数。今下利，“寸脉反浮数”，可知非阴寒所致，而是热利之候。由于湿热熏蒸胃肠，邪热炎上，阳热气盛，故寸脉浮数；热伤阴血，阴血亏损，凝涩不畅，故尺脉涩滞；热伤阴分，营血腐败，故下利脓血。

【原文】

下利脉沉而遲，其人面少赤，身有微熱，下利清穀者，必鬱冒[1]，汗出而解，病人必微熱①。所以然者，其面戴陽，下虛故也。（34）

【校勘】

①必微热：《医统正脉》本作“必微厥”。

【注释】

[1] 郁冒：郁闷昏冒之意。

【释义】

本条论述阴寒下利而虚阳浮越的病机变化。“下利脉沉而迟”，是指阴寒下利乃脾肾之阳不足，寒盛于里所致。阴寒内盛，格阳于外，则身有微热；寒盛于下，虚阳上浮，戴阳于上，则

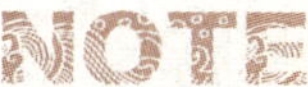

其人面少赤；里虚阳微，则下利清谷；若阳气尚能抗邪，与阴寒相争，则见郁闷不舒、头昏目眩之症；阳伸而邪却，阴阳相和，则周身津津汗出，病随汗而痊愈；阳气本虚，抗邪于外，不能达于四肢，故手足厥冷。

“所以然者，其面戴阳，下虚故也”是进一步阐明病机的自注文，不仅解释面赤戴阳的机理，亦是对上述病机的概括，即总由下焦阳虚、阴寒内盛所致。

本条“汗出而解”非因寒邪在表而汗解，而是温阳散寒，使阴阳相和、上下交通之意。

【原文】

下利後脉絕，手足厥冷，晬時[1]脉還，手足溫者生，脉不還①者死。(35)

【校勘】

①脉不还：《千金要方》作“不还不温”。

【注释】

[1] 晬（zuì 醉）时：即一昼夜，又称一周时。

【释义】

本条论述虚寒下利而阳微欲绝的转归。下利之后，耗阴损阳，阴竭阳衰，故脉绝，手足厥冷。若在一定的时间里阳气来复，脉续出，手足温暖者，预后较好；反之，如脉不返者，则阴阳不续，生机将灭，预后不良。

本条与第 26 条意义相似，故应前后互参。

（二）治法与治禁

1. 湿滞气利治法

【原文】

下利氣者，當利其小便。(31)

【释义】

本条论述下利气的治法。下利气是指下利而有矢气，气随利矢，频作不已，故又称气利。由于脾虚不运，湿滞气阻，蕴郁肠道，故见下利而兼矢气；湿滞气阻，气化失常，则肠鸣腹胀，小便不利。治当利其小便，以分利肠中湿邪，使湿去气行而泄利自止，即所谓利小便而实大便。

利小便而治泄利，乃后世所谓“急开支河”之法，对临床有一定的指导意义。

2. 虚寒下利治禁

【原文】

下利清穀，不可攻其表，汗出必脹滿。(33)

【释义】

本条论述虚寒下利的治禁。下利清谷是脾肾之阳虚衰，不能腐熟水谷；阳虚于里，阴寒内盛，卫阳之气亦因之不足，故外见恶寒之症。纵有表邪未解，亦应急温其里，不可轻用汗法攻表。若误攻其表，必汗出而阳气益虚，阴寒更盛，以致气机不行，腹部胀满不舒，即《内经》所谓“脏寒生满病”之意。

本条与《脏腑经络先后病脉证》篇第 14 条原文“下利清谷不止，身体疼痛者，急当救里”前后连贯，既示人以标本缓急的论治原则，也体现以顾护人体阳气为要领的精神。

NOTE

（三）证治

1. 寒证

（1）虚寒下利兼表证

【原文】

下利，腹脹滿，身體疼痛者，先溫其裏，乃攻其表。溫裏宜四逆湯，攻表宜桂枝湯。（36）

四逆湯方方見上。

桂枝湯方：

桂枝三兩（去皮） 芍藥三兩 甘草二兩（炙） 生薑三兩 大棗十二枚

上五味，㕮咀，以水七升，微火煮取三升，去滓，適寒溫服一升。服已，須臾，啜稀粥一升，以助藥力。溫覆令一時許，遍身漐漐微似有汗者，益佳，不可令如水淋漓。若一服汗出病差，停後服。

【释义】

本条论述虚寒下利兼表证的证治。由于脾肾阳虚，阴寒内盛，运化失司，故下利，腹胀满；又因风寒外袭，邪滞于表，故身体疼痛。本证为表里皆病，根据表里同病的治则，一般先治表后治里，或表里同治，但对里虚寒急者，则应先救里而后治表。若妄用汗法，阳气更伤，可能导致内外皆脱之危候，故先用四逆汤温里，待阳气恢复，而表证仍在的，再用桂枝汤调和营卫，以解外邪。本条也为《脏腑经络先后病脉证》篇急当救里救表提供了参考用方。

【辨治要领】

（1）本证下利当是利下清谷，并伴脾肾阳衰的症状。

（2）表里同病，应首先分清表病与里病的缓急，然后决定先治表病，或先治里病，或表里同治。本证下利为脾肾阳衰，虽伴有表证，但脾肾阳衰为急、为重，故用四逆汤先温其里。

【临床应用】

四逆汤为回阳救逆、驱除阴寒的基本方。凡疾病发展到心脾肾阳虚之严重阶段，而出现全身阳气不足，阴寒内盛，均可投用。如心肌梗死、心力衰竭、急慢性胃肠炎吐泻过多，或急性病大汗出而见虚脱，证属脾肾阳虚者。

桂枝汤应用广泛，凡属卫阳不足，营卫失调，均可化裁运用。如风邪客于太阳经之身痒，加防风、蝉蜕以增强祛风止痒之力；气血亏损，营卫失调之半身发麻，加黄芪、当归以增强补气活血之力；风寒湿邪侵袭经络，气血受阻之痹证，加羌活、姜黄、威灵仙、薏苡仁以增强祛风利湿之力；中阳虚寒，肝脾失调之胃痛，加黄芪、炒薏苡仁，生姜易干姜以增强补气温中之力；外邪侵袭太阳经，经气不舒所致之颈麻头晕，加葛根以增强疏经之力；营卫失调，气血周流不畅之关节痛，加狗脊、当归、川断等以祛风养血，壮筋骨；营卫不和之自汗，合玉屏风散或加黄芪以和营卫而固表。

（2）寒厥下利

【原文】

下利清穀，裏寒外熱，汗出而厥者，通脉四逆湯主之。（45）

通脉四逆湯方：

附子（大者）一枚（生用） 乾薑三兩（强人可四兩） 甘草二兩（炙）

NOTE

上三味，以水三升，煮取一升二合，去滓，分温再服。

【释义】

本条论述寒厥下利，阴盛格阳的证治。由于脾肾阳虚，阴寒内盛，水谷不化，故下利清谷；阴盛于内，格阳于外，故有身微热、面赤、自汗出等“外热”之象。此里寒外热，里寒是真，为病之本，外热是假，为病之标，即所谓真寒假热之证。由于阴从利而下竭，阳从汗而外脱，阴阳之气不相顺接，故汗出而四肢厥逆。证情危重，当急以通脉四逆汤回阳救逆。本方即四逆汤倍干姜，以增强温经回阳之力。

学习本条需与第26、34、35等条以及《伤寒论》317条少阴病阴盛格阳之通脉四逆汤证互参，理解更为全面。

【辨治要领】

下利清谷、四肢厥冷是辨证的关键。据证分析，当有脉微欲绝。

【临床应用】

本方可用于休克、心力衰竭等危重病症，对急性传染病高热后期出现少阴寒化证，兼身反不恶寒、烦躁、面赤、咽痛等假热现象者，均可用通脉四逆汤。如肠伤寒后期并发肠出血症，伴有汗多亡阳，也可用通脉四逆汤治之。

（3）虚寒肠滑气利

【原文】

氣利[1]，訶梨勒散主之。（47）

訶梨勒散方：

訶梨勒十枚（煨）

上一味，為散，粥飲和[2]，頓服疑非仲景方。

【注释】

[1]气利：指下利滑脱，大便随矢气而排出。

[2]粥饮和：用米粥之汤饮调和。

【释义】

本条论述虚寒性肠滑气利的治法。气利有虚实之不同，此处下利泄泻，滑脱不禁，大便随矢气而出，是中气下陷、气虚不固所致。治宜诃梨勒散敛肺涩肠，止利固脱。方中诃梨勒即诃子，性温味苦酸涩，生用理肺止咳，煨用则专以涩肠固脱，用粥饮和服，取其益肠胃而健中气。

本条与第31条均为气利之证，因虚实不同，故治法有异。第31条是湿郁气滞，属气利实证，故“利其小便”以分利水湿；本条是气虚滑脱，故当温涩固脱。

本方为固涩之剂，不仅可用于本证肠滑气利，也可用于虚脱不禁之久咳、久泻、久利等。若有实邪则不宜使用，以防固涩敛邪。

（4）虚寒下利脓血

【原文】

下利便膿血者，桃花湯主之。（42）

桃花湯方：

赤石脂一斤（一半銼，一半篩末） 乾薑一兩 粳米一升

NOTE

上三味，以水七升，煮米令熟，去滓，温七合，内赤石脂末方寸匕，日三服；若一服愈，餘勿服。

【释义】

本条论述虚寒下利便脓血的证治。下利脓血有湿热与虚寒之分。属湿热者，多见于初利，由湿热郁滞，热伤血络，热盛营腐所致；若是久利不止，乃因脏气虚寒，气血不固，滑脱不禁而成。属虚寒者，其所下之血必色紫暗，且赤白相兼，并伴有腹疼喜按喜暖、精神委靡、四肢酸软、口不渴、舌淡苔白、脉微细而弱等症，故用桃花汤温中涩肠以固脱。方中赤石脂为君，其色似桃花，又名桃花石，性温味甘涩而质重，功能涩肠固脱；干姜温中散寒；粳米补虚安中。方后强调"内赤石脂末"冲服，是为增强涩肠固脱的功效。

本条便脓血的机理，有人认为是寒凝日久，气滞血瘀，络伤营腐所致。

【辨治要领】

（1）本证下利的特点是反复不愈，时轻时重，质清而稀，黏白冻样，或血色紫暗，兼见腹部隐痛，食少倦怠，四肢不温，舌淡脉弱。

（2）治病用药应中病即止。本条方后曰"若一服愈，余勿服"，反映了仲景中病即止的治疗思想。

【临床应用】

桃花汤常用于慢性阿米巴痢疾、慢性菌痢及某些急性菌痢、肠伤寒伴肠出血、功能性子宫出血、肠功能紊乱、小儿痟泻等病症。脾肾俱虚，阴寒内盛者，加附子、肉桂以温脾暖肾；腹痛者，加白芍、桂枝以缓急止痛；久泻滑脱者，加党参、煨肉豆蔻以益气固脱；下利兼热象者，可酌加黄芩、黄连、白头翁等。

【医案举例】

李某，女，40岁，1976年5月来诊。6个月前患急性痢疾，经服四环素、黄连素等，断断续续便脓血不愈，面黄肌瘦，神萎，苔黄腻，脉弱无力，恶寒偏甚，遂以桃花汤加味。赤石脂25g，干姜9g，粳米10g，太子参10g。服3剂后脓血明显好转，连服10剂而愈。（王占玺.《伤寒论》临床研究.北京：科学技术文献出版社，1983.）

2. 热证

（1）实积下利

【原文】

下利，三部脉皆平[1]，按之心下堅者，急下之，宜大承氣湯。（37）

【注释】

［1］三部脉皆平：指寸、关、尺三部皆现平人脉象。

【释义】

本条论述下利实证的治法。下利有虚实之分，治法攻补各异，均依具体脉证而定。若下利而脘腹胀满，按之坚硬，寸关尺三部脉既不虚浮而大，亦非沉微细弱，而是犹如平人脉象，可知是有形之实滞内结下利。此正盛邪实，当用攻下。如延之日久，必致邪实正虚而攻补两难，故仲景指出"急下之"，用大承气汤急下其里实。实去坚消，腑气顺而利自止。此所谓"通因通用"之法。

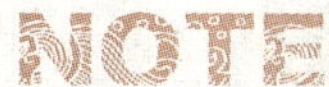

【原文】

下利脉遲而滑者，實也，利未欲止，急下之，宜大承氣湯。（38）

【释义】

本条续论实热下利的证治。若下利而脘腹症状不明显者，当以脉象来辨别虚实。如见脉迟而滑实有力的，属实证。这里脉迟是因食积伤胃，积滞中阻，气滞不畅所致；滑为食滞内结，正气不虚之征。积滞不消，腑气难和，则下利不止，故治以急下之法，用大承气通腑去实，实去则下利自止。

【原文】

下利脉反滑者，當有所去，下乃愈，宜大承氣湯。（39）

【释义】

本条再论实热下利的治法。下利属里证，脉应沉；如属热，脉应数；如属寒，脉应迟；下利日久，必伤气阴，脉应细弱。今下利，脉不沉、不数、不迟，亦不细弱，反见滑而有力，是内有宿食之故，正如《脉经》所载："脉来滑者，为病食也。"故原文指出"当有所去"，治疗用大承气汤攻下，邪实一去，利即自愈，故曰"下乃愈"。

"当有所去"有两层含义，一是指宿食积滞，内郁实邪，热结而旁流之意，二是指不除宿食积滞，则下利不止，可资参考。

【原文】

下利已差，至其年月日時復發者，以病不盡故也，當下之，宜大承氣湯。（40）

大承氣湯方見痙病中。

【释义】

本条论下利愈而复发的治疗。如下利已愈，但到一定时间又复发，多因病之初治不彻底，或用涩药止利，以致邪未尽去，留连于肠间，每遇气候时令的变化，或为饮食失调、劳倦内伤等因素的影响，而再次发生下利。治疗当求其本，清除肠间余邪，仍宗"通因通用"之法，以大承气汤攻下未尽之邪，病可痊愈。

这种情况多见于痢疾中的"休息痢"。

上述四条都属有形之邪内结，是实热证下利，故均宗"通因通用"法则，用大承气汤治疗。大承气汤的应用一定要谨慎，因其毕竟是苦寒攻下之峻剂，所以仲景不云大承气汤主之，而曰"宜大承气汤"，此"宜"字即含有斟酌之意。尤其对反复发作、缠绵不愈的"休息痢"，更应如此。倘若正气已虚，邪气虽实，也不可滥用攻下。对正虚邪恋、愈而复发的痢疾或泄泻，可用《千金要方》温脾汤（大黄、附子、干姜、党参、甘草）加减化裁。

【辨治要领】

下利用大承气汤，临床辨证应掌握三点：一是"按之心下坚"，即脘腹硬满，疼痛拒按；二是虽下利，脉仍滑实有力；三是利下之物臭如败卵，泻后痛减或泻而不畅。

【临床应用】

大承气汤广泛应用于急性单纯性肠梗阻、粘连性肠梗阻、蛔虫性肠梗阻、急性胆囊炎、急性阑尾炎、急性胰腺炎、急性胃炎、急性痢疾等属阳明腑实证者。

【原文】

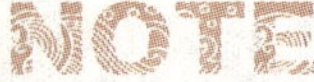

下利譫[1]語者，有燥屎也，小承氣湯主之。（41）

小承氣湯方：

大黄四兩 厚朴二兩（炙） 枳實（大者）三枚（炙）

上三味，以水四升，煮取一升二合，去滓，分温二服。得利則止。

【注释】

［1］谵（zhān 詹）：《集韵》云："谵，疾而寐语也。"

【释义】

本条论述实热燥结下利的证治。胃肠实热积滞，燥屎内结不去，浊液夹邪，热结旁流，以致下利臭秽；邪热上蒸，故见谵语；阳明实热，故常见心腹坚满、舌苔黄燥、脉滑等症。治宜小承气汤通腑泄热，使实热去、燥屎除，则谵语止，而下利亦愈。

【辨治要领】

本证的辨证要领是下利与谵语并见。下利当是实热或积滞内停所致，故见利下不畅，臭秽难闻，脘腹满硬，按之疼痛。谵语为阳明实热扰动神明，故以小承气汤通腑泄热。

【临床应用】

凡阳明热盛，津伤气滞，燥屎邪结，腹部胀满，里虽实而燥坚不甚之腑证，皆可用小承气汤。临床上多用于痢疾、痘疹、时疫胃热等，症见腹满、大便硬或协热下利、或有潮热、微烦或烦躁、舌红苔黄者。通过化裁还可用于流行性乙型脑炎、手术后肠梗阻、肠功能紊乱等。

【医案举例】

梁某，男，28岁。因流行性乙脑住院。病已6日，曾连服中药清热、解毒、养阴之剂，病势有增无减。会诊时，体温40.3℃，脉象沉数有力，腹满微硬，哕声连续，目赤不闭，无汗，手足妄动，烦躁不宁，有欲狂之势，神昏谵语，四肢微厥，昨日下利纯青黑水。此虽病邪羁踞阳明，热结旁流之象，但未至大实满，而且舌苔秽腻，色不老黄，未可与大承气汤，乃用小承气汤法微和之。服药后，哕止便通，汗出厥回，神清热退，诸症豁然，再以养阴和胃之剂调理而愈。（高辉远．蒲辅周医案．北京：人民卫生出版社，1972.）

（2）热利下重

【原文】

熱利下重①者，白頭翁湯主之。（43）

白頭翁湯方：

白頭翁二兩 黄連 黄蘗 秦皮各三兩

上四味，以水七升，煮取二升，去滓，温服一升；不愈，更服。

【校勘】

①下重：原作"重下"，据《医统正脉》本改。

【释义】

本条论述热利的证治。热利，实指下利属于湿热者。由于湿热郁结于肠，腐灼肠道脉络，阻滞气机，秽浊之物欲出不能，故有里急后重，滞下不爽，下利秽恶脓血腥臭。由于湿热为患，大肠传导失职，升清降浊失常，故有发热、口渴、尿赤、肛门灼热、舌红苔黄腻、脉数等症。治以白头翁汤清热燥湿，凉血止利。方中白头翁味苦性寒，擅清肠热而解毒，并能疏达厥阴肝木之气；辅以苦寒的秦皮，清肝胆与大肠湿热；黄连、黄柏清热燥湿，坚阴厚肠以止利。

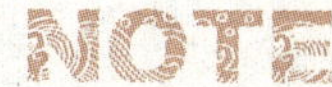

诸药配伍，具有清热燥湿、凉血解毒以止痢的功效。

本条虽仅言“热利下重”四字，却深刻地阐明其病机为湿热，其症状为下利，其特点为下重。

本方与桃花汤均治下利便脓血，但二者有寒热虚实的不同。本方多用于湿热蕴结、气机阻滞之初利，其症以里急后重、滞下不爽、所下脓血色泽鲜明为特征；桃花汤用于虚寒滑脱、气血下陷之久利，以下利不止、滑脱不禁、所下脓血色暗不鲜为主症。故本方清热凉血，燥湿以止利，桃花汤则温中涩肠以固脱。

【临床应用】

白头翁汤为主治热利的专方，临证亦可加减运用。如热利伤及营血，症见壮热口渴、烦躁、舌质红绛者，可加金银花、生地、丹皮、赤芍等以清热解毒，清营凉血；血虚者可加阿胶以养血；腹痛可加木香、延胡索等以理气止痛。本方可用于阿米巴痢疾、急性菌痢，也可用于带状疱疹、急性结膜炎、胆囊炎、泌尿道感染等。

（3）下利肺痛

【原文】

下利肺痛，紫参湯主之。（46）

紫参湯方：

紫参半斤　甘草三兩

上二味，以水五升，先煮紫参，取二升，内甘草，煮取一升半，分温三服疑非仲景方。

【释义】

下利腹痛为下利之常见症，而下利肺痛则为下利之变证。湿热浊邪郁滞于肠胃，气机不畅，升降失常，湿热迫于下则下利；湿热浊气逆于上，壅塞胸膈，以致呼吸则胸内作痛。肺与大肠相表里，故邪气上下为患而有斯证。治以紫参汤清热祛湿，行气止痛。方中紫参味苦辛寒，除心腹积聚及胃中热积而通利肠道；甘草和中调气。两药相伍，郁滞消除，气机宣畅，下利肺痛自愈。

本条注家争议较大，有认为肺痛不知何证而存疑，有认为“肺痛”是“腹痛”之误，亦有认为肺痛即胸痛等。究竟以何种说法为是，需待进一步考证。从肺痛即胸痛讲，因肺居胸中，与大肠相表里，大肠不利而气机失和，可以有胸部闷痛不舒的表现，其治疗不用栝楼薤白白酒汤类通阳，而用紫参汤清热缓急止痛，可谓又立一法，值得研究。

紫参，《神农本草经》载：“味苦辛寒，去心腹积聚，寒热邪气，通九窍，利大小便。”但后世本草未载。有学者提出紫参为拳参，亦有认为是重楼，究属何物，有待进一步研究。

（4）下利虚烦

【原文】

下利後更[1]煩，按之心下濡者，為虚煩也，梔子豉湯主之。（44）

梔子豉湯方：

梔子十四枚　香豉四合（綿裹）

上二味，以水四升，先煮梔子，得二升半，内豉，煮取一升半，去滓，分二服，温進一服，得吐則止。

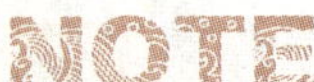

【注释】

[1] 更：调换，改变。

【释义】

本条论述下利后虚烦的证治。下利若因实热内结于肠间，其症心下坚满；邪热内扰于心神则见谵语。如下利之后，实邪得去，心下自当按之濡软不坚，更不致谵语，而是以心烦为主症，故曰“更烦”。此乃余邪郁于胸膈，扰及心神，以致心中烦乱不安。因实邪已去，胃肠已无有形之邪结，乃无形邪热内扰，故仲景谓之“虚烦”。治以栀子豉汤透邪泄热，解郁除烦。方中栀子清心除烦，导心胸邪热下行；豆豉升散解郁，透邪解热，以宣泄胸中郁热。两药配伍，一升一降，使气机流畅，余热得除，虚烦可解。

方后云“得吐则止”，故成无已等以为吐剂。观方剂配伍，升降并用，调畅气机，宣泄郁热，虽有宣涌之功，临床并非一概“得吐”，故应活看。

【临床应用】

本方多用于外感热病气分轻证，症见发热、心烦不眠、胸闷不舒，甚则坐卧不安，舌红、苔微黄、脉细数。亦用于神经官能症和植物神经功能紊乱而见本方证者。但《伤寒论》有“凡用栀子汤，病人旧微溏者，不可与服之”之戒，故在应用时当注意患者是否属脾虚湿盛。

【原文】

附方：《千金翼》小承氣湯治大便不通，噦數讝語方見上。

《外臺》黄芩湯治乾嘔下利方見上。

黄芩　人参　乾薑各三兩　桂枝一兩　大棗十二枚　半夏半升

上六味，以水七升，煮取三升，温分三服。

小　结

【关键词】

呕吐　胃反　哕　下利　气利　大半夏汤　大黄甘草汤　橘皮汤　桃花汤　白头翁汤

Key Words

Nausea and Vomiting; Wei Fan (stomach regurgitation); Yue (retching); Xia Li (diarrhea); Qi Li (diarrhea accompanied by flatus); Da Banxia Tang (Decoction Greater Rhizoma Pinelliae); Dahuang Gancao Tang (Decoction Radix et Rhizoma Rhei and Radix Glycyrrhizae); Jupi Tang (Decoction Pericarpium Citri Reticulatae); Taohua Tang (Decoction Taohua); Baitouweng Tang (Decoction Radix Pulsatillae)

【本篇要点】

1. 呕吐的成因较多，既有脾胃本身的疾患所致，亦有他病影响而成。治疗当分清标本缓急、寒热虚实以及病势的发展，不可见呕止呕，故仲景提出“呕家有痈脓，不可治呕”“患者欲吐者，不可下之”的原则，以示审证求因、治病求本、因势利导的重要性。

2. 哕乃胃膈气逆，若是腹满者，当视其前后。属胃肠实热、大便不通者，可以承气类通利；属水湿停聚而致气逆腹满者，当利其小便以和胃气；胃虚有热者，补虚清热，降逆和胃；

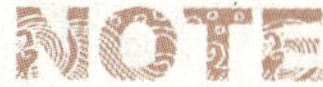

胃寒气逆者，散寒降逆。

3. 下利包括泄泻和痢疾，责之大肠传导失职，可概括为虚寒、实热、郁滞三类。属虚寒者，温阳散寒，或回阳救逆；属实热者，清热止利；如湿热郁结下焦，当清热利湿解毒。利后余热内扰的虚烦，当解郁清热；实热积滞者，当通因通用，以承气类通腑泄热以止利。

总之，呕吐、哕、下利属于热证、实证，多与胃肠有关，有时亦涉及肝胆，多见于病之早期；属于虚证、寒证，多与脾肾有关，多见于病之后期。由于肾为先天之本，脾胃为后天之本，故在治疗时应顾及脾胃和肾气。

疮痈肠痈浸淫病脉证并治第十八

本篇论述疮痈、肠痈、金疮、浸淫疮四种疾病的辨证论治和预后。因都属于外科疾病，故合为一篇论述。

疮，古为“创”，《说文解字》：“创，伤也，疡也。”故疮有二意：一为外伤，即所谓“金疮”；一为疮疡之总称。痈分内外：发自体表肌肤者为外痈，如疮痈；生自体内脏腑者为内痈，如肠痈。疮痈，指外部痈肿。浸淫疮为浸淫蔓延、溢出黄水、痛痒难忍的一种皮肤病。本篇所论疮痈的辨证虽仅两条，但有临床指导意义。所论肠痈的辨证治疗，对后世影响深远，为本篇的重点。金疮有方无证，浸淫疮虽列有方名，但缺药物组成，可作研究参考。

一、疮痈

（一）疮痈初起的脉症

【原文】

諸浮數脉，應當發熱，而反洒淅[1]惡寒，若有痛處，當發其癰。（1）

【注释】

[1] 洒淅：形容如凉水洒淋身上一样，感到寒冷从脊背发出，不能自持。

【释义】

本条论述疮痈初起的脉症与病机。一般而言，脉浮主表，脉数主热。浮数脉并见，多为表热证，应以发热为主，或微恶风寒，故言“诸浮数脉，应当发热”。今脉虽浮数，而洒淅恶寒，不能自持，说明不是一般的外感疾病。“若有痛处，当发其痈”即局部疼痛，当是痈肿的初起症状。外感疼痛，多为全身痛楚；发痈之痛，多为局部。热毒壅塞，营卫郁滞，故局部红肿热痛。卫气不能畅行，卫外失温，则洒淅恶寒。热壅于外则脉浮，热毒内聚则脉数。正如《灵枢·痈疽》所言：“营卫稽留于经脉之中，则血泣而不行，不行则卫气从之而不通，壅遏而不行。”

【辨治要领】

同一种脉象可反映不同的病证，只有脉症合参，才能辨清证候。本条脉浮数，既可主表热证，又可代表发痈肿。而病痈者，局部必伴有肿痛。所以临证当仔细审察，谨慎辨证。

（二）痈肿辨脓法

【原文】

師曰：諸癰腫，欲知有膿無膿，以手掩腫上，熱者為有膿，不熱者為無膿。（2）

【释义】

本条论述辨别痈肿有脓无脓的方法。凡患痈肿，欲知其有脓无脓，以手掩于痈肿之上。热感明显者，为毒已聚，有脓；无热感者，是热毒未聚，无脓。《灵枢·痈疽》云：“大热不止，

NOTE

热胜则肉腐，肉腐则为脓。”因痈之发生乃热毒壅塞、气血郁滞所致，脓之生成是肉腐所化、热毒积聚所为，故从热辨之。本条从触诊之热感辨别脓的有无，仅是辨脓方法之一。后世医家如陈实功《外科正宗》、齐德之《外科精义》等均有所补充和发展。从痈肿的软与硬、陷与起、痛与不痛、颜色的改变等各方面进行综合诊断，则更为确切。

二、肠痈

（一）脓成证治

【原文】

腸癰之為病，其身甲錯[1]，腹皮急，按之濡，如腫狀，腹無積聚，身無熱，脉數，此為腸内有癰膿①，薏苡附子敗醬散主之。（3）

薏苡附子敗醬散方：

薏苡仁十分　附子二分　敗醬五分

上三味，杵為末，取方寸匕，以水二升，煎減半，頓服小便當下。

【校勘】

①肠内有痈脓：原作“腹内有痈脓”，据《医统正脉》本改。

【注释】

[1]身甲错：即肌肤甲错。

【释义】

本条论肠痈脓已成的证治。肠痈患者营血内耗，不能濡养肌肤，故其身粗糙如鳞甲交错。痈脓内结于肠，气血郁滞于腹，故腹皮拘紧，但不属腹内积聚，故按之濡软。邪毒化脓，病在局部，故全身无热。热毒内结，耗伤气血，正不胜邪，故脉数而无力，用薏苡附子败酱散主之。方中薏苡仁排脓消肿，开壅利肠；少用附子振奋阳气，辛热散结；佐以败酱草解毒排脓。三味相伍，排脓解毒，散结消肿。

【辨治要领】

（1）肠痈应与腹内积聚相鉴别。肠内痈脓，按之如肿状，濡软不坚；积聚则按之肿块较硬。

（2）痈脓已成，气血损伤，应注意顾护阳气，但又不可过于辛热助邪，故仲景少用附子，有其深意。

【临床应用】

薏苡附子败酱散常用于阑尾脓肿、慢性阑尾炎，也用于腹壁、腹腔、盆腔内的多种慢性化脓性炎症，如慢性盆腔炎、慢性附件炎、卵巢囊肿、前列腺炎、精囊炎。本方还可用于腹部以外的痈脓，如支气管胸膜瘘、肝脓疡等。腹痛甚者加白芍，发热加银花，局部化脓明显者加天花粉、金银花、白芷，大便干者加大黄，瘀血明显者加桃仁，热毒明显者加蒲公英、紫花地丁、红藤，脘闷口黏纳差者加藿香、砂仁、茯苓，腹胀明显者加木香、厚朴、炒莱菔子等。

（二）脓未成证治

【原文】

腸癰者，少腹腫痞，按之即痛如淋，小便自調，時時發熱，自汗出，復惡寒。其脉遲緊者，膿未成，可下之，當有血。脉洪數者，膿已成，不可下也。大黄牡丹湯主

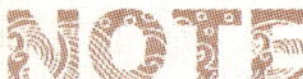

之。(4)

大黄牡丹湯方：

大黄四兩　牡丹一兩　桃仁五十個　瓜子半升　芒硝三合

上五味，以水六升，煮取一升，去滓，内芒硝，再煎沸，頓服之，有膿當下；如無膿，當下血。

【释义】

本条论述急性肠痈未成脓的证治。肠痈多发于右下腹阑门。热毒内聚，营血瘀滞，肠腑气机失调，经脉不通，故少腹肿痞，拘急拒按，按之则如小便淋痛之状。因其病位在肠而不在膀胱，故小便正常，虽按之如淋痛之状，实非淋病。热毒结聚，正气与邪抗争，故时时发热，自汗出，恶寒。脉迟紧者，为有力之脉象。李时珍《濒湖脉学》论肠痈实热之脉时云"微涩而紧，未脓，当下"，说明此脉乃热伏血瘀，气血郁滞所致。此时虽热毒结聚，气血腐化，但脓尚未成，应急予攻下通腑，荡热逐瘀，消肿排脓，用大黄牡丹汤治之。药后大便带血，为热毒外泄之征。若延至后期，脉见洪数，为热毒已聚，脓已形成，气血已伤，不可再行攻下，以免脓毒溃散。

大黄牡丹汤用大黄、芒硝泻热通腑，逐瘀破结；丹皮、桃仁凉血化瘀；瓜子(冬瓜仁)排脓消痈。诸药合用，有泻热通腑、化瘀排脓、消肿散结的作用。

原文"大黄牡丹汤主之"一句为倒装文法，应在"脓未成，可下之"之后，前后倒置，意在正反并举，强调鉴别有脓无脓的重要及治疗之不同。方中瓜子，有人认为系栝楼子，性味甘寒，入肺、胃、大肠经，可润肺化痰，开结滑肠，用于实热肠痈，供参考。

关于大黄牡丹皮汤证与薏苡附子败酱散证，日人丹波元坚在《金匮玉函要略述义》中指出："大黄牡丹皮汤，肠痈逐毒之治也；薏苡附子败酱散，肠痈排脓之治也。盖疡医之方，皆莫不自此二端变化，亦即仲景之法则也。"

表 18-1　大黄牡丹汤证与薏苡附子败酱散证的鉴别

	大黄牡丹汤证	薏苡附子败酱散证
辨证要点	少腹肿痞，按之即痛如淋，发热，自汗出，恶寒，小便自调	其身甲错，腹皮急，按之濡，如肿状，腹无积聚，身无热，脉数
病机	热毒蓄结肠中，血瘀成痈，未成脓或脓初成，属里热实证	肠痈脓已成未溃，热毒未尽，阳气不行，属里虚夹热证
治法	荡热逐瘀，消肿排脓，攻下通腑	排脓消肿，通阳散结，清热解毒

【辨治要领】

(1)肠痈与淋证鉴别的关键在于小便是否通利。小便自调，即非淋证。

(2)治疗肠痈应把握攻下的时机。肠痈已成，未化脓可用攻下；肠痈成脓者，慎用攻下。

【临床应用】

本方可用于急性阑尾炎，包括急性单纯性阑尾炎、早期化脓性阑尾炎、急性阑尾炎合并局限性腹膜炎、阑尾周围脓肿等，还可用于急性胆囊炎、急性肝脓疡、盆腔残余脓肿、急慢性盆腔炎、血栓性外痔等。腹痛明显者，加芍药、制乳香、制没药以和营止痛；腹胀明显者，加厚朴、木香、枳实、槟榔以宽肠行气，破积去滞；腹壁紧张疼痛者，加青皮、延胡索、川楝子以行气止痛；伴大便下血者，加地榆、槐角、荆芥炭以凉血止血；脓已成未溃者，加白花蛇舌

NOTE

草、败酱草、薏苡仁、天花粉以清热解毒，消肿排脓；肿块久结不散者，加炮山甲、皂角刺、白芷、牡蛎以散结消肿。

【医案举例】

齐某，男，28岁。1992年7月9日以粘连性肠梗阻收住院。患者半年前因患急性化脓性阑尾炎而行阑尾切除术，今腹胀腹痛4小时，呕吐2次，为胃内容物，无矢气，大便2天未下，腹部肠型，肠鸣音亢进。舌质红，苔薄黄而燥，脉弦滑。X线腹透：肠腔大量积气。查体温37.5℃，脉搏80次/分，呼吸20次/分，血压16/10.8kPa。红细胞计数42×10^{12}/L，白细胞计数11.3×10^{9}/L，中性粒细胞79%。给予腹部热敷、胃肠减压、补液、灌肠等诸法治疗，5小时病情未见明显好转，在严密观察下给予中药治疗。中医辨证为肠腑不通，气血瘀阻，热毒内结。治宜通腑开结，行气化瘀，清热解毒，方以大黄牡丹皮汤加味：大黄20g，牡丹皮15g，桃仁12g，冬瓜仁30g，芒硝（冲）10g，枳实15g，莱菔子30g。水煎250mL，顿服。40分钟转矢气，稍后大便通，先干，后为臭秽稀便，诸症悉除。上方略有出入，继进2剂，观察6天，痊愈出院。随访2年无复发。[刘传太.大黄牡丹皮汤验案2则.甘肃中医，1996，9（2）：10]

三、金疮

（一）金疮出血的脉症

【原文】

問曰：寸口脉浮微而濇①，法當亡血，若汗出，設不汗者云何？答曰：若身有瘡[1]，被刀斧所傷，亡血故也。（5）

【校勘】

①寸口脉浮微而涩：《脉经》无“浮”字。

【注释】

[1]疮：此处指金疮，即被刀斧等金属利器所伤。

【释义】

本条论金疮出血的脉症。脉象浮微，是浮而无力，主气虚外浮；涩为阴血匮乏，不充脉道。浮微而涩为阳气失于固护，阴液不能内守。如此脉象，一般有失血或者大汗出的可能，因血汗同源。若不汗出，则可能身有创伤，乃被刀斧等金属利器所伤，由失血所造成。

（二）金疮的治法

【原文】

病金瘡，王不留行散①主之。（6）

王不留行散方：

王不留行十分（八月八日采） 蒴藋細葉[1]十分（七月七日采） 桑東南根（白皮）十分（三月三日采） 甘草十八分 川椒三分（除目及閉口者[2]，去②汗[3]） 黄芩二分 乾薑二分 芍藥二分 厚朴二分

上九味，桑根皮以上三味，燒灰存性，勿令灰過，各别杵篩，合治之為散，服方寸匕。小瘡即粉[4]之，大瘡但服之，產後亦可服。如風寒，桑東根勿取之。前三物，皆陰乾百日。

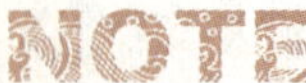

【校勘】

①王不留行散：原无，据《医统正脉》本、俞桥本补。

②去：原无，据《医统正脉》本补。

【注释】

[1] 蒴藋（shuòdiào）细叶：分草本和木本两种，这里为草本。忍冬科蒴藋的全草或根，又名陆英。黄元御《长沙药解》论蒴藋曰："味酸微凉，入足厥阴肝经，行血通经，消瘀化凝。《金匮要略》王不留行散用之治'病金疮'，以其行血而消瘀也。"

[2] 除目及闭口者：目，指椒目，即川椒之仁；闭口，即川椒未炸开口者。椒目性凉，与川椒辛热散通之性相反，故去之。

[3] 去汗：即去油。川椒炒时油向外蒸出如汗，因油性黏腻，不利于辛散温通，故去之。

[4] 粉：即以粉敷之。

【释义】

本条论金疮的治方。金疮是指被刀斧等金属利器所致的外伤。肌肤经脉创伤，营卫气血不能循经脉运行，必有出血，同时又有出于脉外而停留体内的瘀血，故用王不留行散治疗。方中王不留行主金疮止血，复通经脉，且能散瘀；蒴藋细叶通利血气；桑东南根白皮有补合金疮、续绝通脉之功。三味药阴干，烧灰存性，取其黑能止血也。黄芩、芍药清热和营，川椒、干姜辛散通阳，少佐厚朴利气，甘草调和诸药而解毒。诸药相合，共奏止血通脉、续断敛伤、疏利血气之功。小的创伤，可直接外敷于创面；大的创伤可作内服；产后出血，亦可内服。

【辨治要领】

治金疮出血，止血为先，但要与散瘀、疏通气血等法综合应用。

【临床应用】

王不留行散用于创伤溃烂，久不敛口者，有较好的疗效。也可用于虫兽所伤、产后下血、恶露不止等。

【原文】

排膿散方：

枳實十六枚　芍藥六分　桔梗二分

上三味，杵為散，取雞子黄一枚，以藥散與雞黄相等，揉和令相得，飲和服之，日一服。

排膿湯方：

甘草二兩　桔梗三兩　生薑一兩　大棗十枚

上四味，以水三升，煮取一升，温服五合，日再服。

【释义】

排脓散方中，枳实破滞行气，芍药和营除血痹，二药合用，可化瘀行滞，排脓去腐，治肠道积滞，大便带脓血，肠内痈脓。《妇人产后病脉证治》篇枳实芍药散有"兼主痈脓"之论，可作佐证。桔梗为排脓要药，《肺痿肺痈咳嗽上气病脉证并治》篇有桔梗汤，治肺痈久久吐脓如米粥者。枳实、芍药合桔梗，可加强排脓的作用。鸡子黄为血肉有情之品，补气血之虚，且能补土止泻，以防枳实破滞。诸药合用，有破滞行气、和营去瘀、排脓补虚之功。

排脓汤方以甘草解毒，桔梗排脓，更加生姜、大枣调和营卫，以促疮疡之愈合。

NOTE

以上二方，一散一汤，均名“排脓”，但药物组成并不相同，相同者只桔梗一味，可见桔梗为排脓要药。由于枳实、芍药偏治胃肠气分血分病变，故排脓散以治肠痈或胃痈为主；排脓汤为桔梗汤加姜、枣组成，故以治肺痈为主。

【临床应用】

排脓散与排脓汤可用于急慢性阑尾炎、阑尾周围脓肿、肺脓疡、肝脓疡或手术后脓液引流不尽，也可用于化脓性痈、疖的治疗。为增强其解毒、排脓的作用，可加金银花、蒲公英、紫花地丁、赤小豆、浙贝母、薏苡仁、败酱草、丹皮、桃仁、制乳香、制没药等。

【医案举例】

续建殊录云：加州士人某者，来在浪华，患淋疾七年，百治无效。其友人有学医者，诊之，与汤药，兼以七宝丸、梅肉散，久服而不治，于是请治于先生。先生诊之，小腹挛急，阴头含脓，疼痛不能行步，乃作排脓汤与之，服之数日，旧疴全瘳。（陆渊雷．金匮要略今释．北京：人民卫生出版社，1955.）

四、浸淫疮

（一）预后

【原文】

浸淫瘡，從口流向四肢者可治，從四肢流來入口者不可治。（7）

【释义】

本条论述浸淫疮的预后。浸淫疮是一种皮肤病，病情顽固，起病时范围较小，为如粟米状的小疮，先痒后痛，分泌黄水，随黄水向外浸淫皮肤而范围扩大，逐渐蔓延全身。《千金要方·痈肿毒方·瘭疽》曰：“浸淫疮者，浅，搔之，蔓延长不止，瘙痒者，初如疥，搔之转生汁，相连者是也。”有类于后世的“黄水疮”。若先在口周围，然后向四肢蔓延发展者，是疮从内向外，毒向外发，为顺势，易治；若生于四肢，然后向心胸、口部蔓延发展者，是疮从外向内，毒向内攻，为逆势，难治。本条的内容亦见于《脏腑经络先后病脉证》篇，可互相参照学习。

【辨治要领】

（1）凡毒邪为患，由内向外，由里传表发展者，为顺势，其病易愈；凡由外向内，由表传里发展者，为逆势，其病难治，预后不良。

（2）外科疮疡，不但要仔细观察局部的症状表现，还要注意局部的发展变化，这对把握病势、推测预后有重要的指导意义。

（二）治法

【原文】

浸淫瘡，黃連粉主之方未見。（8）

【释义】

本条论述浸淫疮的治法。《素问·至真要大论》曰：“诸痛痒疮，皆属于心。”浸淫疮多由湿热火毒引起，治当清心泻火，燥湿解毒，黄连粉主之。黄连粉方未见，但从黄连一味主药来看，其性味苦寒，入心、胃、大肠经，能清心泻火，燥湿解毒，故外敷或内服均可。黄连粉，有认为此仅为方名者，有认为仅黄连一味为粉者，亦有以“粉”为胡粉者，因药物及制法

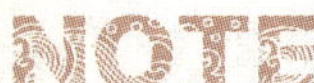

未见，故有待考证。后世医家有单用黄连一味治黄水疮及一切疮疖痈肿，并治赤眼、牙痛、舌肿、痢疾等属湿热火毒者。

【临床应用】

黄连有多种功效，以泻火燥湿、解毒杀虫为主，治时行热毒、伤寒、热盛心烦、痞满、呕逆、热泻、痢疾、吐衄、下血、消渴、疳积、蛔虫、百日咳、咽喉肿痛、火眼、口疮、痈疽疮毒、湿疹、烫伤等疾患。尤其疮疡一科，历代医家视黄连为阳证通用之药，然以偏热毒实火、湿热蕴结者为宜。

小　结

【关键词】

疮痈　肠痈　金疮　浸淫疮　薏苡附子败酱散　大黄牡丹汤

Key Words

Chuang Yong（ulcerous disease of skin）; Chang Yong（acute appendicitis）; Jin Chuang（trauma）; Jinyin Chuang（acute eczema）; Yiyi Fuzi Baijiang San（Powder of Semen Coicis, Radix Aconiti Praeparata and Herba Patriniae）; Dahuang Mudan Tang（Decoction Radix et Rhizoma Rhei and Cortex Moutan Radicis）

【本篇要点】

1. 疮痈为外发疮疡，初起发痈可用脉诊与局部体征相结合的方法进行诊断。其中运用触诊的方法，从肌肤局部有热与无热来判断脓的有无，为后世诊断外发疮痈奠定了基础。

2. 肠痈的辨证治疗，运用触诊的方法，以少腹肿痞的软硬与腹内积聚相鉴别。通过问诊，从小便自调与否，与淋证相鉴别。通过病程的长短，肌肤失养而甲错，发热与无热，脉沉紧、洪数、数等，来判断肠痈是脓未成、脓已成，还是肠内有痈脓。如脓未成或脓成初期属急性里热实证者，当用大黄牡丹汤攻下通腑，荡热逐瘀，消肿排脓；肠内有痈脓，体虚邪恋者，当用薏苡附子败酱散排脓消肿，通阳散结，清热解毒。

3. 金疮出血主方用王不留行散。从组方用药上看，以止血化瘀、敛疮续脉、行气通阳为法，后世可以借鉴。至于排脓散和排脓汤治疗内痈或疮疡，皆有一定的应用与研究价值。

4. 论浸淫疮的病势及预后具有普遍的指导意义，其以黄连粉为主治方剂，很有实用价值。

NOTE

趺蹶手指臂肿转筋阴狐疝蛔虫病脉证治第十九

本篇论述趺蹶、手指臂肿、转筋、阴狐疝、蛔虫五种病证，其中以蛔虫病之蛔厥为重点。这五种病证性质各异，既不便于归类，又不能各自成篇，故在论述内科杂病、外科病之后，合为一篇论述。

一、趺蹶

【原文】

師曰：病趺蹶[1]，其人但能前，不能却，刺腨[2]入二寸，此太陽經傷也。(1)

【注释】

[1] 趺蹶：一种足背僵直、行走不利、只能前行、不能后退的疾病。趺，同“跗”。蹶，《说文》：“僵也。”

[2] 刺腨（shuàn 涮）：针刺小腿肚的穴位。腨，《说文》：“腓肠也”，即小腿肚。

【释义】

本条论述趺蹶的病因和证治。“此太阳经伤也”句，应在“刺腨入二寸”之前，为倒装文法。足太阳经脉，“行身之后，及腨中，下贯腨内，出外踝之后，至于足小趾端外侧。”足太阳经脉受伤，经气不行，筋脉失养，故足背僵硬、活动不利，因此，治疗当取足太阳经脉，用针刺的方法调其经气，舒缓筋脉。原文未云何穴，因腨即小腿肚，一般取承山穴。临床针刺承山穴治疗腨部疾病，有很好的疗效，以针刺八分至一寸为度。

至于“趺蹶”，有的注家作“跌蹶”解，认为是由于倾跌而致蹶，明确跌伤为其病因。但从文意看，趺蹶是太阳经脉受伤的病证，并非拘于外伤，故仍以“趺蹶”为是。

二、手指臂肿

【原文】

病人常以[1]手指臂腫動，此人身體瞤瞤者，藜蘆甘草湯主之。(2)

藜蘆甘草湯方未見。

【注释】

[1] 常以：时常之意。以，语气助词。

【释义】

本条论述手指臂肿动的证治。手指臂肿是一种手指臂部关节肿胀，并作振颤，全身肌肉也发生抽动的病证。前人有“风胜则动”“湿胜则肿”之论，以药测证，可知本证为风痰阻于

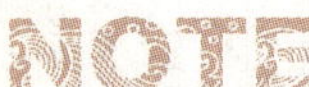

经络所致。藜芦有涌吐胸膈间风痰的作用，李时珍《本草纲目》释藜芦曰："常山吐疟痰……藜芦则吐风痰者也。"《三因方》"痰涎留在胸膈上下，变生诸病，手足项背牵引钓痛，走易不定"，与本证类似。藜芦甘草汤方未见，仅从两药的功效推测，藜芦能涌吐胸膈间风痰，甘草和胃，涌吐邪去，则诸症自愈。

从主药藜芦的功效看，本方为涌吐风痰之剂。后世的导痰汤（胆南星、枳实、半夏、陈皮、茯苓、生姜、大枣）、指迷茯苓丸（半夏、茯苓、风化硝、姜汁）均可谓由此化裁而来。临床对类风湿性关节炎等，常配以祛风痰药物治疗，有较好疗效。

三、转筋

【原文】

轉筋[1]之為病，其人臂脚直，脉上下行[2]，微弦。轉筋入腹[3]者，雞屎白散主之。（3）

雞屎白散方：

雞屎白

上一味為散，取方寸匕，以水六合，和，温服①。

【校勘】

①和，温服：《肘后方》《外台秘要》均作"煮三沸，顿服之，勿令病者知之"。

【注释】

［1］转筋：俗称抽筋，是一种筋脉挛急的病证，多发生在四肢。

［2］脉上下行：形容脉象强直有力而无柔和之象。

［3］转筋入腹：指筋脉挛急，从两腿内侧牵引小腹。

【释义】

本条论述转筋的证治。转筋是一种四肢筋脉拘挛作痛的病证。其病在筋，所以患者臂（上肢）脚（下肢）强直，脉强直而弦。转筋的部位多见于下肢。由于足厥阴肝经循股阴，抵少腹，故转筋之甚者，病邪可循经入腹，出现筋脉挛急，经大腿内侧牵引小腹作痛，治用鸡屎白散。《神农本草经》谓鸡屎白"主转筋，利小便"。《素问·腹中论》鸡矢醴方，用治鼓胀，取其下气破积利湿也。可见鸡屎白散主要适用于水湿阻滞，湿浊化热伤阴所致的转筋病。

转筋可发生于多种病证。如霍乱吐利之甚者，由于阴液大伤，筋脉失却柔养所致。肝血不足，肝经受寒，也常见此症，多由肝之经脉失却温养所致。霍乱吐利，可用《伤寒论·辨霍乱病脉证并治》篇之四逆加人参汤治之；肝血不足，肝经受寒者，可用当归四逆汤、当归四逆加吴茱萸生姜汤治之。

【临床应用】

鸡屎白散临床上可用治老年抽筋症。

四、阴狐疝

【原文】

陰狐疝氣[1]者，偏有小大，時時上下，蜘蛛散主之。（4）

NOTE

蜘蛛散方：

蜘蛛十四枚（熬焦）　桂枝半兩

上二味為散，取八分一匕，飲和服，日再服，蜜丸亦可。

【注释】

［1］阴狐疝气：简称“狐疝”，指腹股沟处阴囊肿大，时有时无、时上时下的病症，如狐之出没无定，故名。

【释义】

本条论述阴狐疝气的证治。阴狐疝气是一种阴囊偏大偏小、时上时下的病证。每卧时上行于腹中，起立、行走或腹中用力时又坠入阴囊。其轻者仅感坠胀，重者由阴囊牵引少腹剧痛。肝之经脉循阴股，环阴器，抵少腹，寒湿之邪凝结于厥阴肝经则成此证。治疗应以辛温通利为主，方用蜘蛛散。蜘蛛之性时上时下，善于破结利气，配桂枝辛温，能散肝经寒气，但蜘蛛有毒，用之宜慎。后世医家常用疏肝理气、暖肝散结之药治疗本病，如川楝子、延胡索、青皮、香附、荔枝核、乌药、小茴香、木香等。

本篇所论之阴狐疝，与今之腹股沟斜疝相似，此因小肠从疝孔脱出，与睾丸本身无关，故与睾丸肿大之癞疝不同。癞疝亦有偏小偏大，但不时上时下。本病与第十篇所论之“寒疝”亦不同，寒疝为寒气攻冲之腹痛，小肠不脱出，睾丸不肿大。

【医案举例】

彭某，男，8岁。住遂宁县安居区同盟公社一大队，1955年上半年就诊。主诉：患阴狐疝已有6年。阴囊肿大如小鸡蛋，其色不红，肿物时而偏左，时而偏右，患儿夜卧时肿物入于少腹，至白昼活动时坠入阴囊，而且时有疼痛感觉。几年来曾服一般疏肝解郁、利气止痛等治疝气之药，但肿物依然出没无定，未见效果。患儿平素健康，饮食二便如常，余无所苦，舌苔不黄，舌质不红，脉象弦缓。诊断：寒气凝结肝经之阴狐疝。治则：辛温通利，破结止痛。方药：《金匮要略》蜘蛛散原方。大黑蜘蛛（宜选用屋檐上牵大蜘蛛网之大黑蜘蛛，每枚约为大拇指头大小，去其头足，若误用花蜘蛛则恐中毒）6枚，置瓷瓦上焙黄，干燥为末，桂枝三钱。上两味共为散，每日用水酒1小杯，1次冲服一钱，连服7日。效果：服药3日后疼痛缓解，7日后阴囊肿大及疼痛消失，阴狐疝痊愈，观察1年未见复发。［彭履祥，张家礼．蜘蛛散治阴狐疝验案1例．成都中医学院学报，1981，（2）：18］

五、蛔虫病

（一）脉诊

【原文】

問曰：病腹痛有蟲，其脉何以別之？師曰：腹中痛，其脉當沉，若弦，反洪大，故有蚘蟲。（5）

【释义】

本条论述蛔虫腹痛的脉诊。腹痛是蛔虫病的主要症状。但腹痛可见于多种疾病，必须加以鉴别。一般来说，里寒所致的腹痛，其脉当沉或弦，今脉见洪大，而无热象，脉证不符，故曰“反”。此乃蛔虫扰动致气机逆乱之象，为诊断蛔虫病的依据之一。但还必须结合其他症状，如平时心腹疼痛，常口吐清涎，或眼白睛有蓝色斑点，或面部有白斑，或睡中龂齿，甚至吐蛔

NOTE

等。另外，大便化验蛔虫卵的方法简便而诊断明确。

值得注意的是，脉洪大只是蛔虫病的脉象之一，并非蛔虫病皆见洪大脉。如蛔虫病腹痛剧烈时，亦常见脉沉细而伏，临证当具体分析。

【辨治要领】

脉症不符，当审证求因，认真分析，这样才能明确取舍，保证诊断的正确性。

（二）证治

1. 蛔虫病

【原文】

蚘蟲之為病，令人吐涎，心痛，發作有時[1]，毒藥不止，甘草粉蜜湯主之。(6)

甘草粉蜜湯方：

甘草二兩，粉一兩，蜜四兩

上三味，以水三升，先煮甘草，取二升，去滓，內粉、蜜，攪令和，煎如薄粥，溫服一升，差即止。

【注释】

[1] 发作有时：指蛔虫扰动则吐涎，腹痛发作，静伏则止。

【释义】

本条论述蛔虫病的症状及缓治之法。吐涎为口吐清水，《灵枢·口问》篇曰："虫动则胃缓，胃缓则廉泉开，故涎下。"心痛是指上腹部疼痛。蛔虫动则痛作，静则痛止，所以发作有时，此为蛔虫病心腹痛的特点。毒药不止，表明已用过毒药杀虫，而未取得效果。所以改用安蛔缓痛之剂以缓解疼痛，等到病势稳定后，再用杀虫之剂治疗。甘草粉蜜汤的甘草、粉、蜜皆是甘平安胃之药，服后可以安蛔缓痛。

关于方中之"粉"，后世有人认为是铅粉，但因铅粉有毒，且方后注云"煎如薄粥"，则当为米粉更确切。

【辨治要领】

蛔虫腹痛剧烈时，宜先安蛔止痛，当用米粉类"甘以缓之"。如虫静时，宜杀蛔驱蛔，可用铅粉，但铅粉剧毒，用时宜慎。

【医案举例】

余曾仿《金匮要略》甘草粉蜜汤之意治愈1例蛔厥患儿。该患儿系3岁女童，因腹痛，其父给服"一粒丹"若干，腹痛转剧，呈阵发性，痛时呼号滚打，甚则气绝肢冷，并吐出蛔虫10余条。住院后一面输液以纠正水与电解质平衡，一面服中药以安蛔。处方：山药30g，甘草60g，共研为极细末，放入白蜜60g中，加水适量稀释之，令频频喂服。初起随服随吐，吐出蛔虫40余条，此后呕吐渐止，并排便数次，所排泄之物，粪便无几，悉为虫团。前后经吐泻排虫达300余条，病好告愈。[郭霭春，刘公望．急重病治验四则．广西中医药，1983，(4)：6]

2. 蛔厥

【原文】

蚘厥[1]者，當吐蚘，令病者靜而復時煩，此為藏寒，蚘上入膈[2]，故煩。須臾復止，得食而嘔，又煩者，蚘聞食臭出，其人當自吐蚘。(7)

蚘厥者，烏梅丸主之。(8)

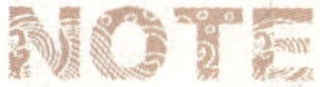

烏梅丸方：

烏梅三百個　細辛六兩　乾薑十兩　黄連一斤　當歸四兩　附子六兩（炮）川椒四兩（去汗）　桂枝六兩　人參　黄蘗各六兩

上十味，異擣篩，合治之，以苦酒漬烏梅一宿，去核，蒸之五升米下，飯熟，擣成泥，和藥令相得，内臼中，與蜜杵二千下，丸如梧子大，先食飲服十丸。日三服①，稍加至二十丸。禁生冷滑臭等食。

【校勘】

①日三服：原无“日”字，据《医统正脉》本补。

【注释】

[1] 蛔厥：蛔虫病因腹痛剧烈而致的四肢厥冷。

[2] 膈：此处并非指胸膈，而是指近胸膈的部位，如上腹部的胆道等。

【释义】

本条论述蛔厥的证治。蛔厥是因蛔虫扰动，腹痛剧烈而致的手足厥冷。由于内脏虚寒，蛔虫上扰胸膈，故出现烦躁吐蛔等寒热错杂的症状。治宜寒温并用，杀虫安蛔。蛔虫有得酸则静、得辛则伏、得苦则下的特性，故方中重用乌梅，并用醋渍，以安蛔止痛，并能敛肝泄热，为君药；大辛大热之川椒、细辛、附子、干姜、桂枝温下部脾肾肠中之寒，使脏温蛔安；黄连、黄柏乃苦寒之品，既可下蛔，又可清上部心肝之热；人参、当归补气养血，扶正安脏。全方共奏温脏安蛔下虫、祛邪顾正之功。

本条与《伤寒论》脏厥不同，脏厥为脉微而厥，周身肤冷，躁无宁时，乃真阳极虚，脏气垂绝之候，用四逆汤、白通加猪胆汁汤之类救治；蛔厥为手足厥冷，静而时烦，得食而呕，较脏厥为轻，故用乌梅丸温脏安蛔，杀虫扶正。

【辨治要领】

（1）蛔厥辨证的关键是手足厥冷伴有呕吐，甚则吐蛔虫，神情时烦时静。

（2）乌梅丸以酸味之乌梅为主药，因蛔得酸则静。寒温并用、苦辛相合是其组方特点。

【临床应用】

乌梅丸常用于胆道蛔虫症、蛔虫性肠梗阻、胆汁反流性胃炎、反流性食道炎、慢性结肠炎、胆囊鞭毛虫症、十二指肠壅积症、胆汁性肝硬化继发肝肾综合征、宫颈癌术后呕吐、妇女崩漏、经期头痛等，均有较好疗效。乌梅丸以安蛔为主，若要增强其杀虫作用，可酌加使君子、苦楝根皮、榧子、槟榔等。若热重者，可去附子、干姜；寒重者，可减黄连，去黄柏；呕吐者可加半夏、生姜；腹痛甚者，可加白芍、甘草；腹胀甚者，可加厚朴、木香；便秘者，可加大黄。

小　结

【关键词】

趺蹶　手指臂肿　转筋　阴狐疝　蛔虫病　乌梅丸

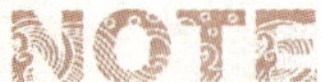

Key Words

Fu Jue（disease caused by contraction on the dorsal side of the foot）；Swollen Fingers and Arms；Zhuan Jin（spasm）；Yin Hu Shan（hernia）；Ascariasis；Wu Mei Wan（Pills of Fructus Mume）

【本篇要点】

1. 趺蹶是因足太阳经脉受伤所致的足背强直、行动不便、只能前行不能后退的病证，治疗可用针刺足太阳经穴（如承山）的方法，以通利经气，舒缓筋脉。

2. 手指臂肿是因风痰阻滞经络所引起的病证，以手指臂部肿胀抽动，或身体肌肉跳动为主症，可用藜芦甘草汤涌吐风痰。后世的指迷茯苓丸、导痰汤通过治胸膈间的风痰通络舒筋，可谓对此法的运用与发挥。

3. 转筋是由湿浊化热伤及筋脉所致的一种筋脉拘挛作痛的病证，以下肢为多见，甚则牵引小腹拘急疼痛，脉象强直而弦，用鸡屎白散泄浊去湿，舒缓筋脉。

4. 阴狐疝是一种阴囊偏大偏小、时上时下的病证，由寒凝足厥阴肝经所致，用辛温通利、温经散寒的蜘蛛散。

5. 蛔虫病常见三种情况：一般性的腹痛，脉反洪大，无热症者，应与非蛔虫性腹痛相鉴别；用毒药杀虫治疗后，仍不得效，依然口吐清涎，腹痛发作有时者，可用甘草粉蜜汤和胃缓痛；因腹痛剧烈致四肢逆冷，且静而时烦，反复发作，吐蛔，属蛔厥证者，可用乌梅丸泄肝清胃，温脏安蛔，杀虫扶正。

NOTE

妇人妊娠病脉证并治第二十

本篇专论妇女妊娠期间常见疾病的证治。内容涉及妊娠与癥病的鉴别，癥病漏下，妊娠呕吐、腹痛、下血、小便难、水气、胎动不安、伤胎等病证的诊断和治疗。由于妊娠腹痛在孕期很常见，妊娠下血则直接影响到胎儿的孕育，故本篇将其作为重点论述。

一、胎与癥的鉴别及癥病的治疗

【原文】

婦人宿有癥病[1]，經斷未及三月，而得漏下不止，胎動在臍上者，為癥痼害。妊娠六月動者，前三月經水利時，胎也。下血者，後斷三月，衃[2]也。所以血不止者，其癥不去故也，當下其癥，桂枝茯苓丸主之。(2)

桂枝茯苓丸方：

桂枝　茯苓　牡丹(去心)　桃仁(去皮尖，熬)　芍藥各等分

上五味，末之，煉蜜和丸，如兔屎大，每日食前服一丸。不知，加至三丸。

【注释】

[1] 癥病：腹内有瘀阻积聚形成包块的疾病。

[2] 衃(pēi 胚)：一般指色紫而暗的瘀血，此作为癥病的互辞。

【释义】

本条论述妊娠与癥病的鉴别及癥病漏下的治疗。妇女素有癥病，停经不到三个月，又漏下不止，并觉脐上似乎有胎动，其实这不是真正的胎动，而是癥积作祟，故曰“为癥痼害”。一般胎动均在受孕五个月左右出现，且此时其部位应在脐下，不会在脐上。如果怀孕六个月感觉有胎动，且停经前三个月月经正常，受孕后胞宫按月增大，当属胎孕。若前三个月经水失常，后三个月又经停不行，胞宫也未按月增大，复见漏下不止，这是癥痼造成的。宿有癥积，血瘀气滞，所以经水异常，渐至经停。瘀血内阻，血不归经，则漏下不止。癥积不去，漏下难止，宜消癥化瘀，使瘀去血止，用桂枝茯苓丸治疗。方中桂枝、芍药通调血脉，丹皮、桃仁活血化瘀，茯苓渗湿利水。

对于本条，历代注家多从癥胎互见释之，即宿有癥病，又兼受孕，并因癥病致孕后下血不止，故均以“有故无殒”作为使用本方的理论依据。但从临床实际看，素有癥病，复又受孕者，毕竟少见。故解释为胎癥的鉴别及癥病的治疗，既符合文义，又切合临床。

【辨治要领】

(1) 本条妊娠与癥病的鉴别应从三方面考虑：即停经前月经是否正常，胎动出现的时间和部位是否与停经月份相符合，小腹按之柔软不痛还是疼痛有块。

NOTE

(2) 癥病下血的辨证要点有三：一是素有癥病，如常见小腹胀满疼痛，或有癥块；二是经

行异常，如闭经数月后又出现漏下不止；三是有下血色暗夹块及舌质紫暗等瘀血症状。

（3）本方体现了治血兼治水（湿）的特点。癥病瘀积既久，必然阻遏气机，妨碍津液代谢，常可继发水湿停聚，因此治疗时不仅要活血化瘀，还应兼以渗利水湿。方中桃仁、茯苓就是为了发挥这些作用。

（4）治疗癥瘕痼疾宜用丸剂缓消。原方炼蜜为丸，意在缓消癥积。因癥积为有形痼疾，非短期能除。若用汤剂，既恐药力偏急，久服伤正，又虑服之不便而难以坚持，故多选择丸剂。其他如治疟母用鳖甲煎丸、治虚劳用大黄䗪虫丸，皆寓有此意。

（5）本方毕竟属于化瘀消癥之剂。原文方后注提示本方用于漏下不止时，药量宜轻，以免量大力猛，导致崩中。

【临床应用】

本方临床应用广泛，凡属瘀阻兼湿滞或瘀痰互结的病证，都可用之。临床常用于子宫肌瘤、卵巢囊肿、子宫内膜异位症、乳腺增生、附件炎性包块、前列腺增生、肝囊肿、肝硬变、脂肪肝、输卵管阻塞性不孕症以及痛经、闭经、人流后恶露不尽等符合上述病机者。

【医案举例】

刘某，女，30岁，已婚，农民，1998年12月16日初诊。右下腹疼痛反复半年余，加重10余天，疼痛拒按，面色晦黯，肌肤乏润，头昏乏力，月经淋漓不净，舌质淡红、边有瘀点，脉沉涩。B超示：右侧输卵管炎性包块8.0cm×3.3cm。治拟活血散结，破瘀消癥，佐以益气，予桂枝茯苓丸加味。处方：桂枝10g，云苓15g，丹皮6g，桃仁6g，赤芍10g，红藤20g，黄芪20g，刘寄奴10g，延胡索6g，山甲珠5g。每日1剂，连服1个月后，自觉右侧下腹疼痛明显减轻，精神较佳，面转红润，于1999年1月25日经净后复查B超，示：右侧附件炎性包块，约4.2cm×2.8cm。续守原方服用1个月，右下腹痛完全消失，经期正常，神清气爽。于1999年2月23日经净后复查B超，提示：子宫附件正常。［江南.桂枝茯苓丸加味治附件炎性包块98例.江西中医药，2000，（4）：25］

二、恶阻

（一）恶阻轻证

【原文】

師曰：婦人得平脉[1]，陰脉小弱[2]，其人渴，不能食，無寒熱，名妊娠，桂枝湯主之方見下利中。於法六十日當有此證，設有醫治逆[3]者，却一月，加吐下者，則絕之。（1）

【注释】

［1］平脉：平和无病之脉。

［2］阴脉小弱：即尺脉稍显弱象。阴脉，指尺脉。小，通“稍”。

［3］治逆：误治。

【释义】

本条论述恶阻轻证的治疗。已婚育龄期妇女停经以后，诊得平和无病之脉，唯尺部略显弱象，并见口渴、不能食等症，而无外感寒热的表现，是早期妊娠反应，即后世所谓恶阻。由于妊娠两个月左右胎元初结，经血渐蓄，归胞养胎，阴血相对不足，所以阴脉小弱。孕后经血不

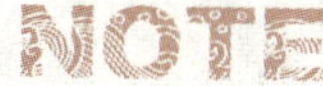

泻，冲脉之气较盛，上逆犯胃则不能食。如胃气上逆，尚可见呕逆。故尤在泾在“其人渴”之后云“一作呕亦通”。阴血不足，血失濡养，故觉口渴。总之，此为阴阳失调的恶阻轻证，所以用桂枝汤调阴阳，和脾胃，平冲逆。

妊娠反应多出现在怀孕两个月左右，故原文说“于法六十日当有此证”。在此期间给予恰当的治疗和调护，反应便可逐渐消失。如果治疗失误，在妊娠3个月时妄用了吐、下之法的，应暂停服药，以饮食调养为主，或随证治之，以绝其病根。若误治损伤了胎元，有可能导致流产，故曰“则绝之”。

对“则绝之”的理解，历代注家主要有三种观点：一作断绝病根解，提出勿泥于安胎之说，如徐忠可；二作绝其医药解，主张采取饮食消息止之，以魏念庭为代表；三作断绝其妊娠解，认为此指误吐误下致胎动而堕的后果，如唐容川。从临床看，妊娠反应的轻者毋需服药，饮食调养即可；重者则应辨证用药，积极治疗。

【辨治要领】

（1）妊期不同，脉象也可不同。本条所述之脉象为妊娠初期的脉象，与《素问·平人气象论》“妇人少阴脉动甚者，妊子也”及《素问·阴阳别论》“阴搏阳别谓之有子”属妊娠中期的脉象不同。由此可见，临床上不能拘泥于妊娠脉滑之说，须知妊娠各期有气血虚实的不同，其脉象亦会有相应的变化。

（2）桂枝汤调治恶阻轻证的辨证要点是：妊娠早期不能食，口渴但饮水不多，或恶心呕吐，神疲体倦，舌淡红、苔薄白润，脉象无明显异常。

【临床应用】

本方除可治妊娠恶阻外，还可用于妊娠外感风寒、滑胎、妊娠背冷、妊娠癃闭、乳汁自溢、妊娠汗多等，其病机总与营卫阴阳失调有关。对妊娠恶阻较重者，可加陈皮、砂仁、白蔻、竹茹；气虚者，可加党参、黄芪、白术；滑胎兼血虚者，加当归、阿胶、熟地；肾虚不固者，加杜仲、菟丝子、桑寄生。

（二）恶阻重证

【原文】

妊娠嘔吐不止，乾薑人參半夏丸主之。（6）

乾薑人參半夏丸方：

乾薑　人參各一兩　半夏二兩

上三味，末之，以生薑汁糊為丸，如梧子大，飲服十丸，日三服。

【释义】

本条论述恶阻重证的证治。恶阻本是妇女妊娠常有的反应，多由妊娠时冲脉之气较盛，上逆犯胃所致。妊娠反应多持续时间不长，一般可不药而愈。本证呕吐不止，反应较重，而且持续时间长，一般药物又不易治愈，属于恶阻重证。故宗“有故无殒”之意，用干姜人参半夏丸治疗。方中干姜温中散寒，人参扶正补虚，半夏、生姜汁蠲饮降逆，和胃止呕。四药合用，共奏温中散寒、化饮降逆之功。以方测证，本证应属于寒饮中阻、脾胃虚寒的恶阻。

本方与桂枝汤均可用于恶阻，但其病情有轻重之别，现列表比较如下：

表 20-1 桂枝汤证与干姜人参半夏丸证的鉴别

	桂枝汤证	干姜人参半夏丸证
主要脉症	妊娠不能食，无寒热，口渴但饮水不多，或呕逆，阴脉小弱。属恶阻轻证	妊娠呕吐不止，多呕吐清水涎沫，口淡不渴，舌淡苔白滑。属恶阻重证
病机	胃气虚弱，阴阳失调	寒饮中阻，脾胃虚寒
治法	调和阴阳，平冲降逆	温中散寒，化饮降逆

【辨治要领】

（1）胃虚寒饮恶阻重证的辨证要点，除见呕吐不止，呕吐物多为清水或涎沫外，常伴口淡不渴，或渴喜热饮，纳少，头眩心悸，倦怠嗜卧，舌淡苔白滑，脉弦或细滑等。

（2）妊娠时应慎用半夏。对于用半夏治疗妊娠恶阻，历代医家均有争议。后世一些医家曾将其列为妊娠忌药，然半夏止呕作用明显，凡属胃虚寒饮的恶阻，临证也可谨慎使用。需要注意的是，一要使用制半夏，二要与人参（或党参）、白术、甘草、生姜等配伍应用。

（3）原方制剂特点值得借鉴。以生姜汁糊为丸剂，一是借生姜汁化饮降逆之功，增强疗效；二是便于受纳。现在临床多改作汤剂，在服药时加入生姜汁数滴。若呕吐剧烈，汤丸难下，可将诸药碾为细末，频频用舌舔服。

【临床应用】

本方临床主要用于脾胃虚寒、痰饮上逆之妊娠恶阻，常加陈皮、白术、砂仁等。若兼伤阴者，可加石斛、乌梅。本方也可治疗寒饮停胃的腹痛、呕吐、痞证、眩晕等，常合苓桂术甘汤。

三、腹痛

（一）阳虚寒盛

【原文】

婦人懷娠六七月，脉弦發熱，其胎愈脹，腹痛惡寒者，少腹如扇[1]，所以然者，子藏[2]開故也，當以附子湯温其藏方未見。（3）

【注释】

［1］少腹如扇（shān 山）：形容少腹恶寒，犹如风吹状。扇，此指风吹。

［2］子脏：即子宫，又称“胞宫”。

【释义】

本条论述妊娠阳虚寒盛腹痛的证治。妊娠六七月时出现脉弦发热，胎胀愈加明显，腹痛恶寒，少腹阵阵作冷，有如风吹的感觉，这是肾阳亏虚，阴寒内盛所致。阳虚阴盛，寒凝气滞，所以其胎愈胀、腹痛。肾阳虚不能温煦，胞宫失于温摄，故恶寒，少腹如扇。此脉弦为虚寒之征。唯发热出现于一派阴寒之象中，显然既非外感，亦不是真热，而是虚阳外浮的假热，故用附子汤温阳散寒，暖宫安胎。原方未见，徐忠可等注家认为可能是《伤寒论·辨少阴病脉证并治》篇的附子汤（炮附子二枚，茯苓三两，人参二两，白术四两，芍药三两）。

【辨治要领】

（1）妊娠阳虚寒盛腹痛的辨证要点是：腹痛伴少腹阵阵作冷，形寒怯冷，腹胀，舌质

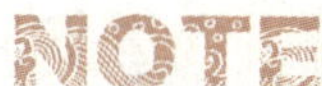

淡，苔白润，脉弦而无力或沉迟无力。至于发热一症，则可有可无，若有，亦多为短暂的微热。

（2）妊娠期应当慎用附子。附子被后世医家列为妊娠忌药，这是因为附子辛热有毒，有耗津液、损胎元之可能。仲景将其用于阳虚阴盛的腹痛，是本《素问》“有故无殒”之意。不过妊娠期使用附子应当注意三点：一是中晚期妊娠（六七月后）方可使用，此时胎元已稳定，相对早期妊娠，附子对胎元的不良影响较小；二是确属阳虚阴盛的腹痛才能用；三是尽可能与扶正暖宫安胎的人参（或党参）、白术、艾叶等配伍应用。

【临床应用】

对于确属阳虚阴盛的妊娠腹痛、子肿、先兆流产、习惯性流产、早产等病证，可以使用本方。如果阳虚阴盛较轻，可将附子换成菟丝子、补骨脂等既能温肾又无毒性、且能安胎的药物。

【医案举例】

王某，女，35岁。经产妇，怀孕7个月，忽感腹部疼痛绵绵不休，经多方治疗，痛反益甚。余诊时已延月余，畏寒，腹部更甚，口中和，喜热饮，泛清涎，脉弦而无力。先以逍遥散加味治之，无效。不得已乃用《伤寒论》附子汤原方：制附子15g，茯苓15g，党参25g，白术25g，白芍15g。连服3剂而愈。至期产1男婴，甚壮。［刘长天．略谈妊娠用附子的体会并兼论妊娠禁忌药．辽宁中医杂志，1980，（4）：15］

（二）肝脾失调

【原文】

婦人懷妊，腹中㽲痛[1]，當歸芍藥散主之。（5）

當歸芍藥散方：

當歸三兩　芍藥一斤　茯苓四兩　白术四兩　澤瀉半斤　芎藭半斤一作三兩

上六味，杵為散，取方寸匕，酒和，日三服。

【注释】

［1］㽲（jiǎo绞）痛：腹中急痛。

【释义】

本条论述妊娠肝脾失调腹痛的证治。原文仅指出主症腹中㽲痛。据方测证，可知此妊娠腹痛是由肝脾失调、气血郁滞湿阻所致。肝藏血，主疏泄，脾主运化水湿，妊娠时血聚胞宫养胎，肝血相对不足，则肝失调畅而气郁血滞，木不疏土，脾虚失运则湿生。治用当归芍药散养血调肝，渗湿健脾。方中重用芍药补养肝血，缓急止痛，当归助芍药补养肝血，川芎行血中之滞气，三药共以调肝；泽泻用量亦较重，意在渗利湿浊，白术、茯苓健脾除湿，三者合以治脾。肝血足则气条达，脾运健则湿邪除。

对于本条的主症腹中㽲痛，《汉语大字典》解作“腹中绞痛”；而徐忠可则谓“㽲痛者，绵绵而痛，不若寒疝之绞痛，血气之刺痛也”；《金匮要略校注语译》又认为“㽲痛，即拧着痛”。其实临床上不必拘泥于其痛是腹中拘急，绵绵而痛，还是腹中绞痛，或是拧着痛，关键在于确定其病机为肝脾失调、气郁血滞湿阻。

本方与附子汤均治妊娠腹痛，但主症、病机、治法各异。现列表比较如下：

NOTE

表 20-2 附子汤证与当归芍药散证的鉴别

	附子汤证	当归芍药散证
主要脉症	腹痛恶寒，少腹如扇，其胎愈胀，脉弦，发热	腹拘急，绵绵而痛，伴头昏，面唇少华，或肢肿，小便不利
病机	肾阳不足，阴寒内盛	肝脾失调，气郁血滞湿阻
治法	温阳散寒，暖宫安胎	养血调肝，健脾渗湿

【辨治要领】

（1）当归芍药散的临床表现包括两方面：一是肝血虚少的表现，如面唇少华，头昏，目眩，爪甲不荣，肢体麻木，腹中拘急而痛，或绵绵作痛，或月经量少，色淡，甚至闭经等。二是脾虚湿阻的见症，如纳少体倦，白带量多，面浮或下肢微肿，小便不利或泄泻等。同时，可见舌淡苔白腻或薄腻，脉弦细。

（2）本方养血调肝，渗湿健脾，体现了肝脾两调、血水同治的特点。

（3）川芎为血中气药，味辛走窜。当归芍药散治妊娠病时，方中川芎的用量宜小。

【临床应用】

本方广泛用于妇科、内科、五官科、外科等病证，但其病机都属肝脾失调、气郁血滞湿阻。妇科病如胎位不正可加续断、菟丝子、桑寄生、大腹皮、苏叶、陈皮等，先兆流产可加川断、桑寄生、菟丝子、苎麻根，功能性子宫出血以及多种原因引起的阴道出血可加茜草、仙鹤草、黑蒲黄等，慢性盆腔炎可加白花蛇舌草、红藤、薏苡仁，特发性浮肿、妊娠高血压综合征、羊水过多等可加猪苓、陈皮、大腹皮、广木香、砂仁。

【医案举例】

宋某，女，26 岁。怀孕 7 个月，时感腹中拘急，绵绵作痛，食欲不振，双下肢浮肿已月余，按之凹陷不起，舌淡苔白润，脉弦滑。系妊娠肝脾不和的腹痛证，用当归芍药散改散为汤：当归 9g，芍药 24g，川芎 6g，茯苓 15g，泽泻 15g，白术 12g。5 剂后腹痛消失，双下肢浮肿渐退，继服 3 剂，诸症悉除。足月顺产 1 子。[李翠萍，马文侠.《金匮》方治疗妇科肝病举隅.国医论坛，1987，(4)：38]

四、胞阻

【原文】

師曰：婦人有漏下[1]者，有半產[2]後因續下血都不絕者，有妊娠下血者。假令妊娠腹中痛，為胞阻[3]，膠艾湯主之。(4)

芎歸膠艾湯方一方加乾薑一兩。胡洽治婦人胞動無乾薑：

芎藭　阿膠　甘草各二兩　艾葉　當歸各三兩　芍藥四兩　乾地黃四兩

上七味，以水五升，清酒三升，合煮，取三升，去滓，內膠，令消盡，溫服一升，日三服。不差，更作。

【注释】

[1] 漏下：妇女经血非时而下，淋漓不断如漏。

[2] 半产：即小产。

[3] 胞阻：指妊娠下血伴腹痛的病证。

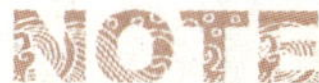

【释义】

本条论述妇人冲任脉虚三种下血的证治。妇人下血之证，一为经水淋漓不断的漏下，二为半产后的下血不止，三为妊娠胞阻下血。“假令”两字是承“有妊娠下血者”而言，意指若妊娠下血而又腹痛者，即属胞阻。因妊娠时阴血下漏，以致不能入胞养胎，“而阻其化育”，故称胞阻。以上三种下血虽出现于不同的病证，但病机皆属冲任脉虚，阴血不能内守。冲为血海，任主胞胎，冲任虚损，不能约束经血，故淋漓漏下或半产后下血不止；冲任虚而不固，胎失所系，则妊娠下血，腹中疼痛。以上皆可用胶艾汤调补冲任，固经安胎，异病同治。方中阿胶补血止血，艾叶温经止血，两药均能安胎。干地黄、芍药、当归、川芎养血和血，甘草调和诸药，清酒助行药力。诸药合用，具有养血止血、固经安胎、调补冲任之功。《太平惠民和剂局方》中的补血调经要方四物汤就是由胶艾汤减去阿胶、艾叶、甘草而成，故芎归胶艾汤可视为补血剂之祖方。

【辨治要领】

（1）本方所治三种下血病，以冲任虚损、血虚兼寒最为适宜。方中的艾叶、当归、川芎皆为辛温之品，又有辛温行滞的清酒同煎，若纯属血分有热或癥痼为害导致下血者，则非本方所宜。

（2）芎归胶艾汤主治的妇女下血，其临床表现都具有下列特点：血色浅淡或黯淡，质清稀，常伴头晕目眩、神疲体倦、舌淡、脉细等。

【临床应用】

本方常用于多种妇科出血病，包括崩漏、产后恶露不绝、胎漏、胎动不安、滑胎等，涉及功能性子宫出血、宫外孕、先兆流产、习惯性流产等疾病。其病机多与冲任脉虚、气血两亏、血分虚寒有关，临床应随症化裁。腹不痛者，可去川芎；血多者，酌减当归用量，并加贯众炭、地榆炭；气虚伴少腹下坠者，加党参、黄芪、升麻；腰酸痛者，加杜仲、川断、桑寄生；胎动不安者，加苎麻根。本方还可用于胎位不正等。

【医案举例】

刘某，女，24岁，工人，结婚两年，婚后未采取任何避孕措施，分别于1996年2月和1996年9月流产两胎，均为孕80天左右时流产。末次月经1997年3月2日，已停经48天，查尿妊娠试验为阳性。入院前两天因劳累后出现阴道少许出血，色淡红，腰酸痛，小腹略感坠痛。入院时上述症状仍在，面黄少华，肢软乏力，轻度恶心，纳食一般，小便正常，大便略结，舌质淡红，苔薄黄，脉细滑。证属血虚肾亏，冲任不固。即予胶艾合剂（阿胶珠、艾叶炭、当归身、白芍、熟地、川芎、炙甘草、菟丝子、桑寄生、川续断、黄芩）30mL口服，每天3次。服药3天，阴道出血即止，腹部坠感消失。继续给予胶艾合剂30mL，每天2次，口服。服药15天，患者阴道一直无出血，腰腹不痛，早孕反应存。B超检查示：早孕存活。改为胶艾合剂20mL，每天2次，口服，持续1个月，症状完全消失。出院时已孕3月余，B超示胎儿存活。1年后随访，足月顺产一女婴，生长发育均正常。［王敏，高巍，程群．胶艾合剂治疗先兆流产临床疗效观察．时珍国医国药，2000，11（5）：452］

五、小便难

【原文】

妊娠小便難，飲食如故，當歸貝母苦參丸主之。（7）

NOTE

當歸貝母苦參丸方男子加滑石半兩：

當歸　貝母　苦參各四兩

上三味，末之，煉蜜丸如小豆大，飲服三丸，加至十丸。

【释义】

本条论述妊娠血虚热郁小便难的证治。妊娠小便难，即后世所称“子淋”。妊娠妇女但见小便难而饮食如常，可知病不在中焦，而在下焦。以方测证，此由妊娠血虚热郁，通调失职，兼膀胱湿热蕴结，导致小便不利，故用当归贝母苦参丸养血开郁，清热除湿。方中当归养血润燥；贝母清热开郁下气，以复肺之通调；苦参清热燥湿而能通淋涩。诸药合用，使血虚得补，热郁得开，湿热得除，水道通调，则小便自能畅利。

对于原文中的“小便难”，有医家认为应是大便难之误。观当归贝母苦参丸，除能养血润燥外，还有下气开郁、清热除湿作用，且方名后注云“男子加滑石半两”，意在加强清热渗湿利窍之功，故仍以小便难为是。不过，肺为水之上源，与大肠相表里，肺热气郁，通调失职，则小便不利；若影响传导之功，则可见大便难。所以妊娠血虚热郁，大小便不利，均可用本方治疗。

【辨治要领】

（1）下焦的病可以从上而治。原方治“妊娠小便难”，除清热利湿治下焦外，还用贝母开郁下气治上焦，体现了正本清源、下病上取的思路。临床治疗小便难，若单纯清利下焦无效时，可资借鉴。

（2）妊娠小便难，虽与湿热有关，但不可通利太过。因怀孕后阴血下聚胞中养胎，全身阴血相对不足，若渗利太过，不仅耗伤津血，还恐引起滑胎。所以原方后注“男子加滑石四两”，说明虽同属一病，但妊娠妇女与男子用药有别。

（3）本条“小便难”，可表现为小便短黄不爽，或尿频尿急，淋漓涩痛，伴小便灼热，小腹胀痛。

【临床应用】

本方除能治疗妊娠膀胱炎、妊娠尿潴留外，还可用于慢性支气管炎、肾盂肾炎、急慢性前列腺炎等疾病，运用时应随证加味。如治疗妊娠膀胱炎，偏阴虚者可加生地、枸杞、车前子、泽泻；偏实热者，可加黄柏、淡竹叶、瓜蒌；兼气虚者，可加黄芪、党参、川断等。

六、水肿

【原文】

妊娠有水氣，身重，小便不利，洒淅惡寒，起即頭眩，葵子茯苓散主之。（8）

葵子茯苓散方：

葵子一斤　茯苓三兩

上二味，杵為散，飲服方寸匕，日三服。小便利則愈。

【释义】

本条论述妊娠水气的证治。妊娠水气即后世的“妊娠肿胀”，亦称“子肿”。本证是由胎气影响膀胱气化，水湿停聚所致。水盛则身肿身重；水气阻遏卫阳，则洒淅恶寒；水湿内阻，清阳不升，故起则头眩。此非脾肾虚所致，关键在于气化受阻，小便不利，故用葵子茯苓散利水

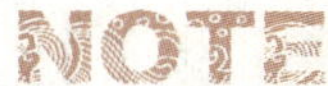

通阳。小便通利，水湿下走，阳气宣通，气化复常，则诸症悉除。因而，方后注云“小便利则愈”。后世叶天士治湿温提出“通阳不在温，而在利小便”亦即此意。方中葵子滑利通窍，茯苓淡渗利水，两药合用，利水通窍，渗湿通阳。本方证与当归贝母苦参丸证都可出现小便不利，兹列表比较如下：

表 20-3 当归贝母苦参丸证与葵子茯苓散证的鉴别

	当归贝母苦参丸证	葵子茯苓散证
主要脉症	以小便难为主症，表现为小便短黄不爽，或尿频尿急，淋漓涩痛，小便灼热，小腹胀痛	以身肿、身重为主症，伴洒淅恶寒，头眩，小便不利
病机	血虚热郁，虚实夹杂	胎气影响，水气内阻，属于实证
治法	养血开郁，清热除湿	利水通阳

【辨治要领】

（1）本证属于膀胱气化受阻，水气内停的实证，故以身肿身重、小便不利、洒淅恶寒、起则头眩为辨证要点。

（2）葵子，又名冬葵子，性滑利，后世列为妊娠慎用药。此处用之，取“有病则病当之”之意，不过临床须谨慎使用。一是服药量不可太大。原方虽用 1 斤，但每次只服方寸匕，用量并不大。二是不可久服，小便利则宜停服，以免造成滑胎。三是妊娠晚期方可使用，若孕妇素体虚弱或有滑胎史者，则不宜用本方。

【临床应用】

本方可用于妊娠 8～9 月属于实证子肿，心腹胀急，或子痫先兆者。临床运用本方时，若见腹满，可加紫苏、砂仁；头面四肢皆肿者，可加泽泻、猪苓；喘者，可加葶苈子、桑白皮。本方亦可与当归贝母苦参丸合用，治疗急性肾炎。

七、胎动不安

（一）血虚湿热

【原文】

婦人妊娠，宜常服當歸散主之。（9）

當歸散方：

當歸　黄芩　芍藥　芎藭各一斤　白术半斤

上五味，杵為散，酒飲服方寸匕，日再服。妊娠常服即易產，胎無苦疾。產後百病悉主之。

【释义】

本条论述血虚湿热胎动不安的治法。妇人妊娠后，最需重视肝脾两脏。因胎在母腹，全赖气血以养之。肝血足则胎得养，脾运健则气血充。若肝血不足，脾运不健，酿湿蕴热，则胞胎失养，甚至可导致胎动不安，故用当归散养血健脾，清热除湿，祛病安胎。妊娠肝血下注胞宫养胎，肝血不足，故用当归、芍药补肝养血；配川芎行血中之气，补而不滞；白术健脾除湿；黄芩坚阴清热。诸药合用，使血虚得补，湿热得除，收到邪去胎自安、血足胎得养的效果。

原文“常服”两字宜活看。妊娠肝脾不调，血虚湿热者常服之，确能清化湿热，安胎保产；若孕妇体健无病，胎有所养，胎元自安，则毋需服药。对方后“妊娠常服即易产，胎无苦疾。产后百病悉主之”，亦应从肝虚脾弱、血虚湿热着眼，并非产后百病都可用当归散。

【辨治要领】

（1）后世医家将白术、黄芩视为安胎圣药，盖出于此。但这两味药仅适宜于脾虚失运、湿热内蕴而致胎动不安者，并非安胎通用之品。

（2）当归散证的临床表现应有胎动下坠或妊娠下血，或腹痛，或曾经半产等，并伴神疲肢倦，口干口苦，纳少，面黄形瘦，大便或结或溏，舌尖微红或苔薄黄，脉细滑。

（3）本方用于胎动不安或预防滑胎时，川芎用量宜小，一般为 3～6g。

【临床应用】

临床上常用本方治妊娠腹痛和胎漏（先兆流产）。本方加补肾之品，如生熟地、桑寄生、续断、菟丝子、阿胶、杜仲等，可预防习惯性流产。本方加茵陈、大黄、丹参等，还可预防母婴血型不合之新生儿溶血病。

【医案举例】

汪某，女，30 岁，工人，1983 年 9 月 10 日初诊。结婚 3 年内流产 5 次，既往流产时间为孕 60～70 天之间，末次流产日期 1983 年 2 月 16 日。来诊时已停经 42 天，尿妊娠试验阳性，因恐惧紧张而来本院，要求用中药保胎。症见头昏乏力，心悸口干，纳差，苔薄黄，脉弦滑。予当归、白术、黄芩、川断、麦冬各 10g，白芍、茯苓、太子参、阿胶各 12g，桑寄生、菟丝子各 15g，川芎 5g。每周服 3 剂，至 3 个月时停药。于 1984 年 5 月顺产一女婴。［赵荣胜．中药防治习惯性流产 11 例．湖北中医杂志，1985，（6）：21］

（二）脾虚寒湿

【原文】

妊娠養胎，白术散主之。（10）

白术散方①見《外臺》：

白术四分　芎藭四分　蜀椒三分（去汗）　牡蠣二分

上四味，杵為散，酒服一錢匕，日三服，夜一服。但苦痛，加芍藥；心下毒痛，倍加芎藭；心煩吐痛，不能食飲，加細辛一兩，半夏大者二十枚。服之後，更以醋漿水服之；若嘔，以醋漿水服之；復不解者，小麦汁服之。已後渴者，大麥粥服之。病雖愈，服之勿置。

【校勘】

①白术散方《外台秘要·胎数伤及不长方三首》引“《古今录验》疗妊娠养胎，白术散方”为“白术，芎藭各四分，蜀椒三分汗，牡蛎二分……忌桃李雀肉等”，并附小注曰：“裴伏张仲景方出第十一卷中。”可从。

【释义】

本条论述脾虚寒湿的养胎方法。古人虽有多种养胎方法，但一般都是借防治疾病以收安胎的效果。若孕妇素体健康，则无需服药养胎。唯禀赋薄弱，屡为半产或漏下，或已见胎动不安或漏红者，则需积极治疗，此即所谓养胎或安胎。方中白术健脾除湿，川芎和肝舒气，蜀椒温中散寒，牡蛎收敛固涩，合而用之，共收温中除湿、健脾安胎之功。

原文“妊娠养胎”是泛指之词，白术散只适用于脾虚而寒湿中阻之人，通过治病而达到养

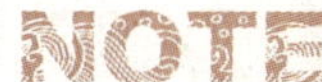

胎安胎的作用。

本方与当归散都是去病安胎之剂，兹比较如下：

表 20-4 白术散证和当归散证的鉴别

	白术散证	当归散证
症状特点及病机	体型肥胖，胎动不安，属脾虚寒湿	体型偏瘦，胎动不安，属湿热血虚
治法	温中除湿，健脾安胎，重在健脾	养血健脾，清热除湿，重在补血安胎

【辨治思路】

（1）从当归散与白术散皆借调理肝脾以去病养胎可以看出，妊娠养胎宜重视肝脾。因为胎赖母血以养，而肝主藏血，脾为气血生化之源，故应注意调养肝脾。

（2）妊娠病用白术散的常见症状包括脘腹疼痛，恶心呕吐，不思饮食，肢倦，便溏，带下量多，甚至胎动不安，舌淡，苔白润或滑，脉缓滑。

八、伤胎

【原文】

婦人傷胎，懷身腹滿，不得小便[1]，從腰以下重，如有水氣狀，懷身七月，太陰當養[2]不養，此心氣實[3]，當刺瀉勞宮[4]及關元[5]，小便微利則愈見《玉函》。（11）

【注释】

[1] 不得小便：指小便不通。

[2] 太阴当养：《脉经》《诸病源候论》《千金要方》等书均有“妊娠七月，手太阴脉养之”的记载。

[3] 心气实：气有余便是火。此指心火亢盛。

[4] 劳宫：经穴名，位于手掌部中央，为手厥阴心包经的荥穴。

[5] 关元：经穴名，属任脉，位于脐下三寸，为小肠募穴。

【释义】

本条论述妊娠伤胎的证治。所谓伤胎，是指因脏腑功能失调，胎失所养而引起的证候。妇女怀孕后，腹部本应逐月增大，但若胀满异常，并见小便不通，腰以下感觉沉重不适，如患水气病一样，这是心肺两脏功能失调导致的伤胎证。按逐月分经养胎之说，妊娠七月为手太阴肺经养胎之时。若此时心火气盛，火乘肺金，致肺失清肃、治节之职，影响气血津液的敷布，将使胎失所养，还可妨碍水道通调，致气滞水停，故见上述诸症。法当泻心火，利水道，宜针刺劳宫、关元两穴。劳宫为手厥阴心包经的荥穴，针刺该穴能清心泻火；关元乃小肠募穴，刺之能利小便，导心火下行。如此配合，使心火得泻，肺气清肃，治节复常，小便通利，则诸证自愈，胎亦自得所养。

对于原文提到的针刺劳宫、关元两穴，后世医家有不同的看法。程云来云：“此穴（注：关元）不可妄用，刺之能落胎。”今人王渭川亦指出：“此二穴孕妇禁用，刺之有堕胎危险。”可见，孕妇不要轻易使用关元穴。本条所述证候中有“不得小便”，实属标急之证，仲景提出刺关元，亦寓“有故无殒”、急则治标之意。

NOTE

小 结

【关键词】

妊娠病 癥病 胞阻 妊娠腹痛 桂枝茯苓丸 当归芍药散 胶艾汤

Key Words

Gynopathy during Pregnancy; Zheng Disease (a mass or blood stasis in the abdomen); Bao Zu (retarded growth of fetus); Abdominal Pain during Pregnancy; Guizhi Fuling Wan (Pills of Ramulus Cinnamomi and Poria); Danggui Shaoyao San (Powder of Radix Angelicae Sinensis and Radix Paeoniae); Jiao Ai Tang (Decoction Colla Corii Asini and Folium Artemisiae Argyi)

【本篇要点】

1. 妊娠与癥病的鉴别，应从三方面考虑，即停经前三个月月经是否正常，胎动出现的部位和时间是否与停经月份相吻合，腹部柔软无痛还是疼痛有块。若属于癥病漏下不止，当消瘀化癥，用桂枝茯苓丸。

2. 妊娠恶阻轻证，属阴阳失调、冲气上逆者，用桂枝汤调和阴阳，平冲降逆。妊娠恶阻重证，属胃虚寒饮者，用干姜人参半夏丸温中散寒，化饮降逆。对妊娠腹痛的辨治，应注意其疼痛性质与兼证。若腹痛伴少腹恶寒，有如冷风吹者，为阳虚阴盛，治宜温阳散寒，暖宫安胎，用附子汤。若腹中拘急，或绵绵作痛，或腹中绞痛，属肝脾失调，气郁血滞湿阻者，用当归芍药散养血调肝，健脾除湿。妊娠下血伴腹痛者，名胞阻，属冲任虚寒的，用胶艾汤养血止血，固经安胎，调补冲任。妊娠血虚热郁，湿热蕴结，致小便难者，用当归贝母苦参丸养血开郁，清热除湿。妊娠气化受阻致水停，身体肿重者，用葵子茯苓散利水通阳。因母病致胎动不安的，宜祛病安胎。其中偏血虚湿热者，用当归散养血健脾，清化湿热。偏脾虚寒湿者，用白术散温中除湿，健脾安胎。若妊娠七月伤胎，不得小便，属心火气盛者，可谨慎针刺劳宫与关元穴，以泻心火，利小便。

3. 本篇对妊娠病的调治体现了三个特点：一是重视肝脾，如当归芍药散、当归散、白术散都调治肝脾。二是宗“有故无殒”之旨，治病不拘于有身孕，如用药不避附子、半夏，针刺选用关元穴等。三是勿损胎元，如用附子、半夏时十分重视配伍，并且多选用丸、散剂型，以避免伤胎。

4. 本篇共有 8 首方剂，其中桂枝茯苓丸、当归芍药散、胶艾汤应用广泛，应该掌握。

NOTE

妇人产后病脉证治第二十一

本篇论述了妇人产后常见病的证治。首先指出新产妇人有痉病、郁冒与大便难三病，继而论述了产后腹痛、产后中风、烦乱呕逆及下利虚极等的证治。治法上，既强调针对产后气血亏虚的特点以补其不足，又要根据临床证候，因证制宜，体现了勿忘于产后、不拘泥于产后的辨治思路。

一、产后三病

（一）成因

【原文】

問曰：新產婦人有三病，一者病痓，二者病鬱冒[1]，三者大便難，何謂也？師曰：新產血虛，多汗出，喜中風，故令病痓；亡血復汗，寒多，故令鬱冒；亡津液，胃燥[2]，故大便難。（1）

【注释】

［1］郁冒：头昏眼花，郁闷不舒。郁，郁闷不舒；冒，头昏目不明，如有物冒蔽。

［2］胃燥："胃"泛指胃与肠。由于津液耗伤，胃肠失濡而致燥结成实。

【释义】

本条论述产后三病的形成机理。痉病、郁冒、大便难是妇人产后容易发生的三种病证，乃产后亡血伤津、气血不足所致。产后痉病由于新产失血过多，复加汗出，腠理不固，感受风邪，化燥伤津，以致筋脉失濡，拘急成痉，表现为筋脉挛急抽搐，甚至角弓反张、口噤不开等症，与《痉湿暍病脉证治》篇所论痉病症状虽同，但病因不一。《痉湿暍病脉证治》之痉由外感误治伤津，筋脉失养引起；本病为产后亡血伤津，复感风邪，筋脉失养所致。

郁冒多由于产后失血、多汗而致，既伤津血，又损阳气，寒邪乘虚侵袭，郁闭于里，阳气不能伸展外达，反逆而上冲，以头眩目瞀、郁闷不舒为主症。郁冒与产后血晕不同。产后血晕以突然发作的头昏眼花、不能坐起、甚则昏厥不省人事为特点，若抢救不及时可致死亡。

大便难亦由产后失血多汗，损耗津液，肠胃失润，传导失司而成。

【辨治要领】

产后痉病、郁冒和大便难虽临床表现各不相同，但亡血伤津的病机则一，故在治疗上均须注意养血护津。

（二）证治

【原文】

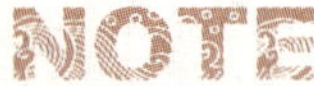

產婦鬱冒，其脈微弱，不能食，大便反堅，但頭汗出。所以然者，血虛而厥，厥而必冒。冒家[1]欲解，必大汗出[2]。以血虛下厥，孤陽上出[3]，故頭汗出。所以產

婦喜汗出者，亡陰血虛，陽氣獨盛，故當汗出，陰陽乃復。大便堅，嘔不能食，小柴胡湯主之方見嘔吐中。（2）

【注释】

［1］冒家：经常郁冒的人。

［2］大汗出：相对“头汗出”的局部症状而言，指周身汗出津津，有阴阳相和之意，并非大汗淋漓。

［3］孤阳上出：指阳气独盛而上逆。

【释义】

本条指出产妇郁冒、便坚的脉因证治。产妇郁冒由产后亡血伤津，复感邪气，邪气闭阻、上逆所致。阴血亏虚则阳无所制，阳气相对偏盛而上逆，故见头昏目眩，郁闷不舒，但头汗出；气机郁闭，胃失和降，故呕不能食；津亏肠燥，故大便难；正虚津血不足，故脉微弱。欲使郁冒病解，则当全身汗出津津，以使阴阳恢复相对平衡，此即“冒家欲解，必大汗出”之意。对郁冒兼见呕不能食，大便秘结，属血虚津伤、阴阳失调、胃失和降者，治用小柴胡汤和利枢机，扶正达邪，使阴阳调和，则郁冒诸症可解。

【辨治要领】

（1）产后郁冒的辨治应注意汗出的症状。“但头汗出”既反映了郁冒邪气内郁、阳气上逆的病机所在，又是一个重要的临床症状。全身汗出津津则是病情向愈的反映，提示达到阴阳协调的相对平衡状态；反之，如果仅见局部汗出，多属病兆。

（2）产后本已血虚津亏，用“大汗”法治疗产妇郁冒是否更伤阴液？首先，“大汗出”非指大汗淋漓，而是全身微微汗出。其次，“汗出”非汗法，是指调和阴阳，与下文“故当汗出，阴阳乃复”相呼应，且小柴胡汤亦非汗剂。因此，对津亏血虚兼邪气内闭、阴阳失调的产后郁冒，以小柴胡汤扶正达邪、和利枢机最为恰当，可使郁闭之邪随周身汗出而外泄，则阴阳调和，诸证自愈。

【临床应用】

小柴胡汤常用于外感热病见少阳证者，若高热不退，可加生石膏、金银花、板蓝根等清热解毒之品。急慢性肝炎、胆胰疾病属阳热者，可以小柴胡汤为基本方随证加减。肝硬化腹水，若腹水消退后，亦可用本方作善后调理。本方也是妇科病的常用方剂，除用于热入血室外，还可治疗妊娠恶阻、经前期紧张综合征，与甘麦大枣汤合用还可治疗更年期综合征。

【原文】

病解能食，七八日更發熱者，此為胃實，大承氣湯主之方见痉病中。（3）

【释义】

本条论述郁冒病解转为胃实的证治。产后郁冒本有呕不能食之症，服用小柴胡汤后郁冒病解，胃气恢复，转而能食，这是病情向愈的表现，只要适时调理即可痊愈。但七八日后又出现发热，此乃未尽的余邪与未消之食滞相抟，化燥成实所致，当以大承气汤攻泄实热，荡涤实邪。

【辨治要领】

（1）本条“胃实”概括了胃家实的主要脉症，如腹满痛、大便秘结、脉沉实、舌红苔黄厚等。

（2）本条胃实不大便与第1条血虚津亏之大便难病机不同，故治疗时，第1条增液行舟，本条攻下实热。

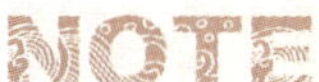

二、产后腹痛

（一）血虚里寒

【原文】

産後腹中㽲痛，當歸生薑羊肉湯主之；并治腹中寒疝，虛勞不足。（4）

當歸生薑羊肉湯方見寒疝中。

【释义】

本条论述产后血虚里寒的腹痛证治。血虚夹寒之腹痛，当具有腹部绵绵作痛、喜温喜按的特点，故以当归生姜羊肉汤养血补虚，温中散寒。当归生姜羊肉汤妙用羊肉，取其血肉有情，大补气血，散寒止痛，更用当归养血补虚，生姜温中散寒。全方共奏补虚养血、散寒止痛之功。体现了《内经》“形不足者，温之以气；精不足者，补之以味”之旨。

本证与妇人妊娠病当归芍药散证主症同为“腹中㽲痛”，但病机不同。彼为肝虚血郁、脾虚湿滞，用当归芍药散养血疏肝、健脾除湿；本证为血虚内寒，用当归生姜羊肉汤养血补虚、温中散寒，体现了同病异治的精神。

【辨治要领】

（1）只要证候相同，异病也可同治。当归生姜羊肉汤除治疗产后腹痛外，还可治疗寒疝腹痛、虚劳腹痛属血虚兼寒者。

（2）本证为血虚里寒，故应抓住其腹痛绵绵、喜温喜按的特点。若小腹刺痛拒按，脉沉涩属瘀血阻滞，则非本方所宜。

【临床应用】

当归生姜羊肉汤除用于产后血虚里寒之腹痛、血虚寒疝外，还常用于阳虚血寒之痛经、月经后期量少、不孕症及阳虚有寒的脘腹疼痛。本方作为膳食疗法的祖方之一，还可用于阳虚有寒之人的食疗。

（二）气血郁滞

【原文】

産後腹痛，煩滿不得卧，枳實芍藥散主之。（5）

枳實芍藥散方：

枳實（燒令黑，勿太過） 芍藥等分

上二味，杵為散，服方寸匕，日三服，并主癰膿，以麥粥下之。

【释义】

本条论述产后气血郁滞腹痛的证治。产后腹痛有虚实之异。上条所述腹痛绵绵，喜温按，为里虚寒。本条腹痛兼烦满不得卧，属里实。因满痛俱见，病势较剧，故有不得安卧之症。因产后气血郁滞，且气滞重于血滞，故治以行气散结、和血止痛的枳实芍药散。方中枳实理气散结，炒黑入血分，能行血中之气；芍药和血止痛；大麦粥和胃安中，使破气之品不耗气伤中。三药合用，使气血得畅，则腹痛烦满诸症可除。本方乃排脓散去鸡子黄、桔梗加麦粥组成，亦可排脓散结，故方后云“并主痈脓”。唐容川曰：“并主痈脓者，脓乃血所化，此能行血中之滞故也。”

【临床应用】

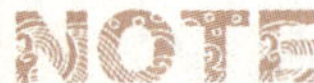

枳实芍药散为行气和血散结之剂，对气滞血凝、恶露不尽者有良效。临床上除用于产后气

血郁滞之腹痛外，凡气血郁滞、气机不畅的腹痛均可加减使用。

（三）瘀血内结

【原文】

師曰：産婦腹痛，法當以枳實芍藥散，假令不愈者，此為腹中有乾血着臍下，宜下瘀血湯主之。亦主經水不利。（6）

下瘀血湯方：

大黄二兩，桃仁二十枚，䗪蟲二十枚（熬，去足）

上三味，末之，煉蜜合為四丸，以酒一升，煎一丸，取八合，頓服之。新血[1]下如豚肝。

【注释】

［1］新血：新下之瘀血。

【释义】

本条论述产后瘀血内结腹痛的证治。产后腹痛属气血郁滞者，当用枳实芍药散行气和血。假如药后病不愈者，可知病情较重，已非枳实芍药散所宜。究其原因，当为产后恶露不尽，瘀血凝结胞宫。症见少腹刺痛拒按，痛处固定不移，按之有块，舌紫暗或有瘀点瘀斑，脉沉涩，当用下瘀血汤破血逐瘀。方中大黄荡逐瘀血，桃仁润燥活血化瘀，䗪虫破结逐瘀。三药相合，破血之力峻，故以蜜为丸，缓和药性；以酒煎药，引入血分，助行药势。服药后，所下之血色如豚肝，是药已中病、瘀血下行的表现。本方还可治瘀血内结所致的经水不利。

本条与上条均属产后实证腹痛，然上条为气血郁滞之腹痛，胀甚于痛；本条乃瘀血内结，痛甚于胀，且疼痛如刺，按之尤甚，恶露少。

【辨治要领】

（1）试探性治疗是临床常用的治法之一。临床证候是十分复杂的，如辨证一时难以明确，即可采用试探性治疗，根据治疗后的反应来辨清证候，调整治法。本条产后腹痛似属气血郁滞，投以枳实芍药散，然药后症情改善不明显，再仔细审察，才明确“此为腹中有干血着脐下”，故改用下瘀血汤治疗。这就是应用试探性治疗后，重新辨清证候，调整治法的过程。

（2）下瘀血汤证属干血着于脐下，故临床当有少腹刺痛不移、拒按，或按之有块，舌暗，脉涩等症。

【临床应用】

下瘀血汤常用于产后恶露不下、闭经、盆腔炎、宫外孕等。产后恶露不下属正虚邪实者，可与人参汤、四君子汤、当归补血汤合用。本方作为活血化瘀的基础方，适当加减还可治疗多种与瘀血有关的病证，如慢性肝炎、肝硬化、跌打损伤、肠粘连等。

（四）瘀血内结兼阳明里实

【原文】

産後七八日，無太陽證，少腹堅痛，此惡露[1]不盡，不大便，煩躁發熱，切脉微實，再倍發熱，日晡時煩躁者，不食，食則讝語，至夜即愈，宜大承氣湯主之。熱在裏，結在膀胱[2]也方見痙病中。（7）

【注释】

［1］恶露：分娩后阴道流出的余血浊液。

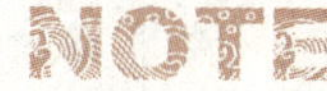

［2］膀胱：这里泛指下焦。

【释义】

本条指出产后瘀血内阻兼阳明里实的证治。产后七八日，无太阳表证，症见少腹坚硬疼痛，当考虑恶露未尽，内阻胞宫，可用破血逐瘀的下瘀血汤治疗。若兼不大便、烦躁发热、日晡加剧、不食、食则谵语、脉数实等症，乃实热结于阳明之证。阳明胃实，故发热烦躁，日晡为甚；阳明胃实，腑气不通，故不欲食；若勉强进食则更增邪热，热扰神明则谵语；至夜阳明气衰，故热轻症减。治当通腑泄热，主以大承气汤。

以上四条均属产后腹痛证治，但在病机、症状、治法、主方上有差异，兹列表鉴别如下：

表 21-1　产后腹痛证治的鉴别

病机	症状	治法	方剂
血虚内寒	腹中绵绵作痛，喜温喜按	养血补虚，温中散寒	当归生姜羊肉汤
气血郁滞	腹胀痛，心烦胸满不得卧	行气散结，和血止痛	枳实芍药散
瘀血内结	腹刺痛拒按，或有硬块	破血逐瘀止痛	下瘀血汤
瘀血兼胃实	少腹坚痛，发热烦躁，日晡剧，便秘，食则谵语，脉微实	攻下瘀热	大承气汤

【辨治要领】

（1）“热在里，结在膀胱”为本证病机，即邪热结于阳明，瘀血阻于胞宫。大承气汤之大黄既可荡涤实热，又可攻逐瘀血，故该方泄热通便，既可治阳明实热，亦可使瘀血随大便而下，收一举两得之功。若服大承气汤后瘀血未尽除者，可再行破血逐瘀之法。

（2）产后腹痛的辨证关键，一要辨腹痛性质，二要观察恶露正常与否，三要审其伴随症状，如此才不致误诊误治。

【医案举例】

同乡姻亲高长顺之女嫁王鹿萍长子，住西门路。产后六七日，体健能食，无病，忽觉胃纳反佳，食肉甚多。数日后，日晡所觉身热烦躁，中夜略瘥，次日又如是。延恽医诊，断为阴亏阳越，投药五六剂，不效。改请同乡朱医，谓此乃桂枝证，如何可用养阴药？即于轻剂桂枝汤，内有桂枝五分，白芍一钱，二十日许，病益剧。长顺之弟长利与余善，乃延余诊。知其产后恶露不多，腹胀，予桃核承气汤，次日稍愈。但仍发热，脉大，乃疑《金匮》有产后大承气汤条，得毋指此证乎？即予之，方用：生大黄五钱，枳实三钱，芒硝三钱，厚朴二钱。方成，病家不敢服，请示恽医。恽曰：不可服。病家迟疑，取决于长顺，长顺主与服，并愿负责。服后，当夜不下，次早方下一次，干燥而黑。午时又来请诊，谓热已退，但觉腹中胀，脉仍洪大，嘱仍服原方。实则依余意，当加重大黄，以病家胆小，故从轻。次日大下五六次，得溏薄之黑粪，粪后得水，能起坐，调理而愈。（曹颖甫．经方实验录．上海：上海科学技术出版社，1979.）

三、产后中风

（一）太阳中风

【原文】

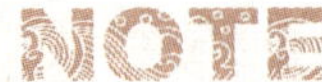

產後風，續之數十日不解，頭微痛，惡寒，時時有熱，心下悶，乾嘔汗出。雖久，

陽旦證[1]續在耳，可與陽旦湯即桂枝湯，見下利中。（8）

【注释】

［1］阳旦证：成无己云："阳旦，桂枝之别名也。"故阳旦证即桂枝汤证，此处指太阳中风表证。

【释义】

本条论述产后中风持续不愈的证治。产后营卫皆虚，易感风邪，可致太阳中风表证。如持续数十天仍见头痛、恶寒、汗出、时发热，并兼干呕、心下闷等症状，乃产后体虚感邪，正气不能驱邪外出，故病程迁延数十日。此时若太阳中风表证仍在，仍可用桂枝汤解表祛风，调和营卫。

后世注家对阳旦汤有不同认识：成无己认为阳旦汤即桂枝汤，徐忠可、尤在泾认为阳旦汤即桂枝汤加黄芩，魏念庭、陈修园认为阳旦汤乃桂枝汤加附子。根据本条所述头痛、恶寒、发热、自汗等症状来看，似以桂枝汤为宜。

【辨治要领】

临床辨治应以证候为凭，不必拘泥于病程的长短。本条病程持续数十日不解，仍见恶寒、头痛、发热等太阳中风症状，虽有心下闷，表示邪有入里之势，但与其表证相比，居次要地位，故仍主以桂枝汤。条文"虽久，阳旦证续在耳"，提示以证候为依据的辨治思路。

（二）阳虚中风

【原文】

産後中風發熱，面正赤，喘而頭痛，竹葉湯主之。（9）

竹葉湯方：

竹葉一把　葛根三兩　防風　桔梗　桂枝　人參　甘草各一兩　附子一枚（炮）　大棗十五枚　生薑五兩

上十味，以水一斗，煮取二升半，分溫三服，溫覆使汗出。頸項强，用大附子一枚，破之如豆大，煎藥揚去沫。嘔者，加半夏半升洗。

【释义】

本条论述产后中风兼阳虚的证治。产后气血大虚，卫外不固，复感外邪，以致正虚邪实。发热头痛为病邪在表之征，面赤气喘乃虚阳上越之象，如此虚实错杂证，若单纯解表祛邪，易致虚阳外脱，若扶正补虚，又易助邪碍表，故用竹叶汤扶正祛邪，标本兼顾。方中竹叶甘淡轻清为君，辅以葛根、桂枝、防风、桔梗疏风解表，人参、附子温阳益气，甘草、生姜、大枣调和营卫。诸药合用，共奏扶正祛邪、表里兼顾之功。方后注"温覆使汗出"，说明服用本方当注意加衣被温覆，使风邪随汗而出。至于颈项强急者重用附子以扶阳祛风，呕者加半夏以降逆止呕，示人当根据病情变化随症治之。

【辨治要领】

本条的辨证要点为：既有"发热、头痛"之太阳中风表证，又见"面赤、气喘"之阳虚上逆证。

【临床应用】

竹叶汤为产后发热常用的扶正祛邪方剂，临证时可用于产后外感、虚人外感、产后缺乳等病。

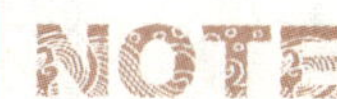

【病案举例】

邓某，女，40 岁。产后四五日，恶寒发热，头痛气喘，面赤如妆，大汗淋漓，语言迟钝，脉象虚浮而弦，舌苔淡白而润，饮食二便无异常。此产后中风虚阳上浮之证，用《金匮要略》竹叶汤原方 1 剂：竹叶 9g，葛根 9g，桂枝 5g，防风 5g，桔梗 5g，西党参 9g，附片 6g，甘草 5g，生姜 3 片，大枣 5 枚。翌日复诊，喘汗俱减，热亦渐退，仍以原方再进 1 剂。三诊病已痊愈。（刘俊士. 古妙方验案精选. 北京：人民军医出版社，1992.）

四、虚热烦呕

【原文】

婦人乳中[1]虛，煩亂嘔逆，安中益氣，竹皮大丸主之。（10）

竹皮大丸方：

生竹茹二分　石膏二分　桂枝一分　甘草七分　白薇一分

上五味，末之，棗肉和丸，彈子大，以飲服一丸，日三夜一服。有熱者，倍白薇；煩喘者，加柏實一分。

【注释】

[1] 乳中：乳，《脉经》作“产”。乳中谓在草蓐之中，亦即产后。

【释义】

本条论述产后虚热烦呕的证治。妇人产后耗气伤血，复因哺乳，使阴血更亏。阴血不足，虚热内扰心神，则心烦意乱；热犯于胃则呕逆。故用竹皮大丸清热降逆，安中益气。方中竹茹味甘微寒，清虚热，止呕逆；石膏辛甘寒，清热除烦；白薇苦咸寒，善清阴分虚热；桂枝虽辛温，但用量极轻，少佐之以防清热药伤阳，与甘药合用辛甘化阳，更能助竹茹降逆止呕；甘草、大枣安中，补益脾胃之气，使脾气旺则津血生。若虚热甚，可重用白薇以清虚热；虚热烦喘，加柏实宁心润肺。

【辨治要领】

竹皮大丸的组方特点值得重视。首先，方中甘草用量重达七分，而余药相合仅六分，复以枣肉和丸，意在使脾气复，胃气和，达到益气安中之效。其次，竹茹、石膏、白薇三味相合共五分，意在清热降逆。再者，桂枝辛温，用量极少，仅占全方药量的 1/13（不包括枣肉用量），既能助竹茹降逆，又佐寒凉之品从阴引阳。

【临床应用】

本方除用于产后气阴两虚心烦呕逆外，还可用于妊娠呕吐、神经性呕吐等属阴虚有热者。近年用本方治疗更年期综合征、癔病、失眠、小儿夏季热、男性不育症、阳痿等。

五、热利伤阴

【原文】

產後下利虛極，白頭翁加甘草阿膠湯主之。（11）

白頭翁加甘草阿膠湯方：

白頭翁二兩　黃連　蘗皮　秦皮各三兩　甘草　阿膠各二兩

上六味，以水七升，煮取二升半，内膠，令消盡，分溫三服。

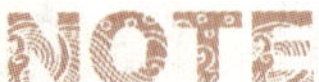

【释义】

本条论述产后热利伤阴的证治。产后阴血不足，又兼下利，更伤其阴，故曰“虚极”。白头翁汤为治疗热利下重的主方。以方测证，当有发热腹痛、里急后重、下利脓血等湿热壅滞肠道症状，且病在产后，尚有体倦、口干、脉虚等症。证属虚实夹杂，故用白头翁汤清热止痢；阿胶养血益阴；甘草补虚和中，并能缓解白头翁汤之苦寒，使清热不伤阴，养阴不恋邪。

【辨治要领】

发热腹痛，里急后重，下利脓血黏液，口干喜饮，脉细数或虚数为产后热利伤阴的辨证要点。

【临床应用】

本方除可用于产后热利下重外，对于久利伤阴或阴虚血弱而病热利下重者，均可使用。

附方：

【原文】

《千金》三物黄芩湯：治婦人在草蓐，自發露得風，四肢苦煩熱。頭痛者，與小柴胡湯。頭不痛，但煩者，此湯主之。

黄芩一兩　苦参二兩　乾地黄四兩

上三味，以水八升，煮取二升，温服一升，多吐下蟲。

《千金》内補當歸建中湯：治婦人產後虛羸不足。腹中刺痛不止，吸吸少氣，或苦少腹中急，摩痛，引腰背，不能食飲。產後一月，日得四五劑為善。令人强壯，宜。

當歸四兩　桂枝三兩　芍藥六兩　生薑三兩　甘草二兩　大棗十二枚

上六味，以水一斗，煮取三升，分温三服，一日令盡。若大虛，加飴糖六兩。湯成内之於火上煖，令飴消。若去血過多，崩傷内衄不止，加地黄六兩，阿膠二兩，合八味，湯成内阿膠。若無當歸，以芎藭代之；若無生薑，以乾薑代之。

小　结

【关键词】

痉　郁冒　大便难　产后腹痛　产后中风　产后下利　阳旦证　安中益气　当归生姜羊肉汤　下瘀血汤　竹皮大丸　白头翁加甘草阿胶汤

Key Words

Jing (convulsive disease); Yu Mao (syncope); Constipation; Postpartum Chronic Abdominal Pain; Postpartum Disease Caused by Wind; Postpartum Diarrhea; Yang Dan Zheng (Yang Dan Syndrome); An Zhong Yi Qi (tranquillize the interior and tonify the vital energy); Danggui Shengjiang Yangrou Tang (Decoction Radix Angelicae Sinensis, Rhizoma Zingiberis Recens and Mutton); Xia Yu Xue Tang(Decoction for Removing Blood Stasis); Zhupi Da Wan(Pills of Caulis Bambusae in Taeniam); Baitouweng jia Gancao Ejiao Tang (Decoction Radix Pulsatillae adding Radix Glycyrrhizae and Colla Corii Asini)

NOTE

【本篇要点】

1. 本篇主要论述妇人产后常见疾病的证治。妇人产后有三个特点：一是亡血伤津，气血不足；二是恶露排泄不畅易留滞为瘀，若淋漓不尽，则更伤气血；三是正气不足，腠理空虚，易感外邪。此即形成产后多虚、多瘀、易外感的病理特征。

2. 本篇根据产后亡血伤津的病机特点，提出新产三病：痉病、郁冒、大便难。三者虽主症不同，病机有异，具体治法也不尽相同，但养血复阴、顾护津液的治疗思路则一。

3. 产后腹痛为本篇的重点，辨证有寒热虚实的不同，治疗有温凉补泻之异。血虚里寒，腹中绵绵作痛，治以当归生姜羊肉汤养血补虚，散寒止痛；若气血郁滞，腹痛且胀，烦满不得卧，用枳实芍药散行气散结，和血止痛；属瘀血内结，少腹坚痛拒按，或按之有硬块者，用下瘀血汤破血逐瘀，散结止痛；瘀血内阻兼阳明里实者，则用大承气汤通腑泄热攻瘀。

4. 产后感邪有郁冒、痉病、中风、热利等病证，治有小柴胡汤、桂枝汤、竹叶汤、白头翁加甘草阿胶汤等方。其所见证候、处理方法，均反映了产后病的特点。

5. 产后病的治疗，既要照顾妇人产后的病机特点，又不可拘泥于产后，仍应以辨证为依据。

NOTE

妇人杂病脉证并治第二十二

本篇论述妇人杂病的病因、证候及治法。病因不外乎虚、积冷、结气；病证有热入血室、梅核气、脏躁、月经病、带下病、腹痛、转胞及前阴诸疾；论治原则有审阴阳、分虚实、行针药之别；具体治法有内治法和外治法，内治可服汤、丸、散、酒等剂，外治则有针刺、洗剂、坐药及润导之法。这些均为后世辨治妇人杂病奠定了良好基础。

一、成因、证候与治则

【原文】

婦人之病，因虚、積冷、結氣，為諸經水斷絶，至有歷年，血寒積結，胞門[1]寒傷，經絡凝堅。

在上嘔吐涎唾，久成肺癰，形體損分[2]。在中盤結，繞臍寒疝；或兩脇疼痛，與藏相連；或結熱中，痛在關元，脉數無瘡，肌若魚鱗，時着男子，非止女身。在下未多，經候不勻，令陰掣痛，少腹惡寒；或引腰脊，下根氣街，氣衝急痛，膝脛疼煩。奄忽眩冒[3]，狀如厥癲[4]；或有憂慘，悲傷多嗔[5]，此皆帶下[6]，非有鬼神。

久則羸瘦，脉虚多寒。三十六病，千變萬端；審脉陰陽，虛實緊弦；行其鍼藥，治危得安；其雖同病，脉各異源；子當辨記，勿謂不然。（8）

【注释】

[1] 胞门：即“子宫”。

[2] 形体损分：指形体消瘦。

[3] 奄忽眩冒：指突然发生晕厥。奄忽，形容时间极为短促。

[4] 厥癫：指昏厥、癫狂一类疾病。

[5] 多嗔（chēn 琛）：指时常发怒。

[6] 带下：一般指赤白带下，这里泛指妇人经带诸病。

【释义】

本条是妇人杂病的总纲，对妇人杂病的病因病机、临床表现及其变化、治则都作了纲领性的论述。引起妇女杂病的原因虽多，但概括起来，不外虚、积冷、结气三个方面。虚指气虚血少，抗病力弱；积冷指寒冷久积，凝结不散；结气指由情志刺激导致的气机郁结。这三者之中任一方面失常，日久均会导致妇女杂病，如月经不调等。

虚、积冷、结气在三焦可出现不同的病变，且相互影响。在上焦，寒饮伤肺则见咳吐涎沫，日久寒郁化热，损伤肺络，可形成肺痈，致形体消瘦。在中焦影响肝脾，由于患者的体质不同，有寒化和热化两种情况：平素中焦虚寒者，邪从寒化，可形成绕脐痛的寒疝，或出现与肝脾直接相关的腹痛和两胁疼痛。若病从热化，可见脐下关元穴处作痛，脉数。此为热灼血

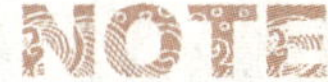

瘀，由不通则痛所致。瘀血不去，新血不生，血不外荣，则肌肤失养，状如鳞甲，而非疮痈之疾。以上病变男女均可出现。在下焦，妇人以月经病变为主，如月经来潮时阴部牵引疼痛，少腹部怕冷，甚至牵及腰背，或下连气街，出现冲气急痛，膝胫疼烦。此外，妇人情志不遂，气机失于条达，可导致“奄忽眩冒，状如厥癫”之疾，或易忧伤、恼怒等。此皆妇人杂病范畴，并非鬼神作怪。

妇人病若延久失治，必身体羸瘦、脉虚而多寒。妇人杂病，常见有三十六种，其变化多端，错综复杂。辨证时应详审脉之阴阳，证之虚实寒热，然后予以针对性治疗，或用针灸，或用汤药，使之转危为安。对于同病而异脉之证，尤当详加审察，辨明病源，以免误治。原文最后强调“子当辨记，勿谓不然”，提示治疗妇人杂病必须掌握辨证论治的基本原则。

【辨治要领】

（1）辨妇人杂病，其病因应从虚、积冷、结气三方面探究，临床表现应按上、中、下三焦归类，方能提纲挈领，便于把握。

（2）治妇人杂病，要注重脉诊及脉证合参，区别证候的阴阳虚实，并按其证候的特点选择合适的针药施治。这样才能“治危得安”，提高疗效。

二、证治

（一）热入血室

【原文】

婦人中風，七八日續來寒熱，發作有時，經水適斷，此為熱入血室[1]，其血必結，故使如瘧狀，發作有時，小柴胡湯主之方見嘔吐中。（1）

婦人傷寒發熱，經水適來，晝日明了，暮則讝語，如見鬼狀者，此為熱入血室，治之無犯胃氣及上二焦，必自愈。（2）

婦人中風，發熱惡寒，經水適來，得七八日，熱除脉遲，身涼和，胸脇滿，如結胸狀，讝語者，此為熱入血室也。當刺期門[2]，隨其實而取之。（3）

陽明病，下血讝語者，此為熱入血室，但頭汗出，當刺期門，隨其實而瀉之。濈然汗出者愈。（4）

【注释】

［1］热血入室：指妇女在月经期间感受外邪，邪热与血互相搏结于血室而出现的病证。血室，狭义的指子宫，广义则包括子宫、肝、冲任脉。

［2］期门：足厥阴肝经之募穴，位于乳中线上，乳头下两肋，当第六肋间隙。

【释义】

以上四条均论述热入血室的证治。

妇人患中风七八日，按发病的一般规律，表邪已去，应无寒热。现仍有往来寒热，发作有时如疟状，适值经期，经行中断，乃因外邪乘行经之虚而侵入血室，邪热与经血互结所致。血室内属于肝，肝与胆相表里，故见寒热如疟的少阳证。治以小柴胡汤，使邪从少阳转枢而出。

妇人患伤寒发热时，适值经期，邪热乘虚侵入血室，扰及血分，血属阴，故白昼神志清醒，夜暮则谵语，精神错乱。此证不同于阳明腑实证，又非热入心包，而是热入血室，血分热盛所致。治之“无犯胃气及上二焦”，即不用攻下法伤中焦胃气，也不用汗法损其上焦清气，但清血室之热，则邪热可随月经外泄，其病自愈。

妇人患太阳中风，有发热恶寒，适值经水来临，历时七八日后，表热虽除，但有脉迟、胸胁满、如结胸状、谵语等症。此为表证已罢，邪热乘虚陷入血室，结为瘀热。治疗取肝之募穴期门，泻其实而清其瘀热。

妇人患阳明病，虽不值经期，但阳明里热炽盛，热邪亦可迫入血室，使前阴下血。阳明热盛，心神不宁，故烦躁谵语；肝与冲脉皆上行，里热熏蒸，故但头汗出。治疗仍宜刺肝经之募穴期门以泻其热，令阴阳和则周身微汗出而愈。

【辨治要领】

（1）辨别热入血室的主要依据是妇人在行经期感受外邪，出现月经失调、肝胆不利、心神不宁的症状。此外，妇人虽不在行经期，但阳明邪热炽盛，迫血妄行，出现下血的，也属热入血室。

（2）对于热入血室，应以泄热为主进行治疗，针刺期门或用小柴胡汤均是泄热的具体应用。同时还应根据热入血室的证候轻重，分别而治。

【临床应用】

临床治疗热入血室应进一步辨其血结与否。血未结的治以清热凉血，可用生地黄、炒山栀、丹皮；若血已结，出现小腹疼痛或刺痛者，可用丹参、赤芍、桃仁等以清热行瘀。

【医案举例】

许学士治一妇病伤寒，发寒热，遇夜则见鬼状，经六七日，忽然昏塞，涎音如引锯，牙关紧急，瞑目不知人，病势危困。许视之曰：得病之初，曾值月经来否？其家云：经水方来，病作而经遂止，得一二日，发寒热，昼虽静，夜则有鬼祟，从昨日不省人事。许曰：此乃热入血室证。仲景云：妇人中风，发热恶寒，经水适来，昼则明了，暮则谵语，如见鬼状，发作有时，此名热入血室症……医者不晓，以刚剂与之，遂致胸膈不利，涎潮上脘，喘急肩高，昏冒不知人，当先化其痰，后除其热，乃急以一呷散投之（按：一呷散，即天南星一味），两时顷，涎下得睡，省人事，次授以小柴胡汤加生地，三服而热除，不汗而自解矣。（明·江瓘.名医类案.北京：人民卫生出版社，1957.）

（二）梅核气

【原文】

婦人咽中如有炙臠[1]，半夏厚朴湯主之。（5）

半夏厚朴湯方《千金》作胸滿，心下堅，咽中帖帖，如有炙肉，吐之不出，吞之不下：

半夏一升　厚朴三兩　茯苓四兩　生薑五兩　乾蘇葉二兩

上五味，以水七升，煮取四升，分温四服，日三夜一服。

【注释】

［1］炙脔：肉切成块名脔，炙脔即烤肉块。

【释义】

本条论述痰凝气滞于咽中的证治，即后世所称“梅核气”。妇人自觉咽中有物梗塞，咯之不出，吞之不下，但饮食吞咽一般无碍，还可伴有胸闷叹息等症。本病多由情志不畅，气郁生痰，痰气交阻，上逆于咽喉之间而成。多见于妇女，男子亦可见。治疗用半夏厚朴汤解郁化痰，顺气降逆。方中半夏、厚朴、生姜辛以散结，苦以降逆；辅以茯苓利饮化痰；佐以苏叶芳

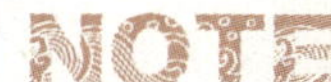

香宣气解郁。合而用之使气顺痰消，则咽中炙脔感可以消除。

【辨治要领】

梅核气临床表现多种多样，其主症为咽中如有异物梗阻不适，咯之不出，吞之不下，但于饮食吞咽无碍。

【临床应用】

临床上本病患者常精神抑郁，并伴有胸闷、喜叹息等肝郁气滞之症，可合逍遥散加减，或加入香附、陈皮、郁金等理气之品，也可加化痰药，如瓜蒌仁、杏仁、海浮石等以提高疗效。

半夏厚朴汤除治疗梅核气外，还可用于痰凝气滞而致的精神病、咳喘、胃脘痛、呕吐及胸痹等。

【医案举例】

郑某，女，50岁。自觉胸闷不适，咽中梗塞，吞之不下，吐之不出，患者怀疑为心脏病、食道癌，思想包袱很重，常欲痛哭一场才快。经某军医院钡餐照片，心电图检查，食道、心脏均正常，诊断为癔病。据其家属称，患者平时或因劳累，或受刺激则加重，甚或晕倒，舌苔白滑，脉象弦缓。此情志抑郁，痰气阻滞所致，用半夏厚朴汤：半夏10g，厚朴6g，茯苓10g，生姜3g，苏叶3g，炒枳壳6g，瓜蒌10g，郁金5g，射干10g，枇杷叶10g。嘱服3剂，咽中梗塞较好。后用解肝煎加枳壳、瓜蒌、郁金，胸闷亦除。（谭日强．金匮要略浅述．北京：人民卫生出版社，1981.）

（三）脏躁

【原文】

婦人藏躁，喜悲傷欲哭，象如神靈所作，數欠伸，甘麥大棗湯主之。（6）

甘麥大棗湯方：

甘草三兩　小麥一升　大棗十枚

上三味，以水六升，煮取三升，溫分三服。亦補脾氣。

【释义】

本条论述脏躁的证治。脏躁是因脏阴不足，虚热躁扰所致。一般表现为精神失常，无故悲伤欲哭，频作欠伸，神疲乏力，常伴有心烦失眠、情绪易于波动等。本病初起多由情志不舒或思虑过度，肝郁化火，久则伤阴耗液，心脾两虚所致。甘麦大枣汤补益心脾，宁心安神。方中小麦养心安神，甘草、大枣甘润调中而缓急。

脏躁原文未指明为何“脏”，对此注家解说不一：如《医宗金鉴》认为脏即心脏；曹颖甫认为是肺脏；沈明宗、尤在泾、唐容川等认为是子脏；陈修园则认为五脏属阴，不必拘于何脏。以陈氏之说较为全面，可参之。

【辨治要领】

（1）脏躁的临床主症为情志不宁，如无缘无故地悲伤欲哭，其次是体倦、数欠伸。

（2）治疗脏躁应该运用甘润之品，因其能“滋脏气而止其燥也”。

【临床应用】

脏躁病多见于妇女，亦可见于男子。临床常用本方治疗神经精神疾患，如神经衰弱、癔病、更年期综合征、精神分裂症等。还可治疗小儿盗汗、夜啼、厌食等。其中小麦用量宜大。临床上本方常与百合地黄汤、酸枣仁汤、小柴胡汤、半夏厚朴汤、六味地黄汤、温胆汤等方联

NOTE

合应用。

【医案举例】

邓某，女，32岁。症状：头昏冒，喜欠伸，精神恍惚，时悲时喜，自哭自笑，默默不欲食，心烦失眠，怔忡惊悸，多梦纷纭，喜居暗室，颜面潮红，舌苔薄白，脉象弦滑。诊断：子脏血虚，受风化热，虚热相搏，扰乱神明。疗法：拟养心缓肝法，宗《金匮》甘麦大枣汤与百合地黄汤加减。粉甘草18g，淮小麦12g，大红枣10枚，炒枣仁15g，野百合60g，生牡蛎30g。水煎服，日服2剂。数剂见效，20剂痊愈。（赖良蒲.蒲园医案.南昌：江西人民卫生出版社，1965.）

（四）月经病

1. 冲任虚寒夹瘀

【原文】

問曰：婦人年五十所，病下利數十日不止，暮即發熱，少腹裏急，腹滿，手掌煩熱，脣口乾燥，何也？師曰：此病屬帶下。何以故？曾經半産，瘀血在少腹不去。何以知之？其證脣口乾燥，故知之，當以温經湯主之。（9）

温經湯方：

吴茱萸三兩　當歸二兩　芎藭二兩　芍藥二兩　人参二兩　桂枝二兩　阿膠二兩　生薑二兩　牡丹皮（去心）二兩　甘草二兩　半夏半升　麥門冬一升（去心）

上十二味，以水一斗，煮取三升，分温三服。亦主婦人少腹寒，久不受胎，兼取崩中去血，或月水來過多，及至期不來。

【释义】

本条论述妇人冲任虚寒夹有瘀血而致崩漏的证治。下利，吴谦等认为当是“下血”。妇人五十岁左右气血已衰，冲任不充，经水当止。今下血数十日不止，此属崩漏。从唇口干燥来判断，系体内有瘀血，乃重申《惊悸吐衄下血胸满瘀血病脉证并治》篇对瘀血的诊断。究其病因，可由冲任虚寒、曾经半产、瘀血停留于少腹所致。瘀血不去，故见少腹里急、腹满，或伴有刺痛、有块拒按等症。冲任本虚，加之漏血数十日，阴气一伤再伤，以至阴虚生内热，故见暮则发热，手掌烦热。瘀血不去则新血不生，津液无以上润，故见唇口干燥。用温经汤温养气血，活血祛瘀，兼以滋阴清热。方中吴茱萸、桂枝、生姜温经散寒，通利血脉；阿胶、当归、川芎、芍药、丹皮活血祛瘀，养血调经；麦冬养阴润燥而清虚热；人参、甘草、半夏补中益气，降逆和胃。诸药共奏温补冲任、养血祛瘀、扶正祛邪之功，使瘀血去而新血生，虚热消则诸症除。

本条“病下利数十日不止”之下利，亦有注家认为是大便下利，如尤在泾说：“此为瘀血作利，不必治利，但去其瘀而利自止。”可供参考。

【辨治要领】

（1）温经汤证的辨证要点是，由瘀血内阻所致的腹满痛，崩漏不止，并在此基础上兼有气血不足之症。

（2）治瘀血内阻的崩漏，除辨清瘀血的部位、程度外，还要考虑年龄，分清是否有其他兼证，综合施治。

（3）人体血气得温则行，故凡瘀血不属热证的，均可适当加用温药。本方证兼虚，故采用

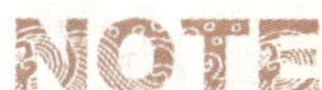

温养、温通方法，以发挥祛瘀的协同作用。

【临床应用】

本方是妇科调经的祖方，经少能通，经多能止，子宫虚寒者能受孕。正如方后注云，本方亦疗“妇人少腹寒，久不受胎，兼取崩中去血，或月水来过多，及至期不来”。临床上温经汤常用于月经不调、痛经、赤白带下、崩漏、胎动不安、不孕等病症。也可用于男子精室虚寒、精少、精子活动率差所致的不育症，以及睾丸冷痛、疝气等，颇有效验。

【医案举例】

李某，女，32岁，已婚。1998年6月23日初诊。自述行经第7日经水尚未彻底干净即洗冷水澡。浴后经量逐渐增多。次日血量明显增加，以致行走不便，自服云南白药，肌注安络血、黄体酮等均无效。症见月经量多，色暗红，质稀，无血块。妇科检查子宫、附件未见异常。刻诊：素感心烦口渴，心悸怯冷，舌质淡红、苔白，脉沉细弱。辨证属冲任受寒，瘀血阻滞，血不归经。以温经汤加味，处方：桂枝6g，吴萸10g，川芎10g，当归炭15g，白芍10g，丹皮10g，生姜6g，半夏10，麦冬10g，党参10g，阿胶6g，炙草6g，升麻炭10g，三七参3g，蒲黄炭10g，生地炭10g，熟地炭10g。服1剂后，血量明显减少。3剂尽服，月经停止。随访2月，月经正常。［王彩清．温经汤在妇科病中的临床应用体会．四川中医，2008，26（6）:82–83］

2. 冲任虚寒

【原文】

婦人陷經[1]，漏下黑不解，膠薑湯主之臣億等校諸本，無膠薑湯方，想是前妊娠中膠艾湯。（12）

【注释】

［1］陷经：意指经气下陷，下血不止。

【释义】

本条论述妇人陷经的证治。妇人漏下，血色紫黑，有属冲任虚寒、不能摄血者，亦有属于瘀血郁热者。本条用胶姜汤治疗，应属冲任虚寒，但胶姜汤药物组成不详，后世多数医家认为系胶艾汤加干姜。陈修园治妇人崩漏宗此方，用阿胶、生姜两味治愈，可作参考。

【临床应用】

胶姜汤临床用治月经不调、崩漏。若症见神疲乏力，中气虚者，可加人参、黄芪、白术补气摄血。若伴少腹冷而隐痛者，可加艾叶、鹿角霜等。

3. 瘀血内阻

【原文】

帶下，經水不利[1]，少腹滿痛，經一月再見[2]者，土瓜根散主之。（10）

土瓜根散方：陰㿉腫[3]亦主之。

土瓜根　芍藥　桂枝　䗪蟲各三分

上四味，杵為散，酒服方寸匕，日三服。

【注释】

［1］经水不利：月经行而不畅。

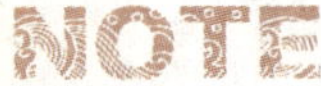

［2］经一月再见：月经一月两潮。

［3］阴㿉（tuí 颓）肿：外阴部有较硬的卵状肿块。

【释义】

本条论述瘀血致经水不利的证治。此带下即广义带下病，泛指妇人疾病。由于瘀血内阻，经行不畅，少腹满痛，或一月两潮，常可见月经量少、色紫有块、舌质紫暗、脉涩等症。治以土瓜根散行血祛瘀。方中土瓜根即王瓜根，其性苦寒，清热行瘀；芍药和阴止痛；桂枝温通血脉；䗪虫破血通瘀。以酒冲服，能加强活血调经作用。

【临床应用】

土瓜根目前临床很少用，常以丹参、桃仁等代之，或用桂枝茯苓丸加䗪虫。本方常用于瘀血而致的月经不调，以祛瘀调经。

【医案举例】

某女，54岁。症见每日几乎都有少量的经血，妇科诊为更年期月经过多症，腹满便秘。脉见左关浮，两尺沉取有力，苔白，舌下静脉郁滞。两腹直肌拘挛，左脐及少腹左右有动悸和压痛。后颈、两肩、右背、左腰、小腿后等肌肉发硬。拇指及小指肚有红斑，手掌干燥。血、尿等检查无异常。治疗方法是每日早晚各服土瓜根蜜丸20粒，连续服用14天后便秘缓解，大便一日一行，腹胀未作，经血停止。［渡边武．土瓜根散的临床应用．日本东洋医学杂志，1985，35（4）：7］

4. 瘀结成实

【原文】

婦人經水不利下，抵當湯主之亦治男子膀胱滿急，有瘀血者。（14）

抵當湯方：

水蛭三十個（熬）　虻蟲三十枚（熬，去翅足）　桃仁二十個（去皮尖）　大黄三兩（酒浸）

上四味，為末，以水五升，煮取三升，去滓，温服一升。

【释义】

本条论述经水不利属于瘀结成实的治法。原文述证简略，以方测证，经水不利下是由瘀血阻滞而致，属于瘀血重证，临床还可见少腹硬满、结痛拒按、小便自利、舌青暗或有瘀点、脉沉涩等。用抵当汤破血逐瘀。方中四味合用，令瘀血去而新血生，则其经自行。《伤寒论》用抵当汤治蓄血，为攻下瘀血的峻剂，须瘀血结实，形气俱实者，方可用之。抵当汤与土瓜根散均用于瘀血内阻的月经病，但两者同中有异，现比较如下：

表22-1　土瓜根散证与抵当汤证的鉴别

	土瓜根散证	抵当汤证
病机	血瘀内阻，月经不调	瘀血结实，经闭不行
症状	月经不调，少腹满痛	经闭不行，少腹硬满结痛拒按
治法	活血行瘀调经	攻瘀破血通经
药物	土瓜根、桂枝、䗪虫、芍药	水蛭、虻虫、大黄、桃仁

5. 水血并结血室

【原文】

婦人少腹滿如敦[1]狀，小便微難而不渴，生後[2]者，此為水與血並結在血室也，

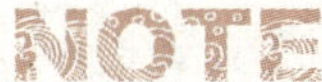

大黄甘遂湯主之。（13）

大黄甘遂湯方：

大黄四兩 甘遂二兩 阿膠二兩

上三味，以水三升，煮取一升，頓服之，其血當下。

【注释】

［1］敦（dùi 对）：古代盛食物的器具，上下稍锐，中部肥大。

［2］生后：即“产后”。

【释义】

本条论述妇人水血俱结血室的证治。妇人少腹满，有蓄水、蓄血及水与血俱结于血室的不同。一般来说，蓄水应口渴而小便不利，蓄血则小便自利。本条出现小便微难而口不渴的症状，又出现于产后，故诊断为水与血俱结于血室。治以大黄甘遂汤破血逐水。方中大黄攻瘀，甘遂逐水，配阿胶养血扶正，使邪去而正不伤。

【辨治要领】

（1）辨别水与血互结于血室的主要依据是：少腹胀满，甚则突起如敦状，小便微难，伴产后恶露量少或平素经闭等瘀血内阻症状。

（2）治实证当辨实邪之性质及其所在，并注意祛邪不伤正。本证的实邪为水与血，部位在血室，故当逐水攻瘀，然大黄、甘遂攻逐之品多易伤正，因而加阿胶养血扶正。

（3）证情复杂，用药尤需精练。本证症状复杂，然所用大黄甘遂汤药仅三味。大黄攻瘀，甘遂逐水，阿胶扶正，唯药力精专，方收效明显。

【临床应用】

本方可用于产后恶露不尽、经水不调、癃闭、鼓胀等病证。有报道用大黄甘遂汤改丸剂，治疗肝硬化腹水实中夹虚证，药用大黄 40g，生甘遂 20g，阿胶珠 20g，研末，温开水调为丸，如梧桐子大，每日 2g，效果良好。也有用治附睾瘀积症的报道。

（五）带下病

1. 湿热带下

【原文】

婦人經水閉不利，藏堅癖不止[1]，中有乾血，下白物[2]，礬石丸主之。（15）

礬石丸方：

礬石三分（燒） 杏仁一分

上二味，末之，煉蜜和丸，棗核大，内藏中，劇者再内之。

【注释】

［1］脏坚癖不止：指胞宫内有干血坚结不散。

［2］白物：指白带。

【释义】

本条论述湿热带下的外治法。引起妇人带下的原因很多，如湿热、寒湿、肾虚、脾虚等。本条是瘀血内阻，久积而化湿热，进而腐化为白带。用矾石丸为坐药，纳入阴中，祛除湿热以止白带。方中矾石性寒燥湿，清热祛腐，解毒杀虫，酸涩以止带；杏仁、白蜜滋润以制矾石燥涩之性。临床一般还须内服消瘀通经之剂，以治其本。

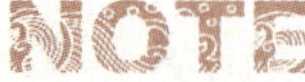

2. 寒湿带下

【原文】

蛇床子散方，温陰中坐藥。(20)

蛇床子仁

上一味，末之，以白粉少許，和令相得，如棗大，綿裹内之，自然温。

【释义】

本条论述寒湿带下的外治法。蛇床子性温味苦，有暖宫除湿、止痒杀虫的作用。以方测证，应有带下清稀、腰酸重坠、阴中瘙痒、自觉阴中冷等症状。此由阴寒湿浊之邪凝着下焦所致，故用蛇床子散为坐药，直温其受邪之处，以助阳暖宫，逐阴中寒湿，杀虫止痒。方中白粉，一说为米粉，可作为外用药的赋形剂；另一说为铅粉，功专杀虫。

本方与矾石丸同治带下阴痒，均有杀虫止痒之功用，且皆为外治用药，纳入阴中。但其功用、兼症各异，现鉴别如下：

表 22-2 矾石丸证与蛇床子散证的鉴别

	矾石丸证	蛇床子散证
功用	清热燥湿	苦温燥湿
兼症	中有干血，脏坚癖不止，经水闭不利	阴中冷
病机	下焦湿热	下焦寒湿

【临床应用】

蛇床子散多作洗剂外用。《医宗金鉴·妇科心法》主张内服桂附地黄丸，外用蛇床子、吴茱萸、干姜等分为末，绵裹纳入阴中，有效。

(六) 腹痛

1. 风血相搏

【原文】

婦人六十二種風，及腹中血氣刺痛，紅藍花酒主之。(16)

紅藍花酒方疑非仲景方：

紅藍花一兩

上一味，以酒一大升，煎減半，頓服一半。未止，再服。

【释义】

本条论述风血相搏血凝气滞的腹痛治法。妇人六十二种风，泛指风寒等一切致病的外邪。妇人经期或产后，风邪最易侵入，与腹中血气相搏，气滞血凝，故腹中刺痛。红蓝花酒方可温通气血，令气行血开，则风自散，而刺痛自止。其中并无治风之药，乃根据“治风先治血，血行风自灭”的道理。

后世用酒剂，或用红花泡酒服，或用红花酒浸后再煎，皆从本方和《金匮要略》之酒剂发展而来。

【临床应用】

临床上可用红蓝花酒治瘀血内阻伴有寒象的痛经，也可治疗瘀血内停的产后腹痛以及恶露不尽。

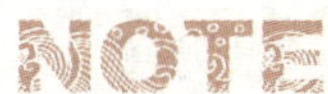

2. 肝脾失调

【原文】

婦人腹中諸疾痛，當歸芍藥散主之。(17)

當歸芍藥散方見前妊娠中。

【释义】

本条论述妇人肝脾不调腹中诸痛的治法。其病机与妊娠当归芍药散证相同。临床症状除腹痛外，尚有小便不利、腹微胀满、四肢头面微肿等。用当归芍药散调肝养血，健脾利湿。逍遥散即从本方化裁而出。

3. 脾胃虚寒

【原文】

婦人腹中痛，小建中湯主之。(18)

小建中湯方見前虛勞中。

【释义】

本条论述妇人虚寒腹痛的治法。小建中汤于《血痹虚劳病脉证并治》篇治虚劳里急腹中痛。本条由于中焦虚寒，气血来源不足，不能温煦经脉，所以腹中绵绵作痛，临床常伴面色无华、虚烦心悸、神疲食少、大便溏薄、舌质淡红、脉细涩等症，故用小建中汤温补脾胃，益气血生化之源。以上三条均为妇人杂病腹痛证治，但病机、症状、治法、主方各不相同，现鉴别如下：

表 22-3 妇人杂病腹痛证治的鉴别

病机	症状	治法	主方
风邪入侵，气滞血凝	腹中刺痛	活血行气	红蓝花酒
肝脾失调，兼有水气	腹中诸疾痛（小便不利，四肢头面微肿）	养血疏肝，健脾除湿	当归芍药散
中焦虚寒	腹中痛（喜温按，面色无华，虚烦心悸，舌质淡红，脉细涩）	温补脾胃	小建中汤

（七）转胞

【原文】

問曰：婦人病，飲食如故，煩熱不得臥，而反倚息者，何也？師曰：此名轉胞[1]，不得溺也，以胞系了戾[2]，故致此病，但利小便則愈，宜腎氣丸主之。(19)

腎氣丸方：

乾地黄八兩　薯蕷四兩　山茱萸四兩　澤瀉三兩　茯苓三兩　牡丹皮三兩　桂枝一兩　附子一兩（炮）

上八味，末之，煉蜜和丸梧子大，酒下十五丸，加至二十五丸，日再服。

【注释】

[1] 胞：同“脬”，即膀胱。

[2] 胞系了戾：膀胱之系缭绕不顺。

【释义】

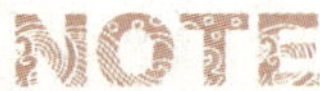

本条论述妇人转胞的证治。妇人转胞的主症是小便不通，脐下急迫，其病因病机较为复

杂。本条为肾气不举，膀胱气化不行所致。病在下焦，中焦无病，故饮食如故；小便不通，浊气上逆，故烦热不得卧，只能倚靠着呼吸。肾气丸振奋肾阳，蒸化水气。小便通利，则其病自愈。

转胞除肾气不举而致外，脾虚中气下陷、肺虚通调失职、妊娠胎气上迫等，都可导致胞系了戾而小便不通，宜辨证论治。朱丹溪用补中益气汤，程钟龄用茯苓升麻汤，均可参考。

【辨治要领】

（1）临床辨证应注意与疑似证相鉴别，方能保证辨证的准确。本条“饮食如故”提示小便不利的原因不在中焦。由此可进一步推论，若无恶寒发热、身重、身痛、咳嗽气急等症，则小便不利也不属于上焦病变。

（2）本条转胞属肾气不足，故主症当为小便不通、脐下胀急、舌淡、脉沉弱或伴腰酸乏力。

（3）治疗转胞的方法是利小便，由于本证属于肾虚，故用肾气丸温肾化气利水。

【临床应用】

临床上肾气丸治疗小便不利，若阳虚水肿明显者可加五苓散。标本同治，收效更佳。

【医案举例】

周姓妇，年30余，产后已逾两月，忽心中烦热，气短，不能安枕，欲小便不得，腹胀满，杂治半月，益剧。幸饮食如常，脉之弦缓。一医欲与五苓散，余曰：当用肾气丸。《金匮》云：妇人烦热不得卧，反倚息，此名转胞，不得溺也，肾气丸主之。主人正检前方中有五苓散，即疏肾气丸与之，一服知，二服愈。（谭日强．金匮要略浅述．北京：人民卫生出版社，1981：415）

【现代研究】

“胞系了戾”出自《妇人杂病脉证并治》篇，原因是转胞。为不得溺的直接原因。由于不得溺，致小腹胀急而烦热不得安卧、倚息。关于“胞系了戾”，历代均以输尿管扭曲解释。作者从解剖、临床治疗实践体会，认为可能是古人对小便不通的一种朴素推测，实质是一种膀胱的功能性改变。[赵景芳．浅谈“胞系了戾”．南京中医学院学报，1986，（1）：10]

（八）前阴诸疾

1. 阴疮

【原文】

少陰脉滑而數者，陰中即生瘡，陰中蝕瘡爛者，狼牙湯洗之。（21）

狼牙湯方：

狼牙三兩

上一味，以水四升，煮取半升，以綿纏筯如繭，浸湯瀝陰中，日四遍。

【释义】

本条论述妇人前阴蚀疮的外治法。少阴脉属肾，主下焦。前阴为肾之外窍。少阴脉滑数主下焦湿热。湿热下注，则前阴发生疮疡，糜烂痒痛，并有带浊淋沥。用狼牙汤外洗，有除湿杀虫、止痒痛的作用。有人认为狼牙是草，狼牙草究系何物，尚无定论。《医宗金鉴》《金匮要略浅注》均以狼毒代之，但狼毒有毒，宜慎之。临床可用蛇床子、苦参、龙胆草、黄柏、地肤子、明矾等煎汤外洗治疗阴疮。

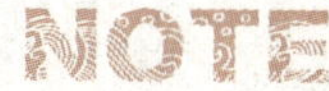

2. 阴吹

【原文】

胃氣下泄，陰吹[1]而正喧[2]，此穀氣之實也，膏髮煎導之。(22)

膏髮煎方見黄疸中。

【注释】

[1] 阴吹：前阴出气，犹如后阴矢气一样。

[2] 正喧：前阴出气频繁，以致声响连续不断。

【释义】

本条论述阴吹的病因和证治。阴吹由谷气实，胃肠燥结，腑气不畅，浊气不能从肠道下行，遂从前阴外泄。以方测证，除阴吹而正喧外，当有大便燥结、小便不利等症。其病机除胃肠燥结外，还兼有血瘀，故治用猪膏发煎润肠化瘀通便，使浊气下泄，归于肠道，其病自愈。临床上还有气虚下陷或痰饮等引起的阴吹，治疗时宜详辨。如属气虚下陷者，多用补中益气汤加减。又如《温病条辨》"饮家阴吹，脉弦而迟，……橘半桂苓枳姜汤主之"之证，乃从理气化饮论治。

【原文】

婦人吐涎沫，醫反下之，心下即痞，當先治其吐涎沫，小青龍湯主之。涎沫止，乃治痞，瀉心湯主之。(7)

小青龍湯方見痰飲中。

瀉心湯方見驚悸中。

寸口脉弦而大，弦則為減，大則為芤，減則為寒，芤則為虛，寒虛相搏，此名曰革，婦人則半産漏下，旋覆花湯主之。(11)

小兒疳蟲蝕齒方疑非仲景方：(23)

雄黄　葶藶

上二味，末之，取臘月猪脂鎔，以槐枝綿裹頭四五枚，點藥烙之。

小　结

【关键词】

妇人杂病　咽中炙脔　脏躁　热入血室　转胞　阴吹　半夏厚朴汤　甘麦大枣汤　温经汤

Key Words

Miscellaneous Gynecological Diseases; Roast Meat Stuck in the Throat; Zang Zao (Viscera Thirsty); Heat Transferring into Blood Cavity; Zhuan Bao (dysuria due to pressure exerted by the fetus); Yin Chui (emission from the vagina); Banxia Houpo Tang (Decoction Rhizoma Pinelliae and Cortex Magnoliae Officinalis); Ganmai Dazao Tang (Decoction Radix Glycyrrhizae, Fructus Tritici and Fructus Ziziphi Jujubae); Wenjing Tang (Decoction Wenjing)

【本篇要点】

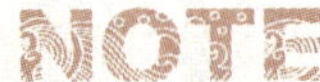

1. 本篇论述了妇人杂病的病因、证候及治疗法则，还论述了妇人常见的热入血室、梅核

气、脏躁、月经病、带下病、腹痛、转胞、阴疮及阴吹的证治。

2. 妇人杂病的病因为虚、积冷、结气。证候表现有在上、在中、在下的不同。治疗上提出既病早治，针药结合。本篇以月经不调、腹痛以及情志病变为重点。对月经病的论述，偏重于瘀血，故用土瓜根散与抵当汤等；属于瘀血或虚寒的，用温经汤或胶姜汤。腹痛多涉及肝脾，气滞血凝。以肝为主，治以红蓝花酒；肝脾不调，内有湿停的，治以当归芍药散；中焦脾胃虚寒的，治以小建中汤。梅核气与气滞痰凝有关，脏躁与情志有关，半夏厚朴汤、甘麦大枣汤均有较好疗效。

3. 本篇在治疗方法上是多种多样的。内治法中的汤剂、丸剂、散剂和酒剂，外治法中的洗剂、纳入阴中的坐药等，均给后人以很大的启发。

NOTE

杂疗方第二十三

退五藏虛熱四時加减柴胡飲子方：

冬三月加柴胡八分　白术八分　陳皮五分　大腹檳榔四枚，并皮子用　生薑五分　桔梗七分

春三月加枳實　减白术共六味

夏三月加生薑三分　枳實五分　甘草三分，共八味

秋三月加陳皮三分，共六味

上各㕮咀，分為三貼，一貼以水三升，煮取二升，分温三服。如人行四五里，進一服。如四體壅，添甘草少許，每貼分作三小貼，每小貼以水一升，煮取七合，温服，再合滓為一服，重煮，都成四服疑非仲景方。

長服訶梨勒丸方疑非仲景方：

訶梨勒煨　陳皮　厚朴各三兩

上三味，末之，煉蜜丸如梧子大，酒飲服二十丸，加至三十丸。

三物備急丸方見《千金方》，司空裴秀為散用。亦可先和成汁，乃傾口中，令從齒間得入，至良驗：

大黄一兩　乾薑一兩　巴豆一兩，去皮、心，熬，外研如脂

上藥各須精新，先擣大黄、乾薑為末，研巴豆内中，合治一千杵，用為散，蜜和丸亦佳，密器中貯之，莫令歇。主心腹諸卒暴百病。若中惡客忤，心腹脹滿，卒痛如錐刺，氣急口噤，停尸卒死者，以暖水若酒，服大豆許三四丸，或不下，捧頭起，灌令下咽，須臾當差。如未差，更與三丸，當腹中鳴，即吐下，便差。若口噤，亦須折齒灌之。

治傷寒，令愈不復，紫石寒食散方見《千金翼》：

紫石英　白石英　赤石脂　鍾乳碓煉　栝樓根　防風　桔梗　文蛤　鬼臼各十分　太一餘粮十分，燒　乾薑　附子炮，去皮　桂枝去皮，各四分

上十三味，杵為散，酒服方寸匕。

救卒死方：

薤搗汁，灌鼻中。

又方：

雄雞冠割取血，管吹内鼻中。

猪脂如雞子大，苦酒一升，煮沸，灌喉中。

雞肝及血塗面上，以灰圍四旁，立起。

大豆二七粒，以雞子白并酒和，盡以吞之。

救卒死而壯熱者方：

礬石半斤，以水一斗半，煮消，以漬脚，令没踝。

救卒死而目閉者方：

NOTE

騎牛臨面，擣薤汁灌耳中，吹皂莢末鼻中，立效。

救卒死而張口反折者方：

灸手足兩爪後十四壯了，飲以五毒諸膏散。有巴豆者。

救卒死而四肢不收失便者方：

馬屎一升，水三斗，煮取二斗以洗之。又取牛洞稀糞也。一升，温酒灌口中，灸心下一寸、臍上三寸、臍下四寸，各一百壯，差。

救小兒卒死而吐利，不知是何病方：

狗屎一丸，絞取汁，以灌之。無濕者，水煮乾者，取汁。

治尸蹶方：尸蹶脉動而無氣，氣閉不通，故靜而死也。

治方脉證見上卷。

菖蒲屑，内鼻兩孔中吹之。令人以桂屑着舌下。

又方：

剔取左角髮方寸，燒末，酒和，灌令入喉，立起。

救卒死、客忤死，還魂湯主之。方《千金方》云：主卒忤鬼擊飛尸，諸奄忽氣絕無復覺，或已無脉，口噤拗不開，去齒下湯。湯下口不下者，分病人髮左右，捉擒肩引之。藥下，復增取一升，須臾立甦：

麻黄三兩，去節。一方四兩　杏仁去皮尖，七十個　甘草一兩，炙，《千金》用桂心二兩

上三味，以水八升，煮取三升，去滓，分令咽之。通治諸感忤。

又方：

韭根一把　烏梅二七個　吴茱萸半升，炒

上三味，以水一斗，煮之。以病人櫛内中，三沸，櫛浮者生，沉者死。煮取三升，去滓，分飲之。

救自縊死方：救自縊死，旦至暮，雖已冷，必可治。暮至旦，小難也。恐此當言阴氣盛故也。然夏時夜短於晝，又熱，猶應可治。又云：心下若微温者，一日以上，猶可治之。方

徐徐抱解，不得截繩，上下安被卧之。一人以脚踏其兩肩，手少挽其髮，常弦弦勿縱之。一人以手按據胸上，數動之。一人摩捋臂脛，屈伸之。若已僵，但漸漸强屈之，并按其腹。如此一炊頃，氣從口出，呼吸眼開而猶引按莫置，亦勿苦勞之。須臾，可少桂湯及粥清含與之，令濡喉，漸漸能嚥，及稍止。若向令兩人以管吹其兩耳罙好。此法最善，無不活者。

療中暍方：凡中暍死，不可使得冷，得冷便死，療之方：

屈草帶，繞暍人臍，使三兩人溺其中，令温。亦可用熱泥和屈草，亦可扣瓦椀底按及車缸以着暍人，取令溺，須得流去。此謂道路窮卒無湯，當令溺其中，欲使多人溺，取令温。若有湯便可與之，不可泥及車缸，恐此物冷。暍既在夏月，得熱泥土、暖車缸，亦可用也。

救溺死方：

取竈中灰兩石餘以埋人，從頭至足。水出七孔，即活。

上療自縊、溺、暍之法，並出自張仲景為之。其意殊絕，殆非常情所及，本草所能關，實救人之大術矣。傷寒家數有暍病，非此遇熱之暍見《外臺》《肘後》目。

治馬墜及一切筋骨損方見《肘後方》：

大黄一兩，切，浸，湯成下　緋帛如手大，燒灰　亂髮如雞子大，燒灰用　久用炊單布一尺，燒

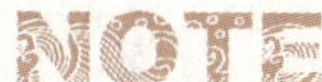

灰 敗蒲一握，三寸 桃仁四十九個，去皮尖，熬 甘草如中指節，炙，剉

上七味，以童子小便量多少煎湯成，内酒一大盞，次下大黄，去滓，分温三服。先剉敗蒲席半領，煎湯浴，衣被蓋覆，斯須通利數行，痛楚立差，利及浴水赤，勿怪，即瘀血也。

NOTE

禽兽鱼虫禁忌并治第二十四

凡飲食滋味，以養於生，食之有妨，反能為害。自非服藥煉液，焉能不飲食乎？切見時人，不閑調攝，疾疢競起，若不因食而生，苟全其生，須知切忌者矣。所食之味，有與病相宜，有與身相害，若得宜則益體，害則成疾，以此致危，例皆難療。凡煮藥飲汁以解毒者，雖云救急，不可熱飲，諸毒病得熱更甚，宜冷飲之。

肝病禁辛，心病禁鹹，脾病禁酸，肺病禁苦，腎病禁甘。春不食肝，夏不食心，秋不食肺，冬不食腎，四季不食脾。辨曰：春不食肝者，為肝氣王，脾氣敗，若食肝，則又補肝，脾氣敗尤甚，不可救。又肝王之時，不可以死氣入肝，恐傷魂也。若非王時，即虛，以補肝之佳，餘藏準此。

凡肝藏，自不可輕噉，自死者彌甚。

凡心皆為神識所舍，勿食之，使人來生復其報對矣。

凡肉及肝，落地不着塵土者，不可食之。

猪肉落水浮者，不可食。

諸肉及魚，若狗不食，鳥不啄者，不可食。

諸肉不乾，火炙不動，見水自動者，不可食之。

肉中有如米點者，不可食之。

六畜肉熱血不斷者，不可食之。父母及身本命肉，食之令人神魂不安。

食肥肉及熱羹，不得飲冷水。

諸五藏及魚，投地塵土不污者，不可食之。

穢飯、餒肉、臭魚，食之皆傷人。

自死肉，口閉者，不可食之。

六畜自死，皆疫死，則有毒，不可食之。

獸自死，北首及伏地者，食之殺人。

食生肉，飽飲乳，變成白蟲一作血蠱。

疫死牛肉，食之令病洞下，亦致堅積，宜利藥下之。

脯藏米甕中，有毒，及經夏食之，發腎病。

治自死六畜肉中毒方：

黄蘗屑，擣服方寸匕。

治食鬱肉漏脯中毒方鬱肉，密器蓋之隔宿者是也。漏脯，茅屋漏下沾着者是也：

燒犬屎，酒服方寸匕，每服人乳汁亦良。

飲生韭汁三升，亦得。

治黍米中藏乾脯食之中毒方：

NOTE

大豆濃煮汁，飲數升即解。亦治诸肉漏脯等毒。

治食生肉中毒方：

掘地深三尺，取其下土三升，以水五升，煮數沸，澄清汁，飲一升，即愈。

治六畜鳥獸肝中毒方：

水浸豆豉，絞取汁，服數升愈。

馬脚無夜眼者，不可食之。

食酸馬肉，不飲酒，則殺人。

馬肉不可熱食，傷人心。

馬鞍下肉，食之殺人。

白馬黑頭者，不可食之。

白馬青蹄者，不可食之。

馬肉、㹠肉共食，飽醉卧，大忌。

驢馬肉合猪肉食之，成霍亂。

馬肝及毛，不可妄食，中毒害人。

治馬肝毒中人未死方：

雄鼠屎二七粒，末之，水和服，日再服屎尖者是。

又方：

人垢，取方寸匕，服之佳。

治食馬肉中毒欲死方：

香豉二兩　杏仁三兩

上二味，煮一食頃，熟，杵之服，日再服。

又方：

煮蘆根汁，飲之良。

疫死牛，或目赤，或黄，食之大忌。

牛肉共猪肉食之，必作寸白蟲。

青牛腸，不可合犬肉食之。

牛肺，從三月至五月，其中有蟲如馬尾，割去勿食，食則損人。

牛、羊、猪肉，皆不得以楮木、桑木蒸炙，食之，令人腹内生蟲。

噉蛇牛肉殺人。何以知之？噉蛇者，毛髮向後順者，是也。

治噉蛇牛肉食之欲死方：

飲人乳汁一升，立愈。

又方：

以泔洗頭，飲一升，愈。

牛肚細切，以水一斗，煮取一升，暖飲之，大汗出者愈。

治食牛肉中毒方：

甘草煮汁飲之，即解。

羊肉，其有宿熱者，不可食之。

羊肉不可共生魚、酪食之，害人。

NOTE

羊蹄甲中有珠子白者，名羊懸筋，食之令人癲。

白羊黑頭，食其腦，作腸癰。

羊肝共生椒食之，破人五藏。

猪肉共羊肝和食之，令人心悶。

猪肉以生胡荽同食，爛人臍。

猪脂不可合梅子食之。

猪肉和葵食之，少氣。

鹿肉不可和蒲白作羹，食之發惡瘡。

麋脂及梅李子，若妊娠食之，令子青盲，男子傷精。

麞肉不可合蝦及生菜、梅、李果食之，皆病人。

痼疾人，不可食熊肉，令終身不愈。

白犬自死，不出舌者，食之害人。

食狗鼠餘，令人發瘻瘡。

治食犬肉不消成病者方：治食犬肉不消，心下堅或腹脹，口乾大渴，心急發熱，妄語如狂，或洞下方。

杏仁一升，合皮，熟，研用

以沸湯三升和，取汁分三服，利下肉片，大驗。

婦人妊娠，不可食兔肉、山羊肉及鱉、雞、鴨，令子無聲音。

兔肉不可合白雞肉食之，令人面發黃。

兔肉着乾薑食之，成霍亂。

凡鳥自死，口不閉，翅不合者，不可食之。

諸禽肉，肝青者，食之殺人。

雞有六翮四距者，不可食之。

烏雞白首者，不可食之。

雞不可共葫蒜食之，滯氣一云雞子。

山雞不可合鳥獸肉食之。

雉肉久食之，令人瘦。

鴨卵不可合鱉肉食之。

婦人妊娠食雀肉，令子淫亂無耻。

雀肉不可合李子食之。

燕肉勿食，入水為蛟龍所噉。

治食鳥兽中箭肉毒方鳥獸有中毒箭死者，其肉有毒，解之方：

大豆煮汁及藍汁，服之，解。

魚頭正白如連珠，至脊上，食之殺人。

魚頭中無腮者，不可食之，殺人。

魚無腸膽者，不可食之，三年陰不起，女子絕生。

魚頭似有角者，不可食之。

魚目合者，不可食之。

NOTE

六甲日，勿食鱗甲之物。

魚不可合雞肉食之。

魚不得合鸕鷀肉食之。

鯉魚鮓不可合小豆藿食之；其子不可合猪肝食之，害人。

鯉魚不可合犬肉食之。

鯽魚不可合猴雉肉食之一云：不可合猪肝食。

鯷魚合鹿肉生食，令人筋甲縮。

青魚鮓不可合生葫荽及生葵，并麥中食之。

鰌、鱔不可合白犬血食之。

龜肉不可合酒、果子食之。

鱉目凹陷者及厭下有王字形者，不可食之。其肉不得合雞、鴨子食之。

龜、鱉肉不可合莧菜食之。

鰕無鬚及腹下通黑，煮之反白者，不可食之。

食膾，飲乳酪，令人腹中生蟲，為瘕。

治食鱠不化成癥病方：鱠食之，在心胸間不化，吐復不出，速下除之，久成癥病，治之方。

橘皮一兩　大黄二兩　朴硝二兩

上三味，以水一大升，煮至小升，頓服即消。

食鱠多不消，結為癥病，治之方：

馬鞭草

上一味，擣汁飲之。或以薑葉汁，飲之一升，亦消。又可服吐藥吐之。

食魚後中毒，面腫煩亂，治之方：

橘皮

濃煎汁，服之即解。

食鯸鮧魚中毒方：

蘆根

煮汁，服之即解。

蟹目相向，足斑赤者，不可食之。

食蟹中毒治之方：

紫蘇

煮汁，飲之三升。紫蘇子擣汁飲之，亦良。

又方：

冬瓜汁，飲二升。食冬瓜亦可。

凡蟹未遇霜，多毒。其熟者，乃可食之。

蜘蛛落食中，有毒，勿食之。

凡蜂、蠅、蟲、蟻等，多集食上，食之致瘻。

NOTE

果实菜谷禁忌并治第二十五

果子生食，生瘡。

果子落地經宿，蟲蟻食之者，人大忌食之。

生米停留多日，有損處，食之傷人。

桃子多食，令人熱，仍不得入水浴，令人病淋瀝寒熱病。

杏酪不熟，傷人。

梅多食，壞人齒。

李不可多食，令人臚脹。

林檎不可多食，令人百脉弱。

橘柚多食，令人口爽，不知五味。

梨不可多食，令人寒中。金瘡、産婦亦不宜食。

櫻桃、杏多食，傷筋骨。

安石榴不可多食，損人肺。

胡桃不可多食，令人動痰飲。

生棗多食，令人熱渴氣脹。寒熱羸瘦者，彌不可食，傷人。

食諸果中毒治之方：

猪骨燒過

上一味，末之，水服方寸匕。亦治馬肝、漏脯等毒。

木耳赤色及仰生者，勿食。

菌仰卷及赤色者，不可食。

食諸菌中毒，悶亂欲死，治之方：

人糞汁，飲一升。土漿，飲一二升。大豆濃煮汁，飲之。服諸吐利藥，並解。

食楓柱菌而哭不止，治之以前方。

誤食野芋，煩毒欲死，治之以前方其野芋根，山東人名魁芋。人種芋三年不收，亦成野芋，並殺人。

蜀椒閉口者，有毒。誤食之，戟人咽喉，氣病欲絕，或吐下白沫，身體痹冷，急治之方：

肉桂煎汁飲之，多飲冷水一二升，或食蒜，或飲地漿，或濃煮豉汁，飲之，並解。

正月勿食生葱，令人面生游風。

二月勿食蓼，傷人腎。

三月勿食小蒜，傷人志性。

四月、八月勿食胡荽，傷人神。

五月勿食韭，令人乏氣力。

五月五日勿食一切生菜，發百病。

NOTE

六月、七月勿食茱萸，傷神氣。

八月、九月勿食薑，傷人神。

十月勿食椒，損人心，傷心脉。

十一月、十二月勿食薤，令人多涕唾。

四季勿食生葵，令人飲食不化，發百病。非但食中，藥中皆不可用，深宜慎之。

時病差未健，食生菜，手足必腫。

夜食生菜，不利人。

十月勿食被霜生菜，令人面無光，目濇，心痛，腰疼，或發心瘧。瘧發時，手足十指爪皆青，困委。

葱、韭初生芽者，食之傷人心氣。

飲白酒，食生韭，令人病增。

生葱不可共蜜食之，殺人。獨顆蒜彌忌。

棗合生葱食之，令人病。

生葱和雄雞、雉、白犬肉食之，令人七竅經年流血。

食糖、蜜後四日内，食生葱、韭，令人心痛。

夜食諸薑、蒜、葱等，傷人心。

蕪菁根多食，令人氣脹。

薤不可共牛肉作羹，食之成瘕病。韭亦然。

蓴多食，動痔疾。

野苣不可同蜜食之，作内痔。

白苣不可共酪同食，作䘌蟲。

黄瓜食之，發熱病。

葵心不可食，傷人，葉尤冷，黄背赤莖者，勿食之。

胡荽久食之，令人多忘。

病人不可食胡荽及黄花菜。

芋不可多食，動病。

妊婦食薑，令子餘指。

蓼多食，發心痛。

蓼和生魚食之，令人奪氣，陰核疼痛。

芥菜不可共兔肉食之，成惡邪病。

小蒜多食，傷人心力。

食躁式躁方：

豉

濃煮汁飲之。

誤食鈎吻殺人解之方：鈎吻與芹菜相似，誤食之，殺人，解之方《肘後》云：與茱萸、食芹相似。

薺苨八兩

上一味，水六升，煮取二升，分温二服鈎吻生地傍無它草，其莖有毛，以此別之。

治誤食水莨菪中毒方：菜中有水莨菪，葉圓而光，有毒。誤食之，令人狂亂，狀如中風，或吐血，治之方。

甘草

煮汁，服之即解。

治食芹菜中龍精毒方：春秋二時，龍帶精入芹菜中，人偶食之為病。發時手青腹滿，痛不可忍，名蛟龍病。治之方。

硬糖二三升

上一味，日兩度服之，吐出如蜥蜴三五枚，差。

食苦瓠中毒治之方：

黎穰煮汁，數服之解。

扁豆，寒熱者不可食之。

久食小豆，令人枯燥。

食大豆屑，忌噉猪肉。

大麥久食，令人作癬。

白黍米不可同飴、蜜食，亦不可合葵食之。

莜麥麪多食之，令人髮落。

鹽多食，傷人肺。

食冷物，冰人齒。

食熱物，勿飲冷水。

飲酒食生蒼耳，令人心痛。

夏月大醉汗流，不得冷水洗着身，及使扇，即成病。

飲酒，大忌灸腹背，令人腸結。

醉後勿飽食，發寒熱。

飲酒食猪肉，卧秫稻穰中，則發黄。

食飴，多飲酒，大忌。

凡水及酒，照見人影動者，不可飲之。

醋合酪食之，令人血瘕。

食白米粥，勿食生蒼耳，成走疰。

食甜粥已，食鹽即吐。

犀角筯攪飲食，沫出及澆地墳起者，食之殺人。

飲食中毒，煩滿，治之方：

苦參三兩　苦酒一升半

上二味，煮三沸，三上三下，服之，吐食出即差。或以水煮亦得。

又方：

犀角湯亦佳。

貪食，食多不消，心腹堅滿痛，治之方：

鹽一升　水三升

上二味，煮令鹽消，分三服，當吐出食，便差。

礬石，生入腹，破人心肝。亦禁水。

NOTE

商陸，以水服，殺人。

葶藶子傅頭瘡，藥成入腦，殺人。

水銀入人耳，及六畜等，皆死。以金銀着耳邊，水銀則吐。

苦楝無子者殺人。

凡諸毒，多是假毒以投，不知時，宜煮甘草薺苨汁飲之，通除諸毒藥。

NOTE

方剂索引

一画

一物瓜蒂汤 37

二画

十枣汤 137
人参汤 97
九痛丸 99

三画

干姜人参半夏丸 242
土瓜根散 266
下瘀血汤 255
大半夏汤 207
大青龙汤 138
大建中汤 108
大承气汤 28
大柴胡汤 105
大黄甘草汤 208
大黄甘遂汤 268
大黄牡丹汤 229
大黄附子汤 109
大黄硝石汤 187
大黄䗪虫丸 75
《千金》三物黄芩汤 259
《千金》三黄汤 63
《千金》内补当归建中汤 259
《千金》甘草汤 81
《千金》生姜甘草汤 81
《千金》苇茎汤 82
《千金翼》炙甘草汤 76
《千金》桂枝去芍药加皂荚汤 81
《千金》麻黄醇酒汤 192
《千金方》越婢加术汤 63
小儿疳虫蚀齿方 272
小半夏加茯苓汤 145
小半夏汤 144
小青龙加石膏汤 88
小青龙汤 138
小建中汤 71
小承气汤 222
小柴胡汤 207

四画

王不留行散 230
天雄散 70
木防己去石膏加茯苓芒硝湯 140
木防己汤 140
五苓散 133
升麻鳖甲汤 48
风引汤 57
乌头汤 61
乌头赤石脂丸 98
乌头桂枝汤 112
乌头煎 110
乌梅丸 238
文蛤汤 209
文蛤散 156

五画

甘麦大枣汤 264
甘草干姜汤 80
甘草干姜茯苓白术汤 121
甘草附子汤 34
甘草泻心汤 45
甘草粉蜜汤 237
甘草麻黄汤 171
甘遂半夏汤 135
四逆汤 206
生姜半夏汤 211

NOTE

白术附子汤 33
白术散 249
白头翁加甘草阿胶汤 258
白头翁汤 223
白虎加人参汤 37
白虎加桂枝汤 52
瓜蒂汤 37
瓜蒂散 115
《外台》走马汤 114
《外台》茯苓饮 151
《外台》桔梗白散 83
《外台》柴胡桂枝汤 114
《外台》黄芩汤 225
半夏干姜散 211
半夏泻心汤 210
半夏厚朴汤 263
半夏麻黄丸 195
头风摩散 58

六画

芎归胶艾汤 245
百合地黄汤 40
百合鸡子汤 42
百合知母汤 41
百合洗方 43
百合滑石散 44
当归贝母苦参丸 246
当归生姜羊肉汤 111
当归芍药散 244
当归散 248
竹叶汤 257
竹皮大丸 258
阳旦汤 257
防己地黄汤 57
防己茯苓汤 172
防己黄芪汤 32
防己椒目葶苈大黄丸 136
红蓝花酒 269

七画

麦门冬汤 79
赤丸 108
赤小豆当归散 47
牡蛎汤 54
《肘后》獭肝散 76
皂荚丸 85
《近效方》术附汤 63
附子粳米汤 107
鸡屎白散 235
诃梨勒散 220

八画

苦参汤 46
苓甘五味加姜辛半杏大黄汤 149
苓甘五味加姜辛半夏杏仁汤 148
苓甘五味姜辛汤 147
矾石丸 268
矾石汤 62
奔豚汤 91
抵当汤 267
肾气丸 270
泻心汤 199
泽泻汤 141
泽漆汤 87

九画

茵陈五苓散 188
茵陈蒿汤 183
茱萸汤 205
茯苓戎盐汤 158
茯苓杏仁甘草汤 97
茯苓泽泻汤 212
茯苓桂枝甘草大枣汤 93
茯苓桂枝白术甘草汤 132
枳术汤 176
枳实芍药散 254
枳实薤白桂枝汤 97
柏叶汤 198
栀子大黄汤 185
栀子豉汤 224
厚朴七物汤 104
厚朴三物汤 105
厚朴大黄汤 142
厚朴麻黄汤 86
侯氏黑散 57

NOTE

十画

桂苓五味甘草去桂加干姜细辛半夏汤 148
桂苓五味甘草汤 146
桂枝去芍药加麻黄细辛附子汤 176
桂枝生姜枳实汤 98
桂枝加龙骨牡蛎汤 70
桂枝加桂汤 92
桂枝加黄芪汤 174
桂枝芍药知母汤 60
桂枝汤 112
桂枝附子汤 33
桂枝茯苓丸 240
桂枝救逆汤 194
桔梗汤 83
栝楼牡蛎散 43
栝楼桂枝汤 26
栝楼薤白白酒汤 95
栝楼薤白半夏汤 95
栝楼瞿麦丸 157
桃花汤 220
柴胡去半夏加栝楼汤 54
柴胡桂姜汤 54
射干麻黄汤 84
胶姜汤 266
狼牙汤 271
通脉四逆汤 219

十一画

黄土汤 199
黄芩加半夏生姜汤 209
黄芪芍药桂枝苦酒汤 173
黄芪建中汤 72
黄芪桂枝五物汤 65
排脓汤 231
排脓散 231
蛇床子散 269
崔氏八味丸 63
猪苓汤 159
猪苓散 213
猪膏发煎 189
麻子仁丸 120
麻黄加术汤 31
麻黄杏仁薏苡甘草汤 32
麻黄附子汤 170
旋覆花汤 119

十二画

越婢加术汤 171
越婢加半夏汤 86
越婢汤 169
葛根汤 27
葶苈大枣泻肺汤 82
葵子茯苓散 247
硝石矾石散 186
紫参汤 224
温经汤 265
滑石代赭汤 42
滑石白鱼散 158

十三画以上

蒲灰散 158
蜀漆散 53
酸枣仁汤 74
蜘蛛散 235
膏发煎 189
薯蓣丸 73
薏苡附子败酱散 228
薏苡附子散 96
橘皮竹茹汤 214
橘皮汤 214
橘枳姜汤 97
藜芦甘草汤 234
鳖甲煎丸 51

NOTE